日系经典·超声诊断精讲系列

腹部超声精细讲解

——切面解剖、扫查方法与疾病解读

TEXTBOOK OF ABDOMINAL ULTRASOUND

中文翻译版·原书第 3 版

著　者　〔日〕辻本文雄

主　译　王建华　李美兰

审　校　王建华　宋　青

译　者　（按姓氏笔画排序）

王建华　解放军陆军总医院

杨长青　首都医科大学附属北京同仁医院

杜丽娟　首都医科大学附属北京天坛医院

李美兰　首都医科大学附属北京同仁医院

宋　青　解放军陆军总医院

张敏郁　解放军陆军总医院

高　宇　解放军陆军总医院

黄慧莲　首都医科大学附属北京同仁医院

科学出版社

北　京

图字：01-2017-8710号

内 容 简 介

本书引进自日本VECTOR CORE出版公司的《日系经典·超声诊断精讲系列》。自1986年出版第1版至今已经再版3次，累计印次达40余次之多，深受日本超声医学界同仁喜爱。全书共分14章，第1章简述了腹部超声的检查技巧，第2章简述了超声仪器的构造和使用常识，第3章到第14章用了较大篇幅，细致地描述了肝、脾、胆道和胆囊、胰腺、消化管、淋巴结、血管、肾、肾上腺、妇科和男科等正常和异常情况下的超声图像，并配有精致的解剖示意图，方便读者对正常和异常结构一目了然。本书还对疾病由浅入深、由表及里地讲述了超声扫查方法和诊断要点，同时对疾病的临床知识做了全面系统的讲述，可以使读者掌握更全面的临床知识，开阔专业视野，丰富和完善超声诊断所需的知识基础，指导读者从临床实践中获得有价值的信息，提高诊断水平。

本书适合超声科医师及相关专业研究人员阅读，是一本必备参考书。

FUKUBU CHOUONPA TEXT JOU KAFUKUBU KAITEI DAI 3 HAN

© FUMIO TSUJIMOTO 2002

Originally published in Japan in 2002 by VECTOR CORE Inc.

Chinese (Simplified Character only) translation rights arranged with VECTOR CORE Inc.

through TOHAN CORPORATION, TOKYO.

图书在版编目(CIP)数据

腹部超声精细讲解：切面解剖、扫查方法与疾病解读：原书第3版/（日）辻本文雄著；王建华，李美兰主译 . — 北京：科学出版社，2018.6

（日系经典 . 超声诊断精讲系列）

ISBN 978-7-03-057970-6

Ⅰ .①腹… Ⅱ .①辻… ②王… ③李… Ⅲ .①腹腔疾病－超声波诊断 Ⅳ .①R572.04

中国版本图书馆 CIP 数据核字 (2018) 第 131533 号

责任编辑：郭 威 高玉婷 / 责任校对：王晓茜
责任印制：赵 博 / 封面设计：龙 岩

科学出版社 出版
北京东黄城根北街 16 号
邮政编码：100717
http://www.sciencep.com
北京建宏印刷有限公司印刷
科学出版社发行 各地新华书店经销
*
2018 年 6 月第 一 版 开本：889×1194 1/16
2024 年 3 月第七次印刷 印张：22 1/4
字数：763 000
定价：189.00 元
（如有印装质量问题，我社负责调换）

译 者 前 言

我们很荣幸有机会承担《腹部超声精细讲解》的翻译工作。本书于 1986 年出版至今已经再版 3 次，累计印次达 40 余次之多，足可见本书被广大读者喜爱的程度。本书共分 14 章，第 1 章和第 2 章简述腹部超声诊断的检查技巧和超声设备相关的基础知识，第 3 章至第 14 章则重点介绍腹部各脏器的应用解剖基础、超声检查方法及正常和异常超声图像特征。

作为一本影像医学的教科书，本书最大的特点是汇集了大量精美的图片资料，这不仅包括经典病例的典型超声图像，而且每一幅超声图像均并排辅以清晰易懂的解剖示意图，使得本来"难看难懂"的超声图像即刻变得"易读易懂"，尤其适合初学者使用。本书值得推荐的另一个特点是超声影像诊断和临床的密切结合。本书的超声图像资料均来源于作者多年临床实践的积累，每个典型病例不仅提供病史、临床表现及实验室资料，而且同时提供其他影像学检查的图像资料（如 CT、X 线造影等），这对于培养超声医师紧密结合临床、做出超声诊断的思维模式大有裨益。总之，本书病例资料丰富、图文并茂，具有很高的临床实用价值，是超声医师和相关临床医师必备的参考书。

本书在翻译过程中得到了科学出版社的大力支持，使其能够在短期内得以与广大读者见面。然水平有限，如有疏漏，恳请广大读者不吝赐教、补正。

北京军区总医院超声科

王建华

于北京

目　　录

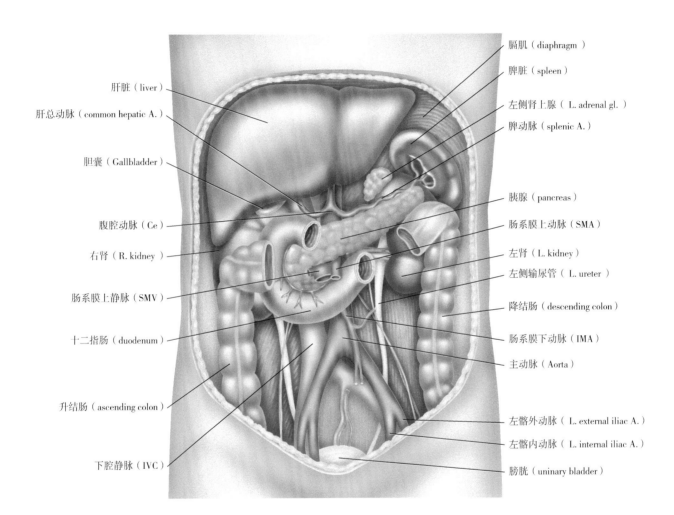

肝脏（liver）

肝总动脉（common hepatic A.）

胆囊（Gallbladder）

腹腔动脉（Ce）

右肾（R. kidney）

肠系膜上静脉（SMV）

十二指肠（duodenum）

升结肠（ascending colon）

下腔静脉（IVC）

膈肌（diaphragm）

脾脏（spleen）

左侧肾上腺（L. adrenal gl.）

脾动脉（splenic A.）

胰腺（pancreas）

肠系膜上动脉（SMA）

左肾（L. kidney）

左侧输尿管（L. ureter）

降结肠（descending colon）

肠系膜下动脉（IMA）

主动脉（Aorta）

左髂外动脉（L. external iliac A.）

左髂内动脉（L. internal iliac A.）

膀胱（uninary bladder）

第1章 腹部超声检查技巧

一、超声波检查特点

◉ 超声波声像图的特殊性

超声波声像图与其他检查方法不同，有其特殊性，如果不了解这些特性则会有错误的认识。超声波具有反射、折射、干扰等特性，在声像图中产生各种伪像和噪声。如果检查者不了解声像图形成原理，就不能做出正确的诊断。

◉ 超声波检查的特殊性

超声波检查是检查者与被检查者之间全程的近距离接触，所以检查者应非常注意态度、语言、表情等。因人工操作，存在检查者的技术依赖性。这种依赖性与检查者的操作技术、仪器掌握、解剖学知识、病理学知识等有关，所以不同的人操作不一定有相同的结果。而且是实时观察，需要判断异常所见，所以在某种程度上要求检查者具备动态观察力。

超声波的优点	超声波的缺点
·实时观察 ·没有放射线辐射（非侵袭性），可以反复进行胎儿检查 ·可以进行超声引导下穿刺、活检、引流 ·可以连续观察任意切面，自由选择扫描方向 ·对软组织分辨力高、能详细描述，可做组织学诊断 ·应用彩色多普勒、能量多普勒获取血流信息 ·利用FFT波形分析可以进行流速测量、波形分析 ·可以取得由肾功能低下而无法使用碘油造影剂患者的血流信息 ·可以进行腔内探查（超声波内镜经直肠、经阴道等） ·超声波仪器比CT、MRI体积小，可移动，能进行床旁检查 ·超声波仪器比CT、MRI价格低，所以检查费用也低 ·不需要附加设备（检查室的结构、空调、特殊电源等） ·短时间内可以进行三维重建	·观察范围局限，很难掌握全局 ·缺乏重现性 ·存在超声波特有的伪像 ·很难观察与软组织声阻抗差非常大的骨骼、空气后方的组织，检查部位受限 ·肥胖者可能因为图像质量不佳而影响诊断 ·由于是断层显像，无法展现断层面邻近的信息

二、超声检查的操作方法

◉ 超声图像的成像方法

纵切扫查

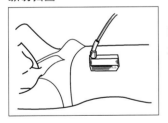

纵切断面是从被检查者的右侧观察，声像图的左侧为被检查者的头侧。

横切扫查

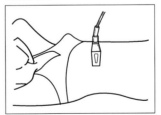

横切断面是从被检查者的足侧观察，声像图的左侧为被检查者的右侧，与常规CT图像一致。

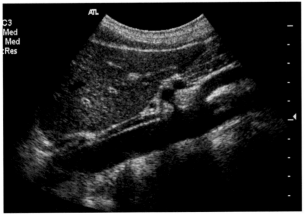

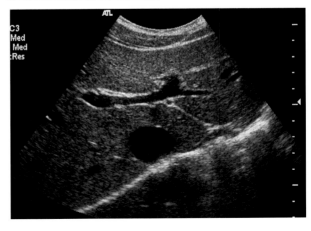

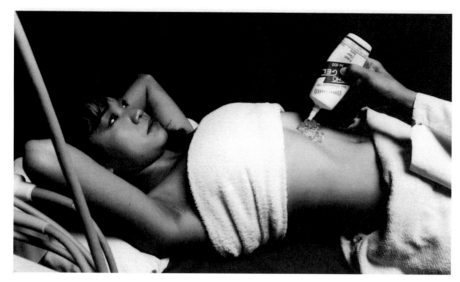

被检查者姿势（超声耦合剂用巾）

三、检查前准备

中午之前

原则上，上腹部的检查应当日早上禁食、中午前进行。进食后胆囊收缩、囊壁增厚，这与引起囊壁增厚的疾病无法鉴别。而且，进食或者午后，消化道容易产生大量气体，就很难观察胰腺、胆囊。茶水因只含水可以喝，但是有时误喝引起胆囊收缩的脂肪类物质（牛奶、咖啡中的牛奶、奶茶）等，所以禁食为好。

进食后

如不得已下午进行上腹部检查，进食6h后方可进行检查，此时胆囊基本充盈。

憋尿

除了上腹部，同时检查泌尿系以及盆腔时，应憋尿。

检查顺序

检查当日，如同时进行上消化道造影检查或胃镜检查，应先进行超声波检查。腹腔镜术后患者一周后方可进行超声波检查。

脱气水

检查胃壁隆起性以及肥厚性病变时，被检查者应喝300～700ml的蒸馏水（事先无准备时可以喝自来水）。胰腺或腹主动脉周围组织易受消化道气体干扰，如果喝蒸馏水后，进行坐位、侧卧位检查非常有效。这种方法称为饮水法。参考P8、P153、P176、P179。

脱气水……自来水煮沸5min后冷却的水。

四、检查注意事项

其他资料

进行检查前应了解被检查者的既往史、临床信息、何时做了何种手术、目前的症状、实验室检查等。

脱衣服

检查时，男性脱掉上衣、女性只穿文胸。如果没有穿文胸，用毛巾遮挡胸部（上页照片所示）。

体位

一般采取仰卧位，举双手放在头上方。这种姿势可以增宽胸廓（肋间隙），有利于放置探头。根据情况可以进行坐位、侧卧位等体位变化。

耦合剂

进行检查时涂抹耦合剂（传达剂）。如果耦合剂的涂抹方法不当，会引起声像图变暗，所以应涂抹充足使图像清晰。耦合剂的温度为室温时，被检查者会感到冰凉，所以，可用开水、加热器等加热到皮温。

呼吸相

检查者可以让被检查者"鼓肚子"，在深吸气的状态下进行检查。但是，根据部位以及消化道气体或肺内气体位置，有时在深呼气末进行检查。

探头

检查时，探头不仅仅接触皮肤，而且应轻压皮肤进行探查。消化道的气体较多时，应用力加压探头，使气体移动，以清楚显示图像。

扇形扫查

超声波图像归根到底只显示探头所扫查的切面。所以，应进行扇形扫查（tilting），尽可能显示所有部位（下图）。这不只是一个方向的扇形扫查，而是多方向扇形扫查。

聚焦区域

声像图中聚焦的部分声压最强，图像也清晰。所以，检查过程中应注意调整聚焦，使观察部位保持在聚焦区域内。

实时

超声波的优点之一是能实时观察，应充分利用此优点取得信息。

注意

检查时，被检查者可能变得过度敏感，所以检查者应注意言行，谨慎对话。

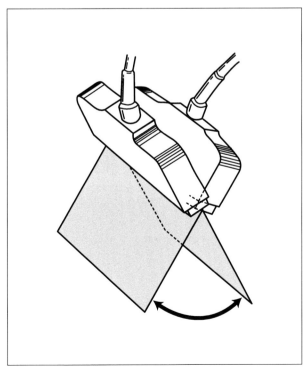

扇形扫查（tilting）

五、肝的扫查技巧

◉门静脉与肝静脉的显示——右肋缘下扫查

高回声管壁

深吸气，在右肋缘下探查肝时，声像图上距体表 1～3cm 处开始显示肝。肝内可见数个条状或类圆形的无回声。其中，管壁呈高回声的结构为门静脉，通常显示水平走行的左支横部（水平部）。

9点·10点半·12点

显示门静脉（横部）切面时，向人体正中上方移动探头，略呈纵切。扇形扫查，在9点、10点半、12点3个方向（时针）可见无管壁回声的条状无回声。分别为肝右静脉、肝中静脉、肝左静脉。如果肝静脉在腹式呼吸吸气相变窄时不易观察，有可能在胸式呼吸吸气相容易显示。

探头角度

显示门静脉和肝静脉时探头的最佳位置有细微差异，所以应充分掌握脉管的解剖位置关系。其中最重要的是显示各个结构以后，轻微地变化探头的位置、角度追踪至末梢。

门静脉

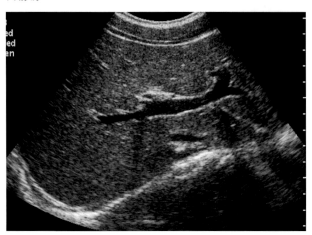

肝静脉

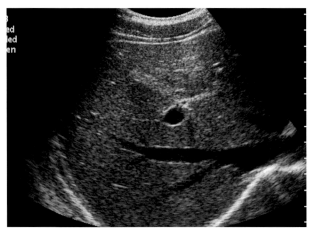

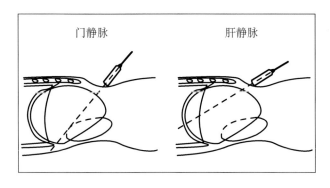

门静脉　　肝静脉

◉门静脉与肝静脉的显示——右肋间扫查

右肋间扫查是将探头放在右侧第 8 ~ 10 肋间、深呼气扇形扫查。

门静脉

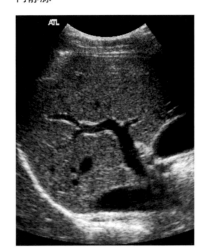

高回声管壁

门静脉管壁呈强回声。图像的右侧、中-下部至中间的条状结构为右支，分出数个分支。

膈顶部

肝右叶膈下的肝组织称为膈顶部，易成为盲区，所以深呼气时在右肋间从前到后摆动探头进行扫查。而右肋缘下扫查是深吸气时进行观察。

如果很难显示，则使用线阵探头，较容易观察膈顶部。

肥胖者

肝显示比较困难的情况是由于过度肥胖肝上抬、肝硬化等疾病引起肝萎缩，这种情况即使在右肋缘下深吸气扫查也无法清楚显示肝。

此时右肋间探查较易显示肝。但是只在一个切面观察会出现误诊、漏诊的可能，所以，坐位、左侧卧位等变换体位使肝下移，尽量能在右肋缘下进行观察。

肝静脉

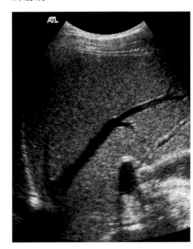

管壁不显示

肝静脉管壁不显示。一般在图像的左下方至中间显示肝右静脉。在此切面上几乎不显示肝左静脉。

这样也显示不清时，把探头放在肋骨上显示肝来确认门静脉的走行，即使图像中出现肋骨的声影。

回声增强肝或"亮"肝

实质回声非常强的肝称为 bright liver，被认为是诊断脂肪肝的标准。但是，即使是同一个肝，如果声束通过的皮下脂肪厚度不同，肝回声也不同。所以，从皮肤到肝表面的距离大于 3cm 时，无论有无脂肪肝都称为 bright liver。

这是因为超声波容易通过皮下脂肪层，在后方（这里指肝）产生回声增强效应（acoustic enhancement）。

六、胆道系扫查技巧

◉肝内胆管的显示

肝内胆管沿门静脉走行

　　肝内胆管沿门静脉走行，一般能显示至段支。段支直径约1mm，大于1mm视为扩张。一般在右肋缘下扫查、剑突下横切扫查、纵切扫查显示门静脉左支矢状部后，沿其分支（S_2，S_3，S_4）观察左胆管。右肋缘下扫查显示门静脉右前支、右后支的分支，右肋间扫查显示门静脉分支（S_5，S_6，S_7，S_8），沿这些分支观察右胆管。一般不显示尾状叶支（S_1）。

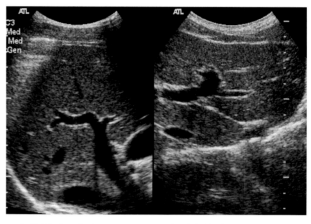

1.右肋骨弓下扫查　　　　2.右肋间扫查

◉肝管及胆总管的显示

从门静脉主干开始

　　左肝管位于门静脉左支横部的腹侧，右肝管位于门静脉右支的腹侧，为直径2～3mm的管状结构。左右肝管汇合形成肝总管，向下走行，所以在右纵切扫查、右斜切扫查只要能显示门静脉主干，就能显示位于其腹侧的肝总管，直径小于6mm。

　　胆总管为肝总管的延续。如果不能显示门静脉下段，就无法确认胆总管。有时由于消化道气体干扰无法显示胆总管。此时应采取右前斜位，充分利用肝窗进行观察。

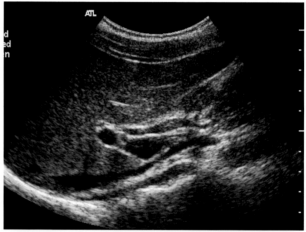

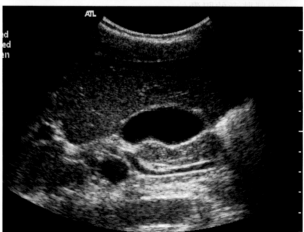

◉胆囊的显示

呼吸配合

虽然胆囊是容易显示的脏器，但是从胆囊颈部至底部要清楚显示整个胆囊并不简单。胆囊位于肝脏面，容易受呼吸、十二指肠气体的影响。所以，不一定在吸气相观察，其技巧在于配合呼吸显示胆囊。

右肋缘下探查在门静脉横部的右上方可见像从肝管分出的茄形无回声，为胆囊。反复改变探头方向、扇形扫查、配合呼吸，就能从颈部至底部显示整个胆囊。

在右肋间扫查，胆囊位于门静脉右支的腹侧，在右纵切扫查则位于门静脉主干的腹侧。

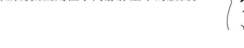

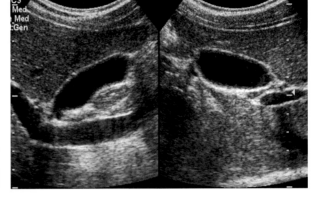

1.右肋间扫查　　　　2.右肋骨弓下扫查

组织谐波成像

组织谐波成像是应用2倍的发射信号频率时，能取得高信噪比的图像。因此应用组织谐波成像清楚显示容易受旁瓣伪像、多重反射（参见P21）等噪声影响的胆囊颈部、底部。

以前只能在各公司的高端仪器上安装组织谐波成像，但随着近年来计算机技术的进步和成本的降低，普通机型上也能安装谐波成像，所以应积极应用其协助诊断。

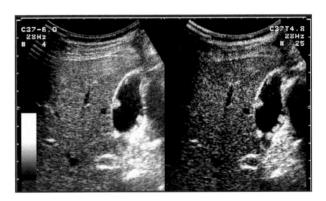

肥胖者、消瘦者

一般来说，肥胖者的胆囊多位于腹腔深部头侧并偏右，瘦者的胆囊多位于腹腔浅部足侧偏正中。

因肥胖者的胆囊位于深部，无肝覆盖，易被肠气干扰，通常难以显示。所以，同肝扫查一样，取左侧卧位、坐位进行扫查。这样也显示不清时，在右肋骨上探查观察胆囊取得更多信息，即使图像上出现肋骨声影。

瘦者的胆囊因腹壁的多重反射和消化道气体对胆囊体部及底部的干扰通常难以显示。一般，胆囊呈卧位状态，颈部位于背侧、底部位于腹侧。因此，可移动的胆结石、胆泥等聚集在颈部，坐位时移动至底部。

十二指肠邻近胆囊，应多方向探查，避免把消化道气体误认为是胆结石。

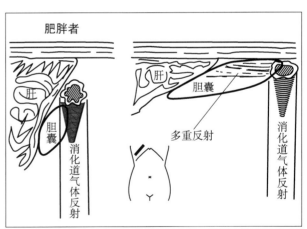

◉胆囊管的显示

胆囊管为连接胆囊颈部和胆总管的螺旋状结构，无扩张时难以显示。

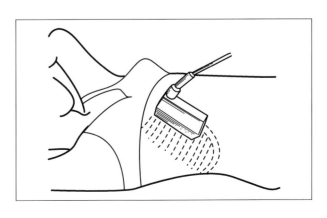

七、胰腺扫查技巧

◉ 胰腺的显示

对于初学者，很难清楚显示胰腺。辨认胰腺必须正确显示下面描述的血管结构。

关键解剖标志：脾静脉

横切扫查时以脾静脉为标志。一般，胰腺位于脾静脉的腹侧，因此只要能显示从与肠系膜上静脉（superior mesenteric vein，SMV）汇合处至脾方向全程的脾静脉（splenic vein，SV），就能观察胰腺，从胰头部至胰尾部。

横切扫查

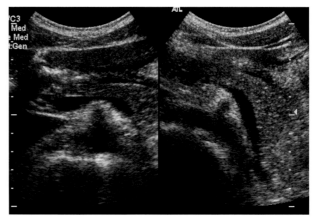

1.胰头部及体部　　　　2.胰体部及尾部

胰腺的短轴面

纵切扫查显示胰腺的横断面。向足侧追踪门静脉主干（portal vein，PV），可移行为肠系膜上静脉。上下夹持肠系膜上静脉的部位为胰颈部（neck），其右侧为胰头部。向肠系膜上静脉的左侧扫查可见条状的腹主动脉。并显示从腹主动脉锐角发出的肠系膜上动脉（superior mesenteric artery，SMA），其腹侧为胰体部。再向左侧扫查为胰尾部。

纵切扫查

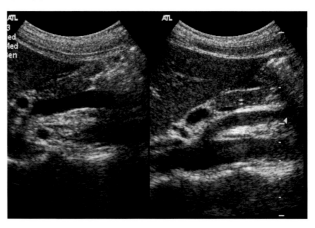

1.胰头部　　　　　　　2.胰体部

◉ 胰腺的扫查技巧

坐位或饮水效果佳

胰腺容易受胃、肠道气体影响，所以有必要采取以下方法。

①呼气、吸气等配合呼吸；

②略加压探头；

③坐位、侧卧位等改变体位；

④饮用蒸馏水、自来水 300 ～ 700ml；

⑤凸阵探头改为线阵探头。

其中③坐位最有效，卧位时有气体干扰的情况最好采用坐位扫查。但是如果被检查者肥胖，再改为坐位，可增加腹部厚度导致皮肤至胰腺的距离增宽，反而更不易显示胰腺。

还有④的饮水法也有效，即坐位、饮水，排除胃、十二指肠内的气体，并把水作为声窗，扫查胰腺的方法。即使不是蒸馏水，只要饮水数分钟后，气泡就会消失，可以进行扫查。饮水法也无法排除气体时，根据胃透视检查方法要领，通过改变体位如卧位、斜位、侧卧位等移动胃内部的水进行检查。

八、胰腺、脾、肾扫查技巧

消瘦者利用声窗垫（coupler）

扫查瘦者胰腺时，因其皮下脂肪、筋膜等较薄，探头与胰腺的距离太近，明显受到多重反射等的影响，难以观察。而且，胰腺位于聚焦区域（focal zone）以外，图像质量也不佳。这种情况下如果将kiteko™（スリーエム公司）的声窗垫放在探头与皮肤之间进行扫查，可以增加探头与胰腺的距离，避免多重反射的影响，而且胰腺也能位于聚焦区域内，从而提高图像质量。

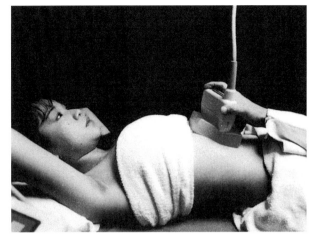

利用声窗垫进行扫查

●脾的显示

寻找左肺气体回声

脾位于左横膈下，所以应在左肋间扫查。一般探头放在第8～9肋间从腹侧至背侧进行扫查。首先显示左肺气体回声是探测技巧。图像上，从肺表面到深部方向的亮直线为气体回声。

脾是位于肺部气体下方的类三角形的脏器。通常在呼气相扫查，有时也能在吸气相取得清晰图像，而且进行扇形扫查可显示脾门处脾静脉。有时脾被左肺遮挡无法扫查，但这并不是异常表现，而过度显示肿大才是问题所在。但是探头位置不当造成不能显示脾时，应左前斜位、探头向背侧移动进行观察。初学者常从腹侧扫查而无法显示脾，若把探头放在侧腹、靠近诊床就能容易显示。

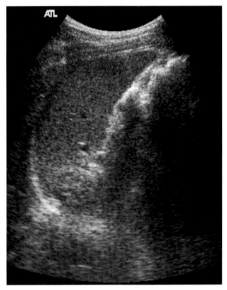
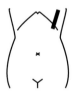

●肾的显示

肾的探查要求被检者取仰（俯）卧位。

右肾位于肝下方，在肝右肋间扫查的部位下移1～2个肋间进行扫查。因无肺部气体的干扰，呼气相、吸气相均可。肠管气体覆盖下极时吸气可使肠管下移，探头从腹侧至背侧移动进行观察。

左肾位于脾下方，在脾左肋间扫查的部位或下移1个肋间进行扫查。左肾的周围存在胃、大肠气体，比右肾容易受到气体干扰。因此，扫查左肾时常常深吸气以显示肾。

俯卧位扫查不受气体干扰，所以适合确认位置、测量大小；但是，肌肉引起衰减较大，不适合观察肾实质。有时仰卧位显示的囊肿，俯卧位就不能显示。

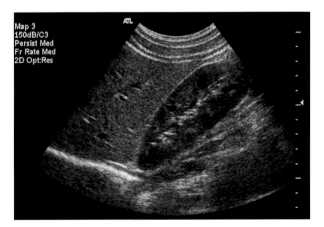

A. 为腹主动脉（Ao）切面，在被检查者的正中偏左纵切扫查。腹主动脉位于肝左叶与胸腰椎之间走行的条状无回声，在肝下方可见腹腔动脉（Ce）、肠系膜上动脉（SMA）。一般来说，肠系膜上动脉与腹主动脉之间的夹角为30°，如果主动脉周围出现肿大淋巴结（No.16），此角度就变大。在此切面还显示位于肠系膜上动脉腹侧的胰体部和脾静脉（SV）、位于背侧的左肾静脉的横切面。

B. 为下腔静脉（IVC）切面，在被检查者的正中偏右纵切扫查。显示肝左静脉（LHV）的一部分、门静脉左支矢状部和尾状叶。

C. 显示门静脉主干（MPV）——肠系膜上静脉的斜切面，显示胆总管（CBD）及胰头部。

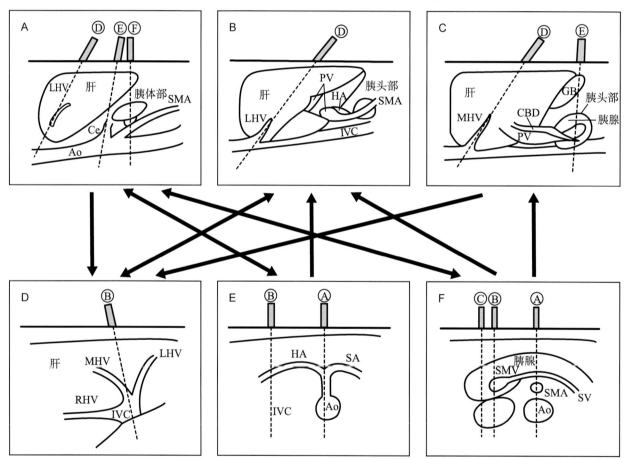

D. 肝静脉汇合至下腔静脉的横切面。显示肝右静脉（RHV）、肝中静脉（MHV）、肝左静脉（LHV），扫查技巧为如图所示斜切并下压翘起探头。

E. 腹腔动脉水平横切面。此切面上在腹主动脉腹侧显示直角分出的腹腔动脉、喷泉样分出的肝总动脉（CHA）和脾动脉（SA）。

F. 脾静脉（SV）、胰头部至胰尾部水平的横切面，显示腹主动脉及肠系膜上动脉的横切面。脾静脉和肠系膜上静脉（SMV）汇合处似蝌蚪状。

九、超声诊断的典型征象

◉ **牛眼征（bull's eye sign）或靶环征（target sign）**

肿瘤周围有较宽的晕环，使整个肿瘤似公牛的眼睛（bull's eye sign）或者靶环（target），为转移性肝癌常见表现。参考 P76。

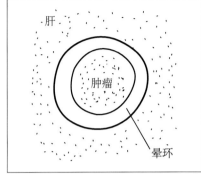
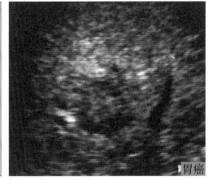

◉ **葡萄征（cluster sign）**

转移性肝癌表现，多个肿瘤聚集成葡萄（clusters）样。参考 P80。

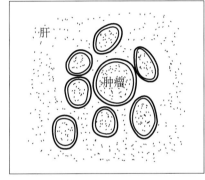
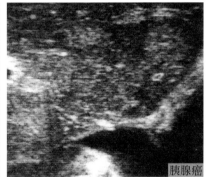

◉ **彗星尾征（comet sign，comet like echoes）**

强回声后方显示的流星样（comet）表现，是在较小反射体前后产生的多重反射。常见于胆囊壁内结石、肝实质钙化灶。小囊肿也表现彗星尾征。参考 P85、P99。

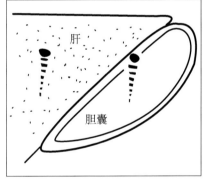
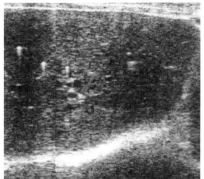

◉ **驼峰征（hump sign）**

肝肿瘤等肿瘤突出于肝表面，呈驼峰（hump）样。常见于肝细胞癌。肝海绵状血管瘤无此表现。参考 P69。

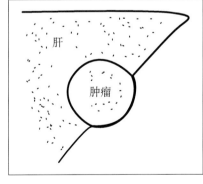
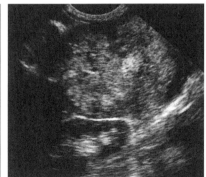

◉琴键征（key board sign）

小肠扩张、肠内液体潴留时，小肠纵切面中显示的kerckring皱襞像钢琴的键盘，为肠梗阻的表现。参考P186。

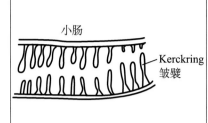
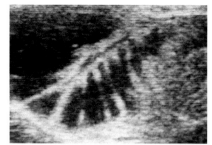

◉平行管征（parallel channel sign）

肝内门静脉和扩张的肝内胆管呈平行的管状（parallel channel）结构，为阻塞性黄疸的表现。参考P145。

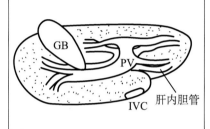
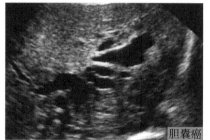

◉假肾征（pseudokidney sign）

由消化道全周性肿瘤和肠内容物（气体、粪便等）构成的类似肾的表现。参考P191。

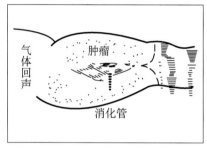
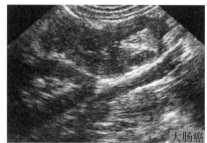

◉蛋壳征（shell sign）

胆囊内充满结石时，似胆囊壁产生后方声影，称为蛋壳征。

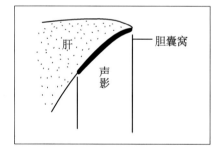
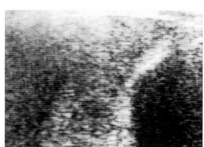

◉猎枪征（shot gun sign）

肝外胆管扩张征象。门静脉主干与其腹侧并行的扩张肝外胆管呈双筒猎枪（shot gun）状。常见于胆囊结石、胆囊切除术后，肝内胆管扩张并不严重。参考P145。

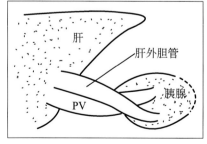
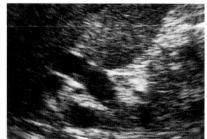

十、临床经过（随访）观察

在本部分简述需要随访观察的上腹部疾病的流行病学、临床知识，介绍发病率较高的病毒性肝炎、胆囊隆起性病变、无症状胆结石，供影像学诊断医师、技师参考。

◉ **病毒性肝病变**

肝损害的病因为病毒感染、饮酒、自身免疫、代谢障碍等，在日本最常见的是病毒性肝炎。目前认为有5种肝炎病毒（甲、乙、丙、丁、戊型），分别有不同的免疫学和临床特征。对于乙型肝炎病毒，通过筛查输血用血液中的HBs抗原和血清GPT、应用高滴度HB免疫球蛋白建立母婴传播的预防方法，可以预防输血引起及垂直感染的发生。但是乙型肝炎存在携带者，需要现在甚至长时间的观察。丙型肝炎病毒的发现以及HCV抗体测定法的研制解释了原来被称为非甲非乙型慢性肝损害/肝癌的病因。病毒性肝病变的不同特点见表1。有关血清肝炎病毒相关标记物见表2。

表 1　病毒性肝炎的免疫学和临床特征

	感染途径	转为慢性	病毒	核酸
乙型肝炎	非经口	携带→慢性化→（→慢性肝炎→肝硬化→肝癌） 成年后首次感染者很少发展为慢性	HBV	DNA
丙型肝炎	非经口	发展为慢性的概率高（→慢性肝炎→肝硬化→肝癌）	HCV	RNA
丁型肝炎	非经口	持续感染HBV时，发展为慢性	HDV	RNA
甲型肝炎	经口	不转为慢性	HAV	RNA
戊型肝炎	经口	不转为慢性	HEV	RNA

乙型肝炎病毒感染

感染乙型肝炎病毒后，以急性肝炎发病的概率为20%～30%，除了1%～2%的暴发性肝炎，均可以通过自身免疫自然治愈。第一次感染后机体对乙型肝炎病毒产生免疫机制，不发生再次感染。但是机体的免疫系统尚未成熟（新生儿到3岁幼儿）时，可发生HBV的持续性感染（携带者）。同样，青春期以后的免疫功能低下状态（使用免疫抑制药、粟粒性肺结核、肾功能不全、后天性免疫缺陷症等）时，容易从急性肝炎发展为持续性感染。

图1表示感染乙型肝炎病毒的临床过程。治疗乙型慢性肝炎的目的是病变发展为肝硬化前尽快使HBe抗体阳性化（seroconversion）。

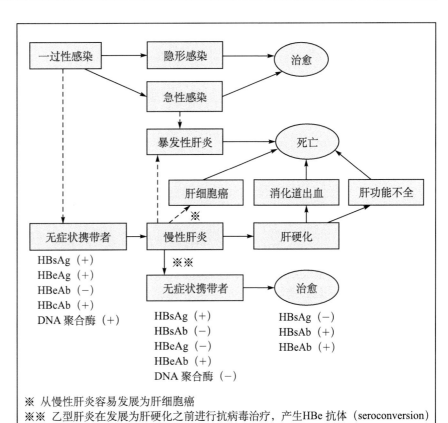

※ 从慢性肝炎容易发展为肝细胞癌
※※ 乙型肝炎在发展为肝硬化之前进行抗病毒治疗，产生HBe抗体（seroconversion）
输HBs抗原阴性的血液也引起暴发性肝炎，但罕见

图1　乙型肝炎病毒感染的临床过程

丙型肝炎病毒感染

利用排除诊断法确诊的非甲非乙型肝损害中也发现了新的病毒基因，被列为丙型肝炎病毒（HCV），同时研制出HCV抗体的测定法。这样就能明确输血后发生的非甲非乙型肝损害的80%～90%为丙型肝炎病毒感染。而且，70%～80%的HBs抗原阴性的肝硬化/肝癌病例的HCV抗体呈阳性。但是，无输血既往史的非甲非乙型肝损害也有很多HCV阳性病例，因此感染途径尚不明。酒精性肝硬化、乙型慢性肝损害中也有HCV阳性病例。

HCV抗体表示病毒存在感染性。第一代HCV抗体（c-100-3等）转为阳性需要感染后数个月，但是能测定核蛋白和非结构领域蛋白的第二代抗体转为阳性需要感染后1个月。

丙型肝炎与乙型肝炎不同，成年人首次感染后也能转为携带者，并容易发展至慢性肝炎。60%～70%HCV抗体阳性的急性肝炎发展为携带者/慢性肝炎。丙型慢性肝损害比乙型发展缓慢，但是确实存在病情的发展。多数病例在感染20年左右发展为肝硬化，但也有在短期内发展为肝硬化的病例。而且经过15～30年容易发生肝癌，这有回顾性（retrospective）报告。同时感染HBV和HCV的病例被认为大部分发展至肝硬化/肝癌，也有HBV和HCV同时阳性的慢性肝炎在20～30岁发生肝癌的病例。

表2 肝炎病毒相关标记物的意义

HBV	HBs抗原	已感染HBV
	HBe抗原	HBV大量繁殖。传染性、肝炎持续状态，活动性强
	DNA聚合酶	HBV繁殖。治疗指标
	HBs抗体	既往HBV感染史，目前治疗中（免疫状态） 或者注射疫苗产生免疫
	HBe抗体	HBV繁殖能力减低，传染性减低。从肝炎期恢复的无症状携带者
	HBc抗体	高滴度→持续性感染（多为HBs抗原阳性） 低滴度→既往感染或一过性感染（多为HBs抗体阳性）
	IgM-HBc抗体	首次感染（近期感染）或者慢性肝炎恶化期
HCV	HCV抗体	急性早期为阴性。评价发展过程、治疗效果
HDV	HDV抗体	HDV感染状态
HAV	HAV抗体	HAV感染状态或既往感染

注：只列出普通医院也能检测的指标

表3 肝炎病毒携带者、慢性肝损害的检查（除了影像学诊断、病理学检查）

1）肝功能损害的判断（随着肝损害病情发展，数值升高：⇧，下降：⇩）
血清总蛋白⇩，清蛋白⇩，γ球蛋白⇧，ZTT⇧，GOT/GPT比⇧，胆碱酯酶⇩，总胆固醇⇩，碱性磷酸酶⇧，ICG⇧，胆红素⇧，凝血酶原时间⇩，血小板⇩，白细胞⇩
2）分型/分期的判断
乙型肝炎：HBs抗原，HBe抗原，HBe抗体
丙型肝炎：HCV抗体
3）慢性肝炎发展为肝硬化的征象
食欲缺乏，全身疲倦，腹部胀满（腹水），水肿，出血倾向，吐血，便血，胸腹壁静脉曲张，皮肤色素沉着，蜘蛛状血管瘤，女性化乳房
4）肝细胞癌
α甲胎蛋白⇧，PIVKA-Ⅱ⇧
5）暴发性肝炎
凝血酶原时间⇩

丁型肝炎病毒感染

丁型肝炎病毒（HDV）感染只发生在感染HBV的宿主上，其繁殖过程多少与HBV有关。HDV通过血液感染，感染可发生在HBV携带者及HBV阴性但同时感染HBV和HDV者。与欧美国家比较，在日本丁型肝炎的发生率不高。在国内也多见于特定区域、血液制剂使用者。

丁型肝炎一过性感染后有缓解和发展为持续性感染并转为慢性肝炎两种情况。乙型慢性肝炎患者重复感染HDV时病情会加重，如果乙型肝炎患者病情突然急性恶化，应考虑HDV的感染，测定HDV抗体。

甲型和戊型肝炎

甲型肝炎、戊型肝炎经口感染，不转为慢性，无携带者，但是容易出现暴发性肝炎。近年来甲型肝炎在国内没有发生大规模流行，但是有HAV抗体阳性者增加趋势，提示散发或输入性感染。戊型肝炎比甲型肝炎发展为急性重型肝炎概率高（特别是孕妇），但是感染性并不强，在日本被认为是散发。

◉ **胆囊隆起性病变（息肉）**

过去认为胆囊癌预后不良，可是后来发现局限于黏膜层或固有肌层的早期胆囊癌有较好的5年生存率，所以诊断早期胆囊癌成为重要课题。

在隆起性病变的良、恶性鉴别中，其与病变大小的关系尚有争议。根据一份503例小于20mm的胆囊隆起性病变的多中心研究报告，最大直径小于10mm的病变中癌只占6.0%，胆固醇息肉占51.7%；11～15mm的病变中癌占24.1%，胆固醇息肉占29.3%；大于16mm的病变中癌占61.2%，胆固醇息肉只占9.7%。但是小于5mm的病变中也有4.6%的癌。小川等统计发现，32例大于20mm的病变中27例为进展期癌，4例为早期癌，只有1例为良性；但是在30例小于5mm的病变中，3例为早期癌。就是说，如果大于15mm，癌的概率就会高。小于10mm的病变大部分是良性息肉，但是也有癌症病例。根据内部特征分析，整体为高回声或者点线状高回声者多为胆固醇息肉。随着超声内镜等图像分辨力的提高，胆固醇息肉和癌/腺瘤的鉴别、浸润程度的判断成为可能，但是现阶段早期癌和腺瘤的鉴别比较困难。

对于胆囊隆起性病变，大于15mm的病变进行外科治疗，小于10mm的病变1～3个月后（明确为胆固醇息肉者3～6个月）复查超声波检查观察有无增大。临床随访观察过程中出现明显增大而诊断为恶性者较少。即使是较小的隆起性病变，如果怀疑为癌/腺瘤，应进一步进行CT、血管造影、组织学诊断。

今后经皮经肝胆囊镜、腹腔镜下胆囊切除术等技术的发展，即使是较小隆起性病变，如果怀疑为癌/腺瘤，也应积极进行组织学诊断、治疗。

◉ **无症状胆结石**

有些报道认为病理尸检中有9.6%患有胆结石，并有逐年增加的趋势。尤其通过超声波检查发现无症状结石的比例增高，集体检查结石发现率为2%～10%，其中50%以上无临床症状。无症状胆结石的大部分为胆囊内结石，很少是胆总管结石。无症状胆结石的70%～90%没有任何异常表现，但是15%～30%逐渐出现症状，发展为阻塞性黄疸、急性化脓性胆管炎、急性胆囊炎等。其中多发结石、胆囊收缩功能异常的病例容易出现症状，而且高龄患者、重度全身疾病的患者也易出现症状或者易引起严重合并症。由于无症状胆结石多在2～3年出现症状，因此需要长期的超声波随访观察。即使无症状，也应进一步观察胆囊功能、结石的钙化程度及胆囊周围有无异常。特别是对于多发小结石病例应进行经静脉胆管造影判断有无胆囊管阻塞、肝外胆管异常。无症状胆结石合并胆囊癌的概率比有症状胆结石低，但是随着高龄化此概率也会上升。

无症状胆结石的手术适应证为：①出现症状；②大结石、充满型结石，利用CT也无法观察胆囊壁、囊腔的病例；③显著的慢性胆囊炎；④胆囊功能异常等。②③是由于无法鉴别是否合并胆囊癌，④是由于将来有可能出现症状。

目前胆囊结石的治疗方法见表4。

◉ **容易合并胆结石的全身疾病**

1）肝硬化

在肝硬化，由于胆汁形成减少、胆囊内胆汁淤积、脾功能亢进等，结石的发生率高。15%～20%的肝硬化病例合并胆结石，其中常见黑色石，在CT大部分能显示。

2）糖尿病

13%～20%的糖尿病病例合并胆结石。病因被认为是糖尿病神经损害引起的胆囊收缩功能异常、胆汁内胆固醇饱和状态。如合并急性胆囊炎多数病情重。

3）胃切除术后

20%左右的胃切除术后病例合并胆结石。

4）溶血性贫血

在溶血性贫血，由于脾功能亢进容易形成黑色石，其发病率为50%左右。儿童的胆结石几乎都伴有溶血性贫血。

表 4　目前胆囊结石的治疗方法（与开腹胆囊切除术比较）

口服溶石法 ① CDCA ② UDCA	【适应证】 1）胆囊结石 2）症状从无到轻 3）胆囊功能正常 　　胆囊壁肥厚（−），炎症（−） 　　无胆囊管阻塞 4）胆固醇结石或者混合性结石 　　钙化从无到轻度 　　游离结石 5）无重症全身疾病、妊娠	【优点】 1）非侵袭性 2）不良反应少 【缺点】 1）复发率高 2）局限于胆固醇结石
体外冲击波碎石术 （ESWL）	【适应证】 1）非钙化结石 　　特别是胆固醇结石 2）1个，小于20mm者效果佳	【优点】 1）完全消失的概率高 　　多无症状 　　特别是同时使用结石溶解剂者 2）很少引起重症并发症 【缺点】 排石过程中出现绞痛
经皮经肝胆囊镜取石术	应用经皮经肝胆囊镜技术 大于腹壁切口的结石可同时进行 碎石或者直接溶解疗法	【优点】 1）伴有粘连的病例也能进行 2）局部麻醉下进行 3）可进行胆囊活检 【缺点】 保留胆囊所以复发率高
腹腔镜下胆囊切除术	【适应证】 1）胆囊结石，胆囊息肉 2）胆囊管闭塞（−） 3）急性胆囊炎（−）—炎症减轻后 4）胆总管结石（−） 5）胆囊癌（−） 6）腹膜粘连少 7）胆囊管扩张（−）	【优点】 低侵袭性的根治术

参考文献（只包括总论）

· 赤羽贤治，宫崎吉规：B型肝炎ゥィルスマーカー测定の临床的意义．内科64卷6号 1038-1043，1989

· 古田精市，田中荣司，清沢研道：C型肝炎の病态ど经过．临床科学26卷12号：1534-1540，1990

· 饭野四郎：B型肝炎どB型肝炎ゥィルス（改订版）．ラィフサィェンス社，1988.

· 水本袭二，小仓嘉文，田端正己，高桥幸二：胆石症（胆のぅ胆石症，胆总管结石，肝内胆管结石）の治疗方针．消化器外科15卷：35-46，1992.

· 小川薰，有山襄：胆のぅ隆起型病变の鉴别ど对处法．Medical Practice 8卷12号：1991.

检查间隔分类

数小时～每日	腹部外伤（肝，脾，肾）
每日～每周1次	急性重型肝炎，肝脓肿，阻塞性黄疸，急性阻塞性化脓性胆管炎，急性胆囊炎，腹腔内脓肿，急性胰腺炎，急性肾功能不全
每周1次～每月1～2次	急性肝炎，急性肾盂肾炎原发性肝癌，转移性肝癌，胆囊癌，胆管癌，胰腺癌，胰腺假性囊肿，肾细胞癌，肾盂癌，子宫颈癌，卵巢癌（限于不适合进行手术的恶性肿瘤）
每月1次至3～4个月1次	腹主动脉瘤，子宫内膜异位症，子宫内膜增生症肝硬化，慢性肝炎，脂肪肝，淤血肝，胆囊隆起性病变（直径小于10mm），子宫肌瘤
6个月1次	慢性胆囊炎，胆囊腺肌增生症（adenomyo-matosis），慢性胰腺炎，慢性肾盂肾炎，慢性肾功能不全，肾血管平滑肌脂肪瘤（angiomyolipoma）
每年1次	肝血管瘤，肝囊肿，脾囊肿，无症状胆囊结石，肾囊肿，肾结石（无症状），良性前列腺增生

根据疾病的分类

肝	急性肝炎	每周1次
	急性重型肝炎	每日～每周1次
	慢性肝炎	3～4个月1次
	肝硬化	3～4个月1次
	脂肪肝	3～4个月1次
	淤血肝	3～4个月1次
	原发性肝癌	每月1～2次
	转移性肝癌	每月1～2次
	肝血管瘤	每年1次
	肝囊肿	每年1次
	肝脓肿	每日～每周1次
	肝外伤	数小时～次日
胆管	阻塞性黄疸	每日～每周1次
	急性阻塞性化脓性胆管炎	每日～每周1次
	胆管癌	每月1～2次
胆囊	急性胆囊炎	每日～每周1次
	慢性胆囊炎	6个月1次
	无症状胆囊结石	每年1次
	胆囊隆起性病变（直径小于10mm）	3～4个月1次
	胆囊癌	每月1～2次
	胆囊腺肌增生症（adenomyomatosis）	6个月1次
胰腺	急性胰腺炎	每日～每周1次
	慢性胰腺炎	6个月1次
	胰腺假性囊肿	每月1～2次
	胰腺癌	每月1～2次
脾	脾囊肿	每年1次
	脾外伤	数小时～每日
肾	急性肾功能不全	每日～每周1次
	慢性肾功能不全	6个月1次
	急性肾盂肾炎	每周1次
	慢性肾盂肾炎	6个月1次
	肾结石（无症状）	每年1次
	肾细胞癌	每月1～2次
	肾盂癌	每月1～2次
	肾血管平滑肌脂肪瘤（angiomyolipoma）	6个月1次
	肾囊肿	每年1次
盆腔脏器	子宫内膜异位症	每月1次
	子宫内膜增生症	每月1次
	子宫颈癌	每月1～2次
	子宫肌瘤	3～4个月1次
	卵巢癌	每月1～2次
	前列腺增生症	每年1次
其他	腹主动脉瘤	每月1～2次
	腹腔脓肿	每日～每周1次

第 2 章 超声仪器构造

一、超声波的物理特性

频率 frequency

一般人耳可听范围为16 ~ 20 000Hz，高于此频率的波称为超声波（ultrasound）。目前，用于超声诊断仪的频率非常高，为3.5 ~ 20MHz。腹部检查一般应用3.5 ~ 5.0MHz。

Hz.赫兹，兆/秒

MHz.兆赫兹，10^6Hz

传播 propagation

由于超声波频率高，如果把空气作为介质，声波固有的性质就会消失。超声波穿透最好的物质为水，对其他液体穿透也很好。含有较多水分的人体软组织（包括脏器）对超声波穿透良好，因此适合进行检查。但是，像骨骼一样坚硬的组织或空气无法传导声波，因此被颅骨覆盖的脑组织、含有空气的肺无法用超声波进行检查。

声速 velocity

超声波在人体中的传播速度为1500m/s左右，接近水中的传播速度1530m/s（37℃），是在空气中传播速度331m/s（0℃，1大气压）的5倍。

JIS标准规定在人体中超声波的传播速度为1530m/s，到达反射体的距离为声速 × 时间，并显示在显像管中。

反射 reflection

超声波能在均一的介质中穿透，但是在不同介质的界面上引起反射、散射、折射。如果界面光滑则引起反射，如果粗糙则引起散射。不同介质的声阻抗Z（介质密度 × 声速）差越大，反射越强。

比如，脂肪瘤、脂肪肝的回声水平高是因为脂肪和其他组织的Z差大，界面反射强。

衰减 attenuation

在人体内，超声波由于吸收、散射、扩散而产生衰减。衰减的主要原因是声能转换为热能而被吸收的现象。

而且，根据（波长）＝（声速）/（频率），频率越高，波长越短，衰减越重。

二、超声探头及聚焦

超声波的产生

作为无线电、钟表振荡器的水晶广为人知，如果在这结晶体上通电，结晶体结构变形，厚度发生变化。如果停止通电，结晶体结构变回原形的同时产生振动。这被称为压电效应，具有这种性质的物质称为压电振子。利用此性质产生超声波的代表性压电振子为陶瓷制品的一种 PZT（锆钛酸铅）。振动次数由材料种类、形状、厚度所决定，同一种类、同一形状时，材料越薄频率越高，材料越厚则频率越低。

相反，从外界传导超声波至压电振子，就产生极化电压而接收超声波。

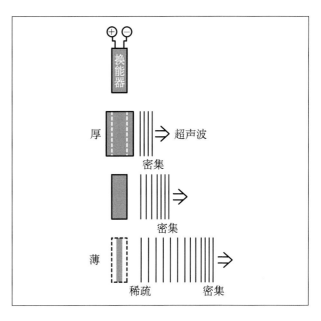

探头（probe）

压电振子又称为换能器，从前后两面发生超声波。为了抑制多余的、从后面发生的超声波，以减少振动次数、提高分辨力，在探头的后面安置背衬块。

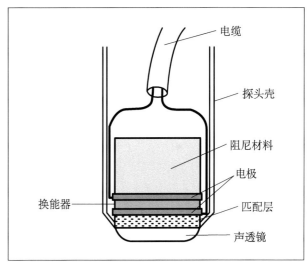

声束宽度/聚焦区域/动态聚焦

平面换能器发射声束时，在某一距离以内声束的直径与探头直径一致，超过此距离就以球面波的形式传播。相对而言凹面换能器、利用声透镜的探头在声波前进的方向逐渐聚集，声束在某一范围内变得最窄，如果超过此距离也会扩大。此最窄的声束范围称为聚焦区域（focal zone），此距离称为焦点距离。焦点距离是换能器固有特性，一般换能器直径越大焦点距离越长，聚焦区域也变长。而且超声波的频率越高，声束越细。

根据电控，形成 3 ～ 4 个焦点，从近侧到远侧在较长距离内使声束变细称为动态聚焦（dynamic focus，也称分段聚焦）。

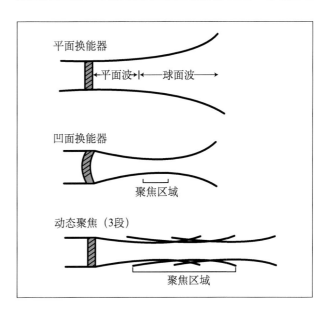

三、分辨力和回声水平

分辨力（resolution）

识别邻近两点的能力称为分辨力，表示两点之间的最小距离。分辨力有纵向分辨力和侧向分辨力。纵向分辨力是在声束方向识别前后两点的能力，侧向分辨力是在与声束垂直的方向上识别邻近两点的能力。声束探头和皮肤、组织和组织的界面之间来回反射后才被接收。

理论上，纵向分辨力为（波长）×（脉冲数）× 1/2，所以频率越高、脉冲数越少，纵向分辨力就越高。而侧向分辨力是声束越窄，聚焦区域越小，则越高。

实际应用的3.5MHz电子线阵设备的纵向分辨力约为1mm，侧向分辨力约为2mm。

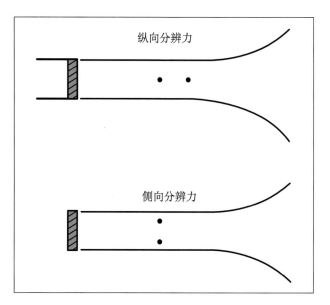

线阵探头的分辨力

一般使用的线阵探头中有数条到200条、宽1mm、长10mm棒状样振子并排。相邻的数个振子一点点传播电信号，聚集振子排列方向上的声束（电子聚焦）。

单一振子的分辨力有纵向分辨力（△x）和侧向分辨力（△y），而线阵探头的分辨力除了纵向分辨力（△x）和侧向分辨力（△y）以外，还有横向分辨力（△z）。支配△y的是电子聚焦。而△z由声透镜的性能决定。普通的线阵探头在x轴方向的分辨力为纵向分辨力，y轴方向的分辨力为侧向分辨力，与z轴方向的横向分辨力区别。

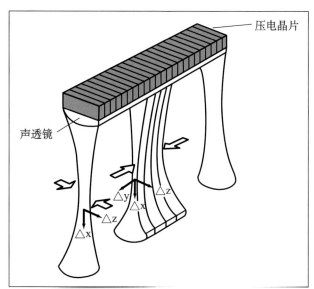

回声水平表现方法

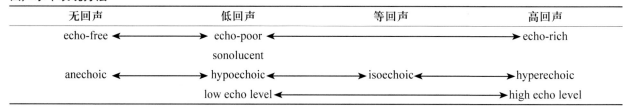

无回声	低回声	等回声	高回声
echo-free ⟵⟶	echo-poor ⟵		⟶ echo-rich
	sonolucent		
anechoic ⟵⟶	hypoechoic ⟵	⟶ isoechoic ⟵	⟶ hyperechoic
	low echo level ⟵		⟶ high echo level

四、伪像

◉ 多重反射（multiple reflection）引起的伪像

超声波在声阻抗不同的界面上产生反射。声束在探头和皮肤、组织和组织的界面之间来回反射后才被接收。因此在声图像中，界面到反射体距离的整数倍的位置上出现虚像。这称为多重反射。

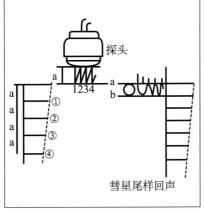

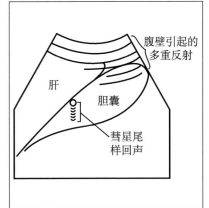

◉ 折射引起的伪像

（1）侧方声影（lateral shadow）

形态呈类圆形、边缘光滑的组织两侧缘的后方出现声影，称为侧方声影。这是由于类圆形组织内的声速与周围组织不一，其组织表面的反射和组织内部自身透镜作用在边缘附近引起强烈折射，而产生侧方声影。在肝细胞癌，被视为被膜的晕环（halo）越厚，侧方声影就越明显。

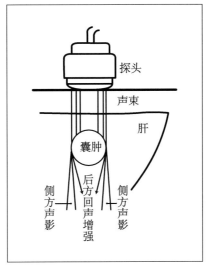

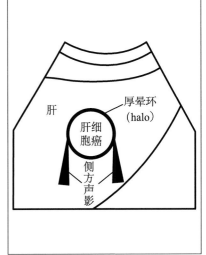

（2）棱镜效应

腹直肌等棱形组织引起超声波折射，形成虚像。比如，有时2个（实像与虚像）肠系膜上动脉并排出现。此外，一些不是独立的组织，也显示模糊的、掺在一起的图像，比如主动脉的管壁向侧方扩张。

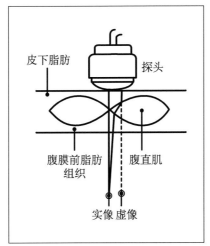

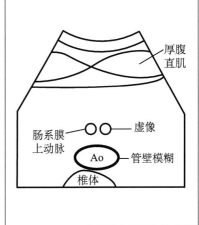

◉旁瓣引起的伪像

探头发射的超声波有主瓣和旁瓣，主瓣为位于中轴的声束，声压最高，旁瓣位于中轴旁边的数条声束，声压略低。如果旁瓣强烈反射，和主瓣同时被接收，就在图像中产生旁瓣引起的虚像。消除的方法是改变声束的入射位置、角度。

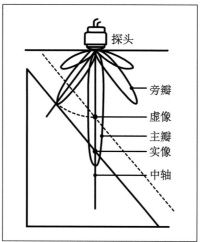

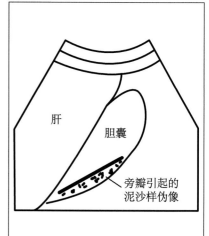

◉切片厚度（slice thinckness）引起的伪像

即使声束聚焦也有一定的宽度。如果聚焦区域内包括相邻的组织时，在图像中显示于一个位置上。比如，胆囊内显示附近的、伴有声影的消化道气体影，容易与胆石混淆。消除的办法是从不同方向探查、使声束垂直入射靶目标。

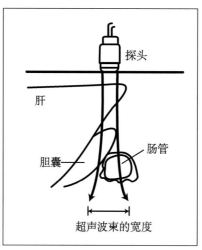

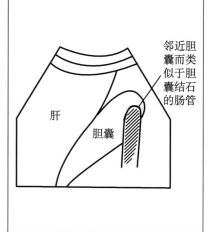

◉镜面伪像

如果有像横隔膜一样声阻抗差大的界面时，界面成为镜面，声波将会反射形成虚像，称为镜面伪像。

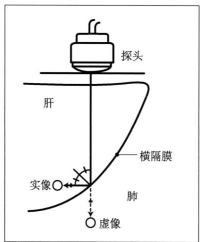

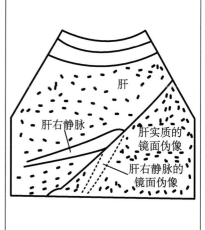

●声影（acoustic shadow）

在人体内，由于超声波被反射、吸收、散射、扩散，声波无法达到后方组织，这称为超声波衰减。如果衰减达到在组织后方检测不到回声的程度时称为声影。

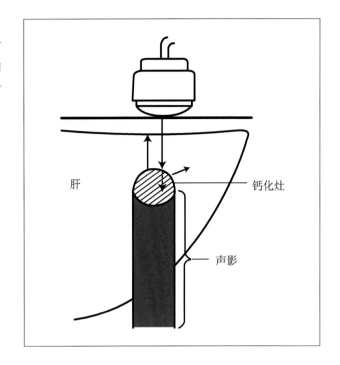

肝

钙化灶

声影

●回声增强（acoustic enhancement）

一般情况下，与周围组织相比，囊肿（cyst）后方的回声增强。这是由于含有均质液体的部分衰减减少，通过穿透、反射到达囊肿后方的超声波更多，被接收的信号将增多、增强。在声像图上，无论深浅，为了使回声水平相等，应随深度调整灵敏度时间控制（sensitivity time control，STC），所以深部组织弱反射波的轻微增加就会引起明显的反射回声，这称为回声增强。而且，囊肿的液体成分具有声透镜（acoustic lens）作用，聚集超声波，这也使回声增强。

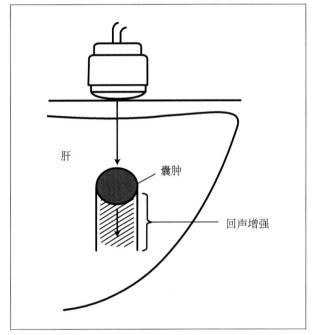

肝

囊肿

回声增强

第3章 肝

一、超声解剖

1. 肝的局部解剖

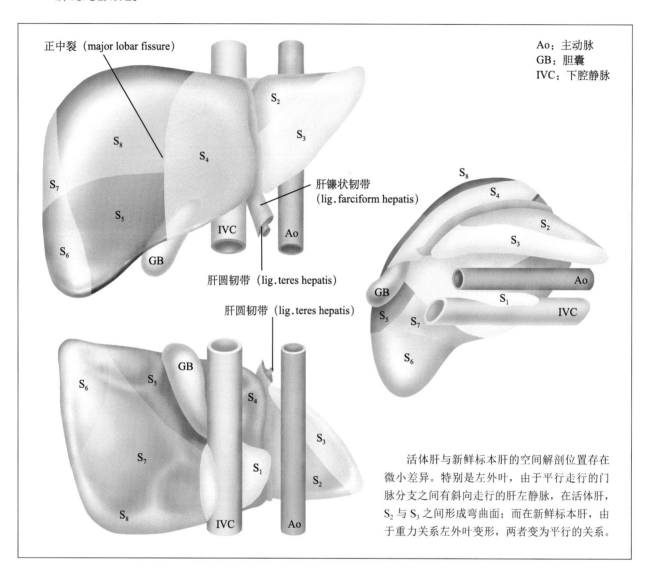

正中裂（major lobar fissure）

Ao：主动脉
GB：胆囊
IVC：下腔静脉

肝镰状韧带（lig. farciform hepatis）

肝圆韧带（lig. teres hepatis）

肝圆韧带（lig. teres hepatis）

活体肝与新鲜标本肝的空间解剖位置存在微小差异。特别是左外叶，由于平行走行的门脉分支之间有斜向走行的肝左静脉，在活体肝，S_2 与 S_3 之间形成弯曲面；而在新鲜标本肝，由于重力关系左外叶变形，两者变为平行的关系。

2. 肝的分叶分段

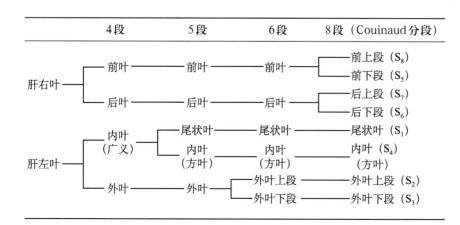

肝段叶根据门脉（肝动脉）的分布范围进行划分。肝静脉位于各叶段之间的界面上，所以门脉（肝动脉）、肝静脉成为肝分段分叶的标志。

	4段	5段	6段	8段（Couinaud分段）
肝右叶	前叶	前叶	前叶	前上段（S_8）
				前下段（S_5）
	后叶	后叶	后叶	后上段（S_7）
				后下段（S_6）
肝左叶	内叶（广义）	尾状叶	尾状叶	尾状叶（S_1）
		内叶（方叶）	内叶（方叶）	内叶（S_4）（方叶）
	外叶	外叶	外叶上段	外叶上段（S_2）
			外叶下段	外叶下段（S_3）

3.Couinaud 8 分段法

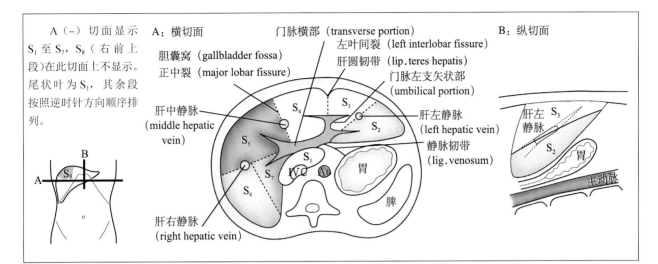

A（–）切面显示 S_1 至 S_7，S_8（右前上段）在此切面上不显示。尾状叶为 S_1，其余段按照逆时针方向顺序排列。

A：横切面

门脉横部（transverse portion）
左叶间裂（left interlobar fissure）
肝圆韧带（lip.teres hepatis）
门脉左支矢状部（umbilical portion）

胆囊窝（gallbladder fossa）
正中裂（major lobar fissure）
肝中静脉（middle hepatic vein）

肝左静脉（left hepatic vein）
静脉韧带（lig. venosum）

肝右静脉（right hepatic vein）

B：纵切面

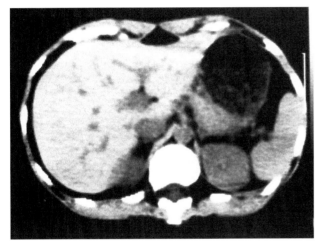
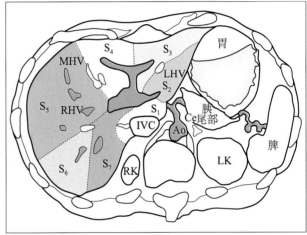

Ao. 主动脉；Ce. 腹腔动脉；IVC. 下腔静脉；LHV. 肝左静脉；LK. 左肾；MHV. 肝中静脉；RHV. 肝右静脉；RK. 右肾

首先，根据下腔静脉和胆囊窝假想的连线（Cantlie 线）肝分为右叶和左叶两部分。此部位为正中裂（major lobar fissure），其内有肝中静脉（MHV）走行。肝右叶进一步分为前叶和后叶，两者之间有肝右静脉走行。肝左叶分为左内叶（广义）和左外叶，两者之间为左叶间裂（left interlobar fissure），其内有门静脉左支矢状部（umbilical portion）、肝圆韧带（lig.teres hepatis）、静脉韧带（lig.venosum）等。综上所述，肝右叶分为前叶和后叶，肝左叶分为左内叶（广义）和左外叶，共计 4 个部分。

在此基础上，每一个部分再分为两段，共计 8 段，这就是 Couinaud 分类。

（1）左外叶：分为外叶上段（posterior-lateral segment，superior segment：S_2）和外叶下段（anterior-lateral segment，inferior segment：S_3）。

由门静脉和肝动脉左支矢状部发出的分支营养左外叶上、下段，两段的分界标志为肝左静脉（left hepatic vein）。左外叶与左内叶（狭义，方叶：S_4）的分界标志为左叶间裂，其内有门静脉和肝动脉的左支矢状部走行。肝圆韧带也是两者的分界标志。尾状叶（caudate lobe：S_1）与左外叶的分界标志为静脉韧带（lig.venosum），表现为线状强回声。

（2）左内叶（广义）：分为狭义的左内叶（方叶，quadrate lobe：S_4）和尾状叶（caudate lobe：S_1）。两者的分界标志为门静脉左支横部（transverse portion）。尾状叶（S_1）包绕约 2/3 下腔静脉。

（3）右前叶和右后叶：肝右叶分为前上段（anterior superior segment：S_8）、前下段（anterior inferior segment：S_5）、后上段（posterior superior segment：S_7）、后下段（posterior inferior segment：S_6）4 个部分。虽然上下段之间没有明确的分界标志，但是通过辨认门静脉分支在一定程度上可以进行段叶的定位诊断。

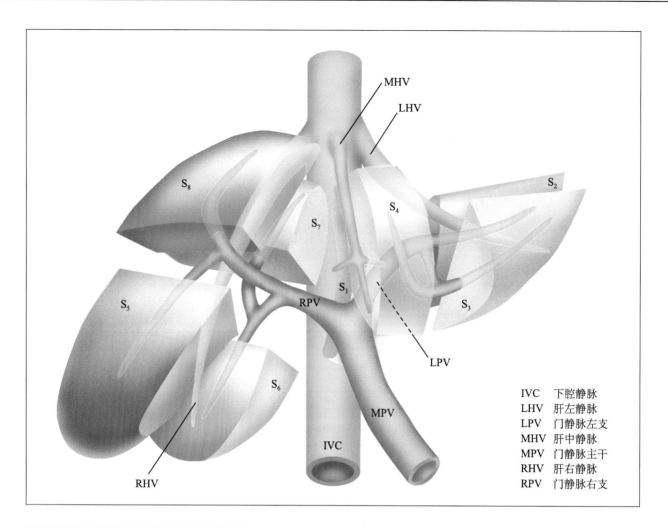

IVC	下腔静脉
LHV	肝左静脉
LPV	门静脉左支
MHV	肝中静脉
MPV	门静脉主干
RHV	肝右静脉
RPV	门静脉右支

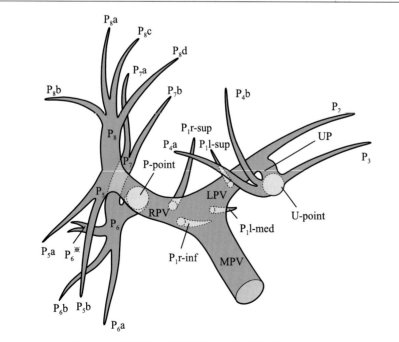

P-point 及 U-point 是进行门静脉造影时，从肝的正上方可以观察到门静脉右支向右后支分叉的部位，表现为高浓度的圆形区域（P-point），同时左支矢状部（umbilical portion，UP）也表现为高浓度的圆形区域（U-point），由此而命名。

超声辨认肝段叶的分界标志为门静脉（portal vein）和肝静脉（hepatic vein）。

肝血流中，门静脉约占3/4（1000～2000ml/min），肝动脉约占1/4（400ml/min）。门静脉远比肝动脉粗，壁厚，在Glisson鞘中容易辨认。

另外，肝动脉管径细（变异较多），不易确认左右肝动脉及其分支的全部走行。

肝静脉位于肝段叶之间，是重要的分界标志。肝静脉与门静脉不同，血管壁回声不明显，走行也不一样，是以下腔静脉为中心放射状分布。但是，如果像肝右静脉呈水平走行，超声束垂直入射静脉壁，管壁与门静脉管壁一样清晰可见。

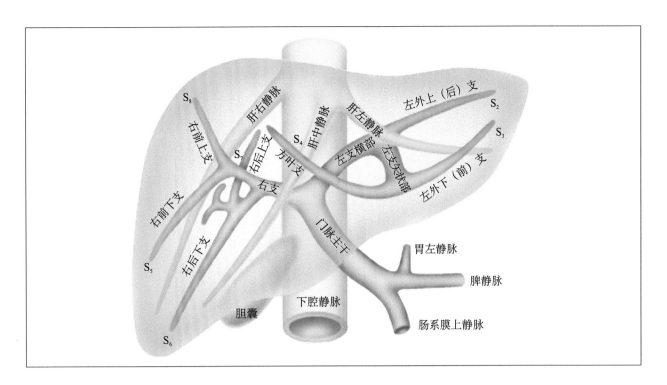

（4）剑突下横切扫查和右肋缘下扫查显示的肝切面：如（A）所示将探头放在右肋缘下或剑突下，然后如（B）所示方向改变探头角度，可以观察门静脉、肝静脉。这种方法可以追踪肝静脉、门静脉左右各分支的长轴。

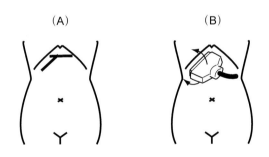

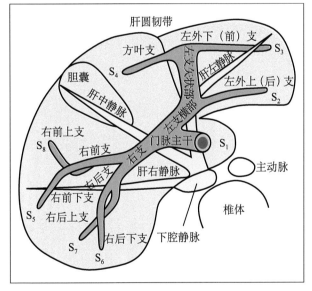

（5）右肋间扫查显示的肝切面：如（A）所示在右肋缘下扫查观察门静脉的同时，旋转探头变为右肋间扫查，可以追踪门静脉右支末梢。追踪血管时探头的方向并不一致，为了能追踪至末梢，应从起始部开始，如（B）所示适当调整（tilting）探头角度。

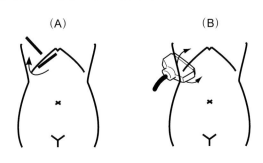

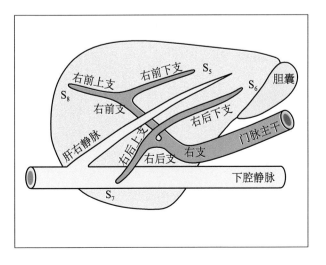

二、断层模式图

1. 剑突下横切扫查

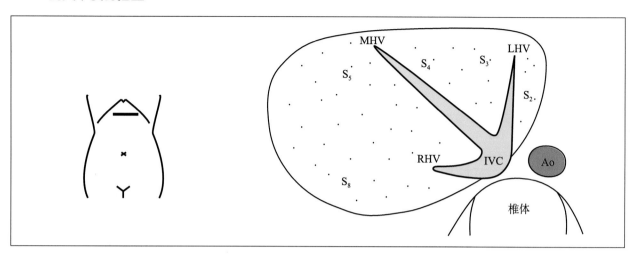

2. 剑突下横切扫查之右肋缘下扫查

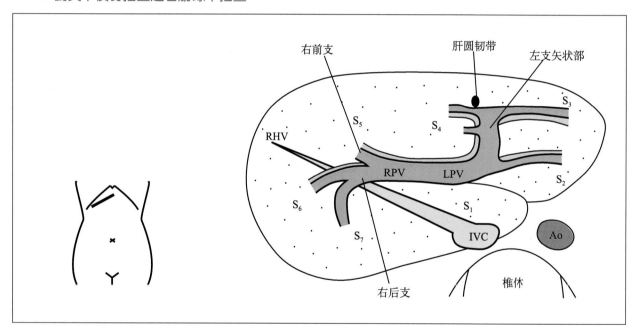

3. 右肋间扫查

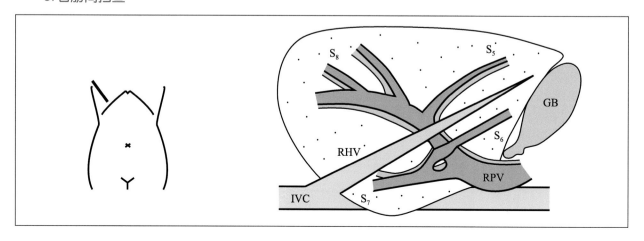

4. 纵切扫查（主动脉切面）

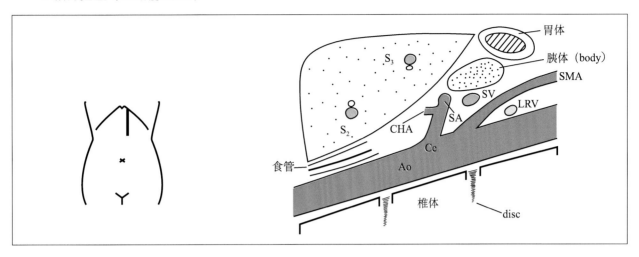

5. 纵切扫查（下腔静脉切面）：左内叶（S₄）与左外叶的分界面

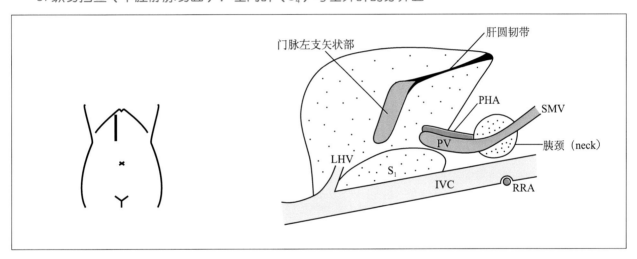

6. 纵切扫查（下腔静脉切面）：右叶与左叶的分界面

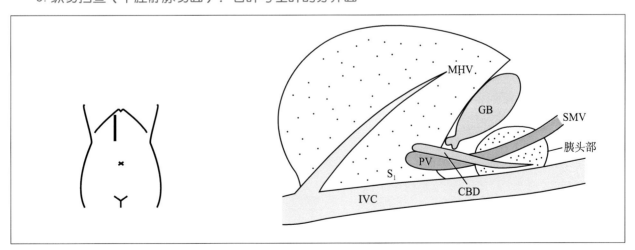

Ao. 主动脉；CBD. 胆总管；Ce. 腹腔动脉；CHA. 肝总动脉；GB. 胆囊；IVC. 下腔静脉；LHV. 肝左静脉；LPV. 门静脉左支；LRV. 左肾静脉；MHV. 肝中静脉；PHA. 肝固有动脉；PV. 门静脉主干；RPV. 门静脉右支；RHV. 肝右静脉；RRA. 右肾动脉；SA. 脾动脉；SMA. 肠系膜上动脉；SMV. 肠系膜上静脉；SV. 脾静脉

三、扫查方法

1. 剑突下横切扫查之右肋缘下扫查

探头放在剑突下偏左。观察门静脉左支矢状部（umbilical portion，UP）和其分支左外支的下支和上支，后两者几乎平行走行。

探头向头侧倾斜，左外上支和下支之间显示肝左静脉始于下腔静脉向左前方走行。

门静脉左外上支和下支分别营养左外上段（S₂）和左外下段（S₃），肝左静脉走行于两者之间。肝左静脉的走行与超声波声束几乎平行，有时很难辨认。

略向右侧移动探头，能观察到门静脉左支横部和矢状部。还可以观察到从门静脉矢状部右侧发出的数条左内侧支（S₄）。

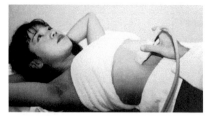
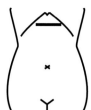

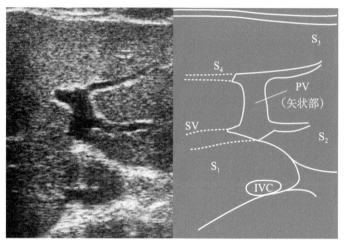

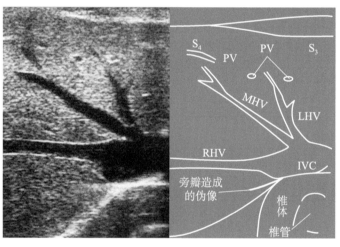

肝内门静脉系统的解剖

门静脉收集胃、小肠、大肠、胰腺、脾的回流静脉，在胰头后方形成长约7cm、直径约1cm的门静脉主干。门静脉血流量根据体型（肝体积）、饮食、体位而改变，肝体积大、饭后、立位改为卧位时门静脉血流增多。门静脉主干走行于肝十二指肠韧带的右上方、胆总管和肝动脉的后方，在肝门部分为右支和左支。门静脉在肝内变异非常少见。

右支分为前支和后支，前支分为向上走行的前上支和向下走行的前下支。同样，后支也分为后上支和后下支。这些分支位于肝右前叶、后叶的4个段叶前上段（S₈）、前下段（S₅）、后上段（S₇）、后下段（S₆）的中心。

门静脉不断发出分支，最终形成称为血窦（sinusoid）的毛细血管网，然后汇流至肝静脉。门静脉左支起初为水平走行的横部，继而是垂直走行的矢状部，然后向左外叶发出2条平行的外上支和外下支。这些分支位于左外上段（S₂）和左外下段（S₃）的中心位置并反复分支。

方叶（左内叶：S₄）由门静脉左支矢状部发出数条平行的分支供血。尾状叶（S₁）由门静脉横部发出的分支（尾状叶支）供血。尾状叶支也向方叶发出分支。

门静脉解剖

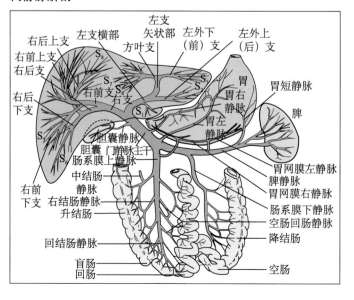

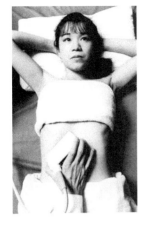
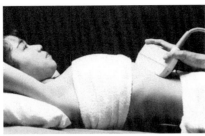
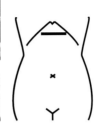

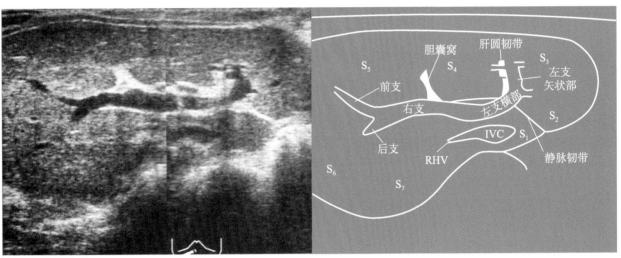

　　门静脉左支横部后方显示包绕下腔静脉的尾状叶（S₁），与左外叶的分界标志为线状静脉韧带。探头向足侧倾斜，可以观察左内叶（S₄）和右叶之间走行的肝中静脉。左外叶（S₂、S₃）和内叶的分界标志肝圆韧带（lig.teres hepatis）显示为强回声。

　　有时肝圆韧带表现为肿瘤样，类似肝血管瘤。有时伴有声影，类似肝内钙化灶。

　　相反，把探头向头侧倾斜，可显示胆囊窝、胆囊等。门静脉左支横部前方、胆囊窝、肝中静脉和肝圆韧带之间为左内叶（S₄）。

　　如果把探头从剑突下平行移动至右肋缘下，就可以观察肝右叶的各个段叶。

　　剑突下显示门静脉左支横部时，探头右移，并向足侧倾斜，就可以观察肝右前上段（S₈）。相反，向头侧倾斜，能观察右后下段（S₆）。探头向足侧倾斜时，能观察到门静脉右前支的横断面，再倾斜，可以观察右前下支（S₅）向右外侧发出分支。

　　探头倒向足侧，门静脉右前上支的横断面出现在肝中静脉和肝右静脉之间，一般在右前上段可以追踪3条末梢支。

　　探头向足侧倾斜，能观察肝中静脉和肝右静脉汇入下腔静脉的过程。探头略直立，能辨认门静脉右后支，其略后方为右后上支（S₇）的末梢。如果再把探头立起来，能辨认门静脉右后下支（S₆）的末梢。

2. 右肋间扫查

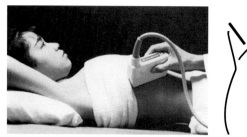
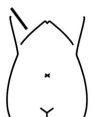

此方法能观察肝右叶门静脉分支走行，容易辨认右叶的4个段叶。右肋缘下扫查只能显示门静脉右前支的横断面。

这种方法能扫查到右肋缘下扫查不到的盲区，弥补右肋缘下扫查的缺陷。当肝硬化肝右叶重度萎缩、Chilaiditi综合征（大肠嵌入肝前面）、饭后、肥胖、肝肿瘤等情况导致右肋缘下扫查所产生的盲区范围扩大时，右肋间扫查更能有效地观察这些扫查盲区。

被检查者一般取仰卧位、右前斜位，依据不同情况可取左侧卧位。探头放在第7肋间至第9肋间，以肋间为支点倾斜探头进行扫查。

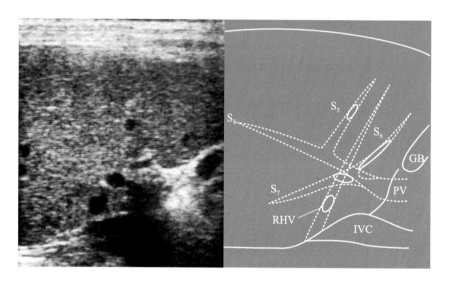

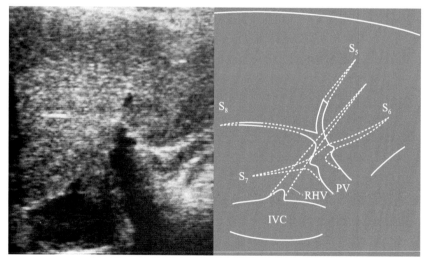

　　探头放在第 8 肋间，略向内倾斜，能观察门静脉右后支和肝右静脉（RHV）末梢支。把探头慢慢直立，可以观察门静脉右后支分为上支（S₇）和下支（S₆）。进而把探头向外侧倾斜，能观察到右前支分为上支（S₈）和下支（S₅）。

　　探头向外侧倾斜时可见肝右静脉汇入下腔静脉。根据上述，可以辨认营养肝右叶 4 个段叶的门静脉分支（前上、前下、后上及后下支）和走行于前后叶之间的肝右静脉。各肋间显示的门静脉分支程度略不同，第 7 肋间常显示右前支，第 8 和第 9 肋间常显示右后支。因此，为了能够在狭窄的肋间隙观察整个肝右叶，应改变探头的位置。

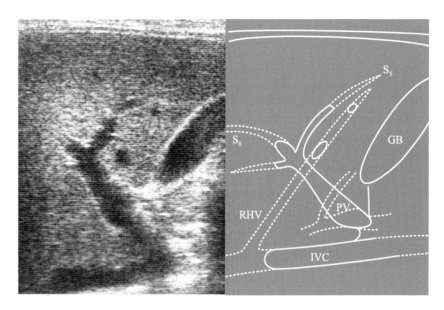

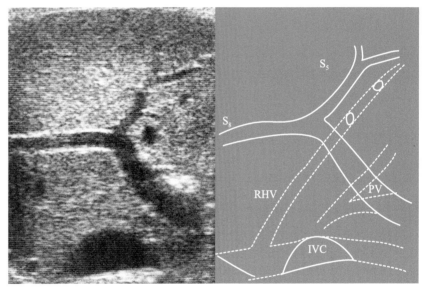

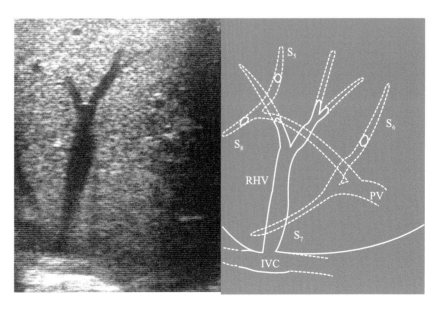

3. 纵切扫查

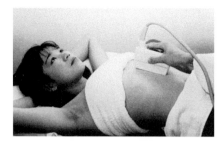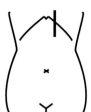

主动脉切面

只能观察肝左外叶（S₂、S₃）。如果尾状叶（S₁）不肿大，就不会显示在此切面上。把肝实质作为声窗（参照P8）可以观察到胰腺横切面和食管与胃的连接部（EGJ）。

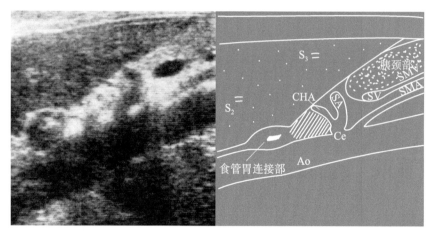

下腔静脉切面

（a）尾状叶横切面

尾状叶（S₁）位于下腔静脉前方。右肾动脉（RRA）穿过下腔静脉的后方。常显示胃窦横切面。

（b）肝圆韧带纵切面

强回声肝圆韧带与门静脉左支矢状部连接，显示为条索状结构。

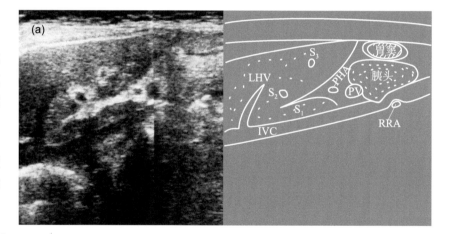

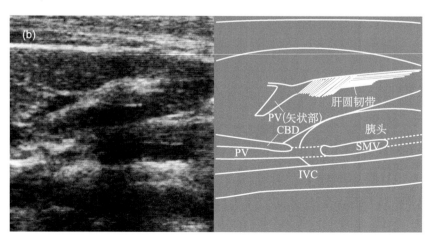

Ao. 主动脉；CBD. 胆总管；CHA. 肝总动脉；Ce. 腹腔动脉；IVC. 下腔静脉；LHV. 肝左静脉；PHA. 肝固有动脉；PV. 门静脉主干；RRA. 右肾动脉；SA. 脾动脉；SMA. 肠系膜上动脉；SMV. 肠系膜上静脉；SV. 脾静脉

四、肝外门静脉系统及肝静脉的解剖

1. 肝外门静脉系统的解剖

肝外门静脉系统的分支主要有脾静脉、肠系膜上静脉、肠系膜下静脉、胃左静脉。脾静脉由脾门部 4～5 条静脉汇合而成，然后收集胃短静脉、胃网膜左静脉，在胰腺的后方右跨脾动脉，汇入门静脉主干。在胰体部、尾部有数条细小的胰静脉汇入脾静脉。

肠系膜上静脉收集回结肠静脉、右结肠静脉、中结肠静脉、空肠回肠静脉、胰十二指肠静脉、胰静脉、胃网膜右静脉，在肠系膜伴行于同名动脉的左侧，跨过十二指肠水平部，在胰头与胰体的交界处（胰颈）后方上行汇入门静脉主干。

肠系膜下静脉收集直肠上静脉、乙状结肠静脉和降结肠静脉，并不伴行同名动脉，而在同名动脉左侧较远处上行，通常汇入脾静脉，有时汇入肠系膜上静脉或者汇入肠系膜上静脉和脾静脉汇合处。

胃左静脉常汇入肠系膜上静脉和脾静脉汇合后的门静脉主干起始部。同时，汇入门静脉主干的胃右静脉在胃小弯处与胃左静脉吻合形成胃冠状静脉（coronary vein）。除此之外，汇入门静脉主干的静脉还有胆囊静脉，有时胆囊静脉汇入门静脉右支。由于胆囊静脉汇入门静脉系统，所以门静脉高压时，胆囊壁水肿造成胆囊壁增厚。

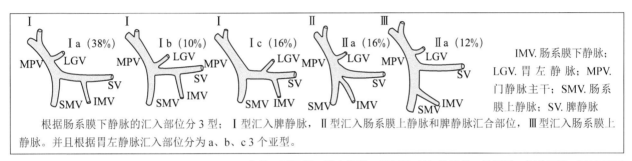

根据肠系膜下静脉的汇入部位分 3 型：Ⅰ 型汇入脾静脉，Ⅱ 型汇入肠系膜上静脉和脾静脉汇合部位，Ⅲ 型汇入肠系膜上静脉。并且根据胃左静脉汇入部位分为 a、b、c 3 个亚型。

文献：平沢興，岡本道雄：解剖学（2）脉管学・神经系 . 金原出版，P130,1982

2. 肝静脉的解剖

门静脉在 Glisson 鞘（小叶间结缔组织）内反复分支，最终形成小叶间静脉（interlobular vein）。

肝小叶是宽约 1mm、高约 2mm 的多角形柱状结构。肝小叶内有网状排列的肝细胞板。肝细胞板之间为小叶内毛细血管网（网状毛细血管，血窦：sinusoid），与小叶间静脉相通。血窦流入小叶中心，汇合形成中心静脉（central vein）。肝细胞板与 Sinusoid 壁之间存在称为 Disse 腔（Disse's space）的血管周围淋巴管腔。

中心静脉从间静脉开始，经过小叶中心轴，形成小叶下静脉（sublobular vein），流出小叶。肝静脉与 Glisson 鞘无关，从中心静脉开始进行 12 次汇合，形成右、中、左 3 条静脉，在肝的后上缘横隔膜下汇入下腔静脉。肝中静脉与肝左静脉汇合形成共同主干的情况较多。

3 条肝静脉汇入下腔静脉处的略下方有尾状叶支（caudate hepatic vein）直接流入下腔静脉，还有几条（不超过 10 条）细小静脉流入下腔静脉。这些静脉称为肝副静脉（accessory hepatic vein）。

肝小叶的解剖

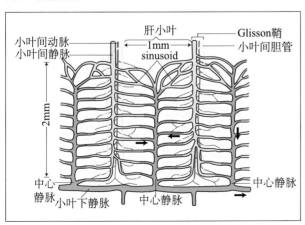

肝静脉的走行

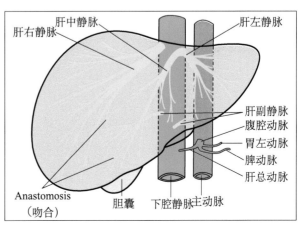

　　肝右静脉走行于肝右前叶（S₅、S₈）和右后叶（S₆、S₇）之间，肝中静脉走行于功能性右叶和左叶之间（相当于下腔静脉、胆囊、肝中静脉的断面），肝左静脉走行于肝左外上段（S₂）和左外下段（S₃）之间。

　　肝静脉和下腔静脉一样，管径随呼吸而发生变化，呼气时（特别是Valsalva状态下）扩张，吸气时收缩。

五、肝弥漫性病变

肝弥漫性病变的检查要点

形态（shape）和大小（size）		肝硬化——右叶萎缩、左叶肿大
		脂肪肝、肝炎、血液系统疾病（白血病、淋巴瘤）——左右叶均肿大
边缘（border）		肝大——变钝（dull）
表面（surface）		肝硬化——由于再生结节而凹凸不平
实质回声（parenchymal echoes）	均匀性 {	均匀（homogeneous）
		不均匀（heterogeneous）——不均匀脂肪肝
	回声 {	高（hyperechoic）——脂肪肝
		低（hypoechoic）——急性肝炎
	大小 {	细密（fine）
		粗大（coarse）——慢性肝炎～肝硬化
		衰减——脂肪肝衰减显著，远场显示不清
脉管系统		急性肝炎——大部分能显示
		肝硬化——门静脉、肝静脉宽窄不一
		门静脉高压——门静脉扩张和侧支循环形成
		淤血肝（右心功能不全）——肝静脉扩张
相关脏器		脾⋯⋯慢性肝炎、肝硬化——肿大；血液系统疾病——明显肿大
		胆囊⋯⋯急性重型肝炎——萎缩；肝硬化、急性肝炎——囊壁增厚
腹水		肝硬化时出现

判断肝大的简单方法

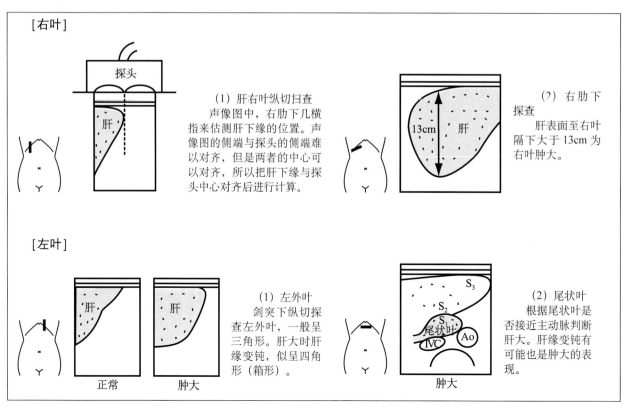

[右叶]

探头

肝

　　（1）肝右叶纵切扫查
声像图中，右肋下几横指来估测肝下缘的位置。声像图的侧端与探头的侧端难以对齐，但是两者的中心可以对齐，所以把肝下缘与探头中心对齐后进行计算。

13cm　肝

　　（2）右肋下探查
　　肝表面至右叶隔下大于13cm为右叶肿大。

[左叶]

肝　　肝

正常　　肿大

　　（1）左外叶
　　剑突下纵切探查左外叶，一般呈三角形。肝大时肝缘变钝，似呈四角形（箱形）。

S₃　S₂　S₁　尾状叶　IVC　Ao

肿大

　　（2）尾状叶
　　根据尾状叶是否接近主动脉判断肝大。肝缘变钝有可能也是肿大的表现。

1. 急性肝炎（acute hepatitis）

肝大，肝实质回声减低，显示大部分末梢血管。这是由于肝细胞水肿，Glisson鞘内血管和肝小叶的声阻抗（参考P18）差值变大，血管壁反射增强所致。病情危重的病例无法形成胆汁，胆囊萎缩；有时出现短暂性的门静脉高压，胆囊壁增厚。

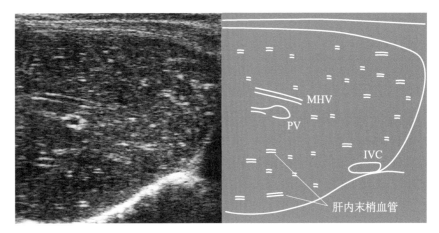

◉ 胆囊壁和汇管区增厚（甲型急性肝炎）

（1）因黄疸、食欲缺乏而入院。肝肋下4横指处，胆囊壁增厚，可超过2cm，但是黏膜面光滑，与急性胆囊炎时可见的黏膜脱落不同；囊腔变小；汇管区增厚，表现为带状强回声。通常情况下，AST、ALT增高至1000 IU/L左右，就会出现胆囊壁及汇管区增厚。

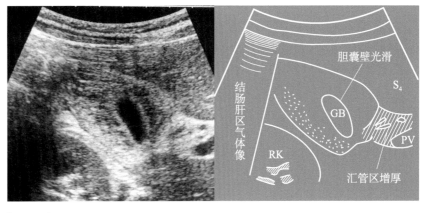

（2）AST 1007 IU/L，ALT 1975 IU/L，T-Bil 12.1 mg/dl（D-Bil 5.9 mg/dl）。急性肝炎发作期可见汇管区增厚。

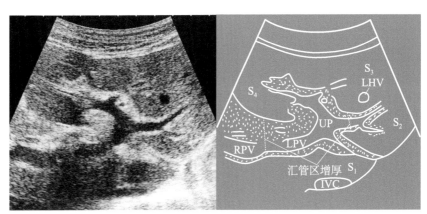

（3）本病例为急性肝炎的发作期，胆囊壁和门静脉管壁增厚。门脉主干（PV）前方可见扩张的左右肝动脉（RHA、LHA）。由于肝动脉血流增多，可显示增厚的汇管区由门静脉、胆管、肝动脉3条脉管结构组成。扩张的肝动脉容易被误认为胆管，但是根据解剖学位置和彩色多普勒血流成像可以加以区分。在肝右前上段（S₈），胆管位于门静脉后方，肝动脉位于门静脉前方。在本病例可以观察到扩张的肝动脉分支，正常时这些分支并不显示。在肝右动脉（RHA）内取样测量，用FFT分析血流频谱，测得最高流速为1.22 m/s，为正常的1倍以上。

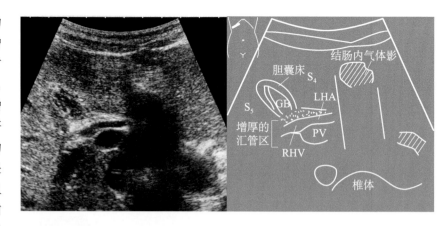

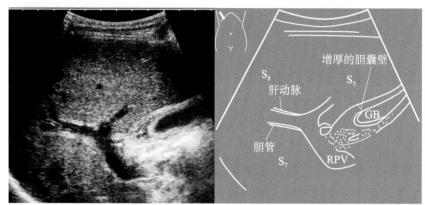

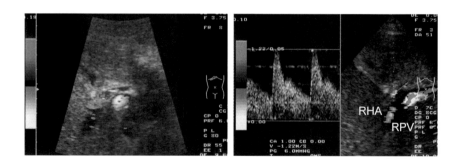

急性肝炎的超声表现

- 肝大
- 肝实质回声减低
- 显示大部分肝内末梢血管
- 病情危重的病例，胆囊充盈不佳（反映肝细胞被破坏而无法形成胆汁）、胆囊壁增厚
- 汇管区增厚和肝动脉扩张（能辨认3条平行的脉管结构——门静脉、胆管、肝动脉）
- 脾大（在恢复期肿大的情况较多）
- 腹腔内淋巴结肿大（No.8、12、13）

（4）胆囊壁明显增厚（厚2cm）。与急性胆囊炎不同，胆囊壁整体回声增强，黏膜面光滑，胆囊腔内没有细胞碎片（cellular debris）（参照P124急性胆囊炎）。

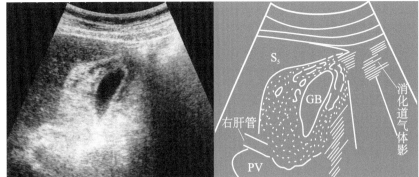

（5）AST 644 IU/L，ALT 1203 IU/L，ALP 531 IU/L，LHD 268 IU/L，T-Bil 8.0 mg/dl。胆囊壁增厚（厚1cm），为均质的高回声。囊腔变小。黏膜面光滑，囊腔未见异常。

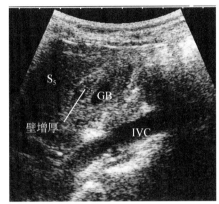

（6）AST 936 IU/L，ALT 1411 IU/L，ALP 662 IU/L，LHD 820 IU/L，LAP 235 IU/L，γ-GTP186 IU/L，T-Bil 1.78 mg/dl（D-bil 0.65 mg/dl）。胆囊壁不规则增厚，体部最厚达1.5cm。

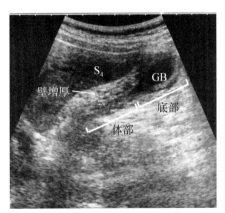

（7）AST 1251 IU/L，ALT 1488 IU/L，LHD 765 IU/L，T-Bil 16.5 mg/dl。增厚的胆囊壁内有低回声部分，呈层状结构。另见汇管区增厚，看上去像门静脉管壁增厚。肝左外上段（S₂）门静脉上下方可见扩张的肝动脉与胆管平行走行。

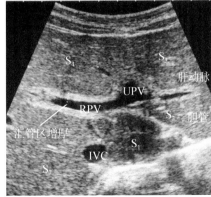
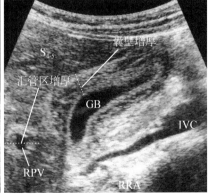

（8）传染性单核细胞增多症（infectious mononucleosis）/EB病毒感染症（Epstein-Barr virus infection）：10d前出现发热，体温38～39℃，附近医院就诊，诊断为急性上呼吸道感染，口服解热药、抗生素，症状未能缓解，疑为肝功能损害来我院门诊就诊。双侧颈部触及肿大淋巴结（LN）。肝右叶斜径14.8cm，超过13cm，提示肝大。脾长度为12.9cm，超过11cm，可诊断为脾大。胆囊壁增厚，囊腔变小。以上均提示急性肝炎的发作期。门静脉主干（MPV）周围可见淋巴结肿大，而正常情况下应观察不到淋巴结。淋巴结呈扁平形，内部可见线状强回声，为淋巴结门至髓质的脂肪。根据以上表现可以排除恶性肿瘤的淋巴结转移，考虑反应性淋巴结肿大。还能观察到汇管区增厚。

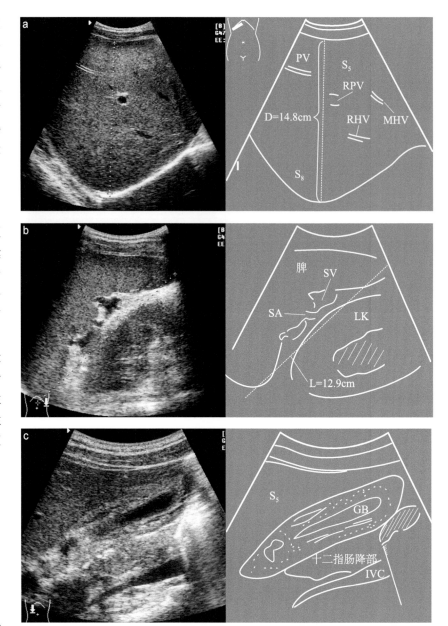

传染性单核细胞增多症的3个特点
① 弛张热
② 全身淋巴结肿大
③ 末梢血异型淋巴细胞增多

EB病毒感染症 血清学诊断标准
① VCA·IgG抗体为1∶160以上
② VCA·IgM抗体为1∶10或者EA-DR·IgG抗体为1∶10以上
③ 在急性期EBNA抗体为阴性
①和②和③全部符合，或
①或②中之一和③符合即可诊断

VCA：病毒衣壳抗原

文献：今日の治療指針. 医学書院

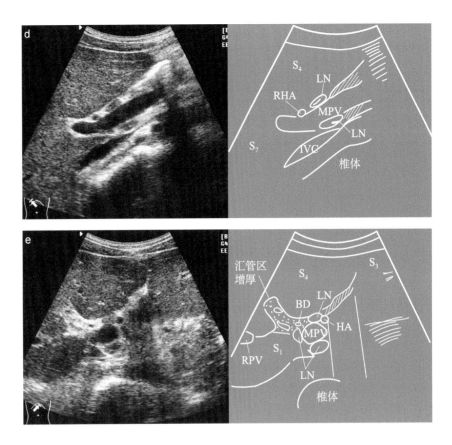

淋巴结的良性与恶性鉴别

・良性 扁平 内部为线状、点状、斑状高回声（+）	扁平，内部为线状高回声	扁平，内部为点状高回声	扁平，内部为斑状高回声
・恶性 类圆形，分叶状 内部高回声（−）—（+）	内部高回声（−）	类圆形—分叶状，内部高回声（+）	分叶状，内部高回声（+）

2. 急性重型肝炎（fulminant hepatitis）

肝实质回声非常不均匀。CT也显示高CT值部分和低CT值部分呈不规则混合存在。超声显示高回声部位对应CT值低的部位。

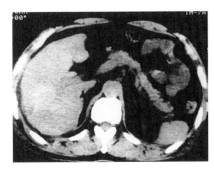

平扫CT

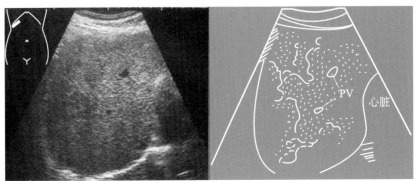

3. 脂肪肝（fatty liver）

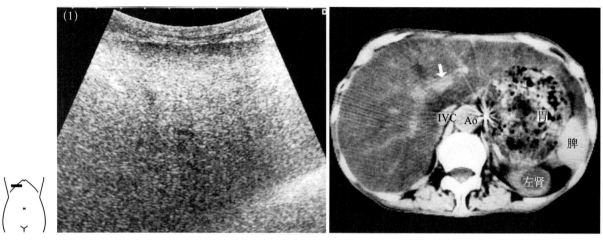

（1）肝表面附近组织辉度高，而深部组织由于声波无法达到而显著衰减，横隔膜与肝内脉管结构显示困难。但在肥胖者，如果肝前方的皮下脂肪厚度超过3cm时，由于脂肪透声良好，引起其后方回声增强效应，所以即使是正常肝组织回声也增强。在CT中，肝实质CT值减低，肝内脉管（↑）结构显示为较高密度影。

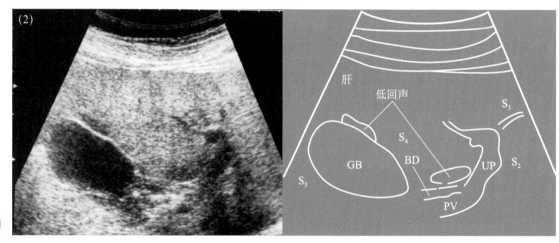

（2）肝实质回声增强。与血液生化学检查相比，超声诊断脂肪肝的敏感性（sensitivity）更高。胆囊附近，特别是方叶血流丰富，不易引起脂肪变性，可以像本病例一样显示为低回声区域。

脂肪肝的超声表现

・肝浅部组织回声增强（bright liver）
・肝实质引起明显衰减，深部组织回声减低（deep attenuation）
・肝内脉管结构不清楚（unclear vessels）
・残留正常肝组织（normal spared area）：肝方叶与胆囊周围可见低回声区域，表示局部无脂肪浸润或者浸润少
・肝脾对照（hepatosplenic contrast）：对比同一深度肝脾回声，肝回声明显增强
・肝肾对照（hepatorenal contrast）：正常右肾实质回声和肝实质回声比较，差异增大
・脂肪无界征：正常右肾与肝的界面显示不清晰
・界面遮蔽征：肝肾界面、肝胆界面显示不清晰

在回声增强的脂肪肝中存在低回声区域——残存正常区域

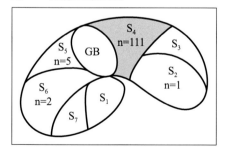

在脂肪肝，残留的正常肝组织常见于胆囊周围，特别是 S_4。

参考文献：脂肪肝相关灶性低回声区域的研究．日超医讲演论文集．1988

◉肝肾对照

　　肝大，右叶下缘低于右肾下极。肝实质回声增高，肝内脉管结构不清楚。由于衰减明显，位于肝后方的右肾表现为极低回声，肾窦回声（central echo complex，CEC）几乎消失。这种显著的肝肾回声差异称为肝肾对照，是脂肪肝的典型表现。

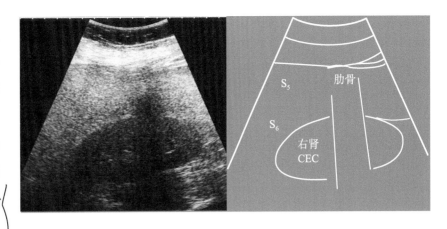

◉脂肪无界征（fatty band-less sign）

　　声波垂直入射胆囊壁时囊壁显示清楚，如有倾斜就显示不清。这是声波遇脂肪肝衰减的表现。

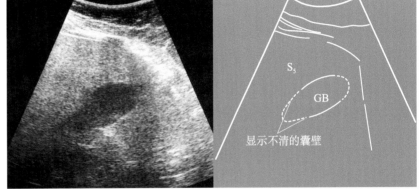

◉肝脾对照

　　对比同一深度肝脾回声来诊断脂肪肝的方法。肝回声明显高于脾时，肝脾对照呈阳性，提示脂肪肝。

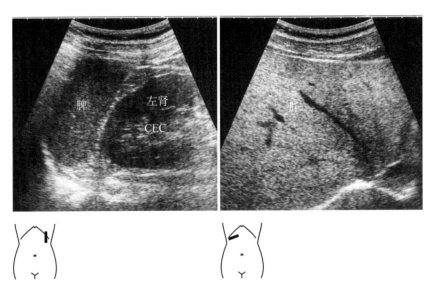

●残留正常肝组织(normal spared area)

（1）左外上（后）段（S₂）脂肪浸润较少，表现为低回声。与肿瘤鉴别的要点是内部有正常脉管结构（PV）走行。

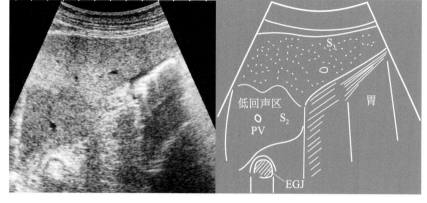

（2）脂肪肝导致肝整体回声增强，但只有胆囊周围（S₄）脂肪浸润少，显示低回声。CT上肝呈低密度，只有胆囊周围脂肪浸润少的部位呈高密度。

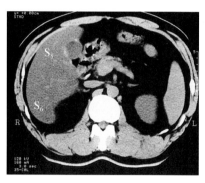

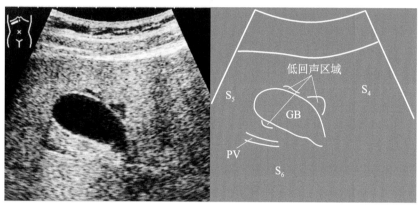

（3）肝实质回声不均，回声增高。在方叶（S₄）、沿肝中静脉（MHV）可见低回声区域，这是脂肪浸润少的部位，常见于肝中静脉附近。

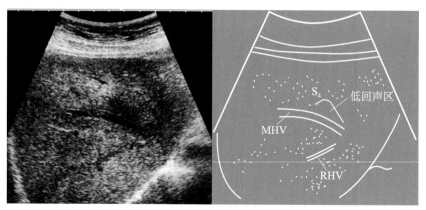

◉ **局限性脂肪浸润**

（1）肝方叶（S$_4$）高回声区没有压迫周围管状结构，也没有引起胆囊的变化，考虑为局限性脂肪浸润。

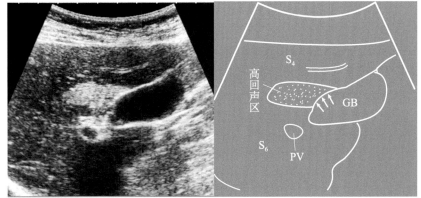

（2）肝方叶（S$_4$）中心不规则高回声区，其内部可见正常脉管结构走行，所以不是肿瘤而是局限性脂肪浸润。

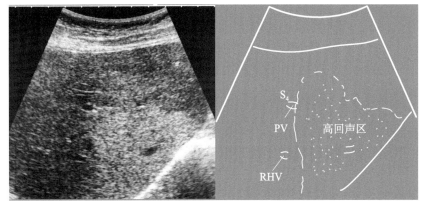

（3）肝方叶（S$_4$）可见高回声区（↑），为局限性脂肪浸润。右肋缘下横切扫查表现为类肿瘤样，但是纵切探查显示为向头足方向分散的高回声而不是肿瘤。

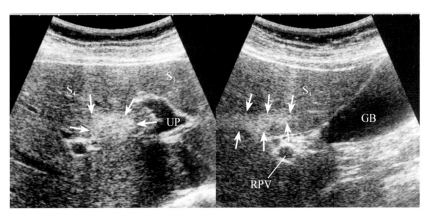

4. 慢性肝炎（chronic hepatitis）

慢性肝炎是指持续6个月以上的肝炎，临床上大致分为非活动型和活动型。病情不同超声表现不一，从没有任何异常表现至接近肝硬化的不同程度的超声表现均可见。病因中病毒性肝炎最常见，特别是丙型肝炎，其次为乙型肝炎，容易转为慢性。甲型肝炎不会转为慢性。病因还有自身免疫性肝炎（类狼疮肝炎）、药物性肝损害。类狼疮肝炎常合并系统性红斑狼疮（SLE）、溃疡性结肠炎、亚急性甲状腺炎等，药物性肝损害是胆汁淤积性肝炎迁延所致。

典型的超声表现是肝实质回声略增粗、肝缘变钝、肝左叶肿大。常见的肝外表现为肝门部淋巴结肿大，特别是丙型肝炎发生率高。肝总动脉干淋巴结（No.8）和肝十二指肠系膜淋巴结（No.12）肿大与转移性淋巴结肿大不同，为扁平形，类似椭圆形，并不是圆形。在活动性肝炎病例，脾大较常见，程度也较重。

慢性肝炎的病因

① 病毒性肝炎——甲型肝炎不会转为慢性。

　【慢性化发生率】丙型肝炎（70%）＞乙型肝炎（26%）＞其他（4%）

② 自身免疫性肝炎（类狼疮肝炎）—— 年轻女性，合并SLE、溃疡性结肠炎、亚急性甲状腺炎等。

③ 药物性肝损害——胆汁淤积性肝炎迁延所致。

◉尾状叶（S_1）肿大

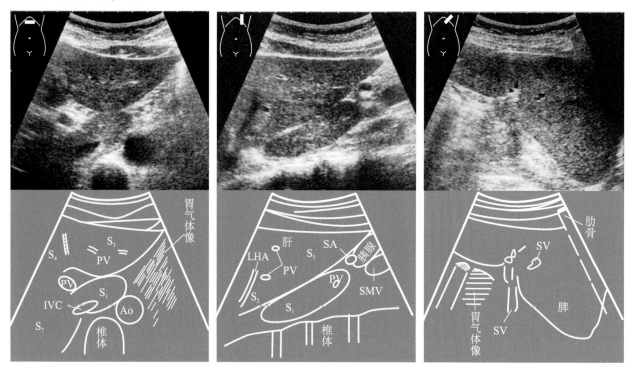

左叶肿大，特别是尾状叶（S_1）明显肿大。尾状叶接近主动脉表示肿大。本病例为慢性活动性肝炎，脾大。与非活动性肝炎（chronic inactive hepatitis, CIH）相比，脾大在慢性活动性肝炎（chronic active hepatitis, CHA）更常见。

◉肝门部淋巴结肿大

丙型肝炎需要每3个月进行定期检查。超声可见肝门部淋巴结肿大（No.12）。淋巴结较为扁平，是良性表现。正常情况下也能检出肝动脉干淋巴结（No.8），除此以外观察到的淋巴结应考虑炎症（病毒性或其他）、恶性病变（转移、恶性淋巴瘤等）。

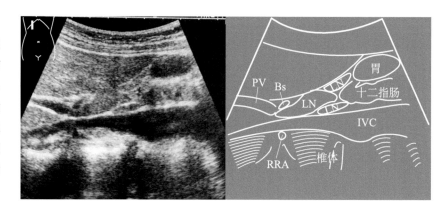

◉慢性肝炎（chronic hepatitis）

（1）丙型肝炎患者。AST 199 IU/L、ALT 156 IU/L。肝剑突下2横指处横切探查可见尾状叶（S_1）增大，但边缘锐利，也可以认为是正常变异（参照P36，判断肝大的简单方法）。单靠剑突下横切扇形扫查（参照P3）不能判断左外叶（S_2、S_3）是否肿大，应加做左肋缘下扫查。有时左外叶向左侧延伸，在进行纵切扫查时有必要倾斜探头以观察肝左外叶的全貌。本病例肝左外叶达脾上极，回声略高于脾，可借助于此点进行鉴别。但是由于脾和肝的回声差异本来不显著，易将肿大的肝左叶误诊为脾大。

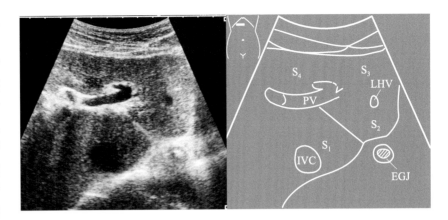

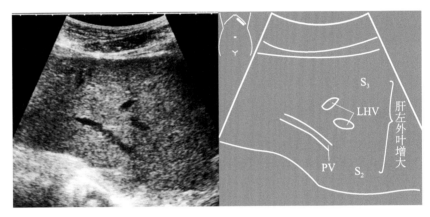

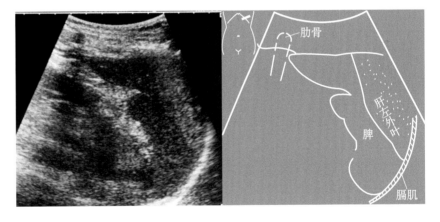

（2）接受干扰素治疗的丙型慢性肝炎患者。左侧腹部纵切扫查可见邻近脾上极、回声略低于脾的肝左外叶。在左肋缘下扫查可以确认左外叶肿大。

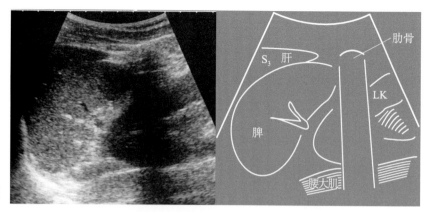

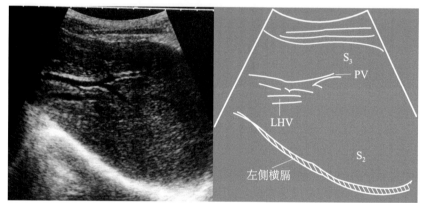

慢性肝炎的诊断标准（第19次犬山专题研讨会，1995年8月）

临床上慢性肝炎是指6个月以上肝功能异常和持续性病毒感染的状态。组织学上表现为汇管区淋巴细胞为主的细胞浸润和纤维化，肝实质出现各种不同程度的肝细胞变性、坏死。所以，组织学异常能反映肝组织纤维化和坏死、炎症程度，因此能够对各阶段不同程度的纤维化和活动性进行分级。

【纤维化分期】纤维化从汇管区开始发展为重建小叶至肝硬化的过程，可分为无纤维化（F0）、汇管区纤维化扩大（F1）、桥样纤维化（F2）、伴有小叶变性的桥样纤维化（F3）4个阶段。如果在整体上确认有结节形成倾向，为肝硬化（F4）。

【坏死炎症分级】根据程度不同分为无活跃性（A0）、轻度活跃性（A1）、中度活跃性（A2）、高度活跃性（A3）4个阶段。换言之，活跃性的评价标准是片状坏死、小叶内细胞浸润、肝细胞变性以及坏死（点状坏死，桥样坏死）。

慢性肝炎的分型判断

HBs抗原	HCV抗体	高 γ 球蛋白·自身抗体	诊断
+	−	−	乙型肝炎
−	+	−	丙型肝炎
−	−	+	自身免疫性肝炎

不同类型的肝炎可以同时存在，特别是丙型肝炎和自身免疫性肝炎

5. 日本血吸虫病
◉ 网格状回声

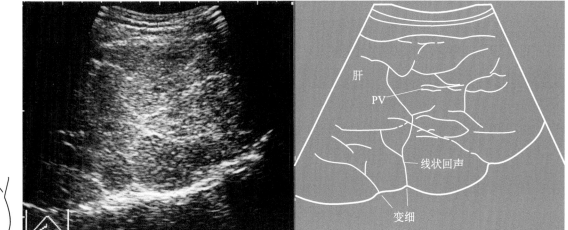

肝实质呈网格样线状回声。这是日本血吸虫病的典型表现。线状回声提示栓塞于门静脉内、钙化的死亡虫卵和汇管区纤维化。CT没有超声表现明显，但是可以发现肝表面和门静脉末梢的线状钙化灶（⬆）。

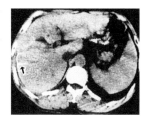

CT平扫

◉ 鱼鳞状回声

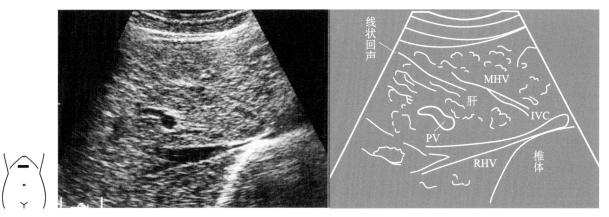

肝实质回声呈不规则鱼鳞状，也有线状回声。这种表现不明显时，只要出现从肝缘延伸的线状回声基本可以诊断日本血吸虫病。因为虫卵栓塞门静脉末梢产生线状回声。超声比CT更容易检出此线状回声。

肝血吸虫病（schistosomiasis japonica）的超声声像图

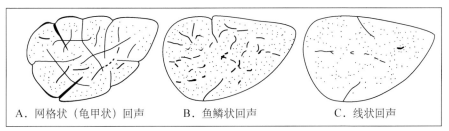

A. 网格状（龟甲状）回声　　B. 鱼鳞状回声　　C. 线状回声

文献：
辻本文雄，阿部达之，村上義敬，其他：日本血吸虫病の肝CT和超声影像。日超医論文文集54：207～208，1989•辻本文雄：肝血吸虫病的影像诊断，Moderm Physician10：12-1231，1990

依ABC顺序，病情减轻。A较容易诊断为血吸虫病，B、C应与肝硬化肝实质回声增粗鉴别。着眼于肝缘，确认线状回声就能诊断血吸虫病。

6. 肝硬化（cirrhosis）

肝硬化是慢性肝损害的最终表现，伴有肝功能不全。合并腹水、食管静脉曲张、肝性脑病、肝细胞癌，肝出现再生结节和间质性间隔引起的以Glisson鞘为中心重建的肝小叶。

典型的超声表现是肝右叶萎缩、左叶肿大或者均萎缩，再生结节引起肝表面凹凸不平、肝缘变钝，肝实质回声粗糙，肝静脉变细、宽窄不一，而且伴有门静脉高压、脾大、腹水（失代偿期）、胆囊壁增厚、门静脉侧支循环形成（参照P51门静脉高压）。肝实质回声粗糙在乙型肝炎后肝硬化表现最明显，称为"网格型"；丙型肝炎后肝硬化肝实质回声比较均匀；酒精性肝硬化的再生结节为排列均匀的3mm左右的结节，所以肝实质回声并不粗糙，也观察不到肝表面凹凸不平。腹水是判断肝硬化代偿期还是失代偿期的重要标志，所以应检查潴留少量腹水的Morison窝、脾周围（左横膈下）、直肠窝。特别是患者立位时，腹水因重力原因潴留在直肠窝，所以必须扫查下腹部。

肝硬化的超声表现

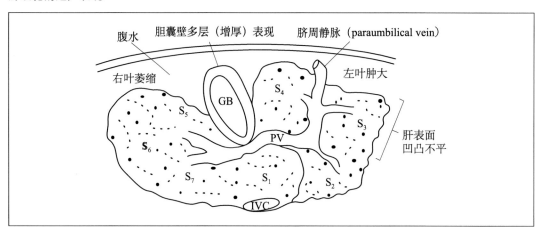

肝硬化超声表现

- 肝变形（右叶萎缩，左叶肿大）
- 肝表面凹凸不平
- 肝实质回声粗糙不均
- 肝静脉显示不清（管径宽窄不一）
- 脾大
- 门静脉系统（门静脉主干、脾静脉）扩张
- 侧支循环形成（脐周静脉、胃短静脉、胃左静脉、脾肾吻合支）
- 胆囊壁呈双层结构或增厚（门静脉高压引起）
- 腹水

●腹水（ascites）

超声可见肝右叶萎缩、肝表面凹凸不平、肝实质回声颗粒样粗糙、大量腹水、胆囊壁多层（壁增厚）表现。图为典型的肝硬化超声表现。

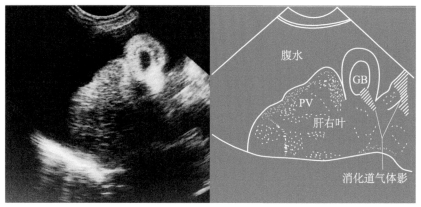

●门静脉高压（portal hypertension）

再生结节引起肝表面凹凸不平，肝缘变钝。右叶萎缩，原右叶的位置可见消化道气体影。左叶（S$_1$～S$_4$）显著肿大。水肿、胆囊壁增厚反映已出现门静脉高压。这是因为胆囊静脉回流门静脉，胆囊壁受门静脉压力影响所致。参照P132。

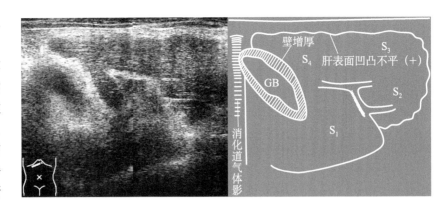

●再生结节（regenerative nodule）

多个再生结节导致肝实质非常粗糙、不均，肝表面凹凸不平。再生结节引起的肝表面凹凸不平在肝胆界面、肝肾界面容易观察。再生结节也导致门静脉管壁不光滑。

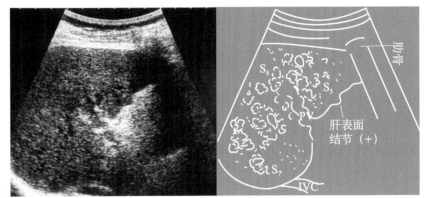

肝硬化的种类

常见类型肝硬化	①坏死后型　postnecrotic cirrhosis	
	②肝炎后型　posthepatitis cirrhosis ——— 乙型肝炎、丙型肝炎	
	③营养型　nutritional cirrhosis ——— 酒精性肝炎	
特殊类型肝硬化	①原发性胆汁性肝硬化　primary biliary cirrhosis：PBC ——— 慢性非化脓性破坏性胆管炎	
	②继发性胆汁性肝硬化　secondary biliary cirrhosis ——— 化脓性炎症	
	③心源性肝硬化　cardiac cirrhosis，congestive cirrhosis ——— 淤血肝	
	④血色素沉着病　hemochromatosis ——— 铁代谢异常，肝内铁质沉着	
	⑤Wilson病　Wilson's disease ——— 铜代谢异常，肝内铜沉积	
	⑥寄生虫性肝硬化（日本血吸虫病）——— 门静脉内虫卵栓塞	

肝硬化的形态分类

Gall分类	坏死后型		肝炎后型	营养型（酒精性）
组织	结缔组织	再生结节		3mm
肝细胞癌发生率	少见		常见（50%）	罕见

◉丙型肝炎后肝硬化

丙型肝炎后肝硬化患者，AFP
略高，为11.8IU/L。肝剑突下3横
指处横切面可见尾状叶肿大。根
据以上表现可以诊断为肝硬化。
肝左外叶（S_2、S_3）也肿大。如果
尾状叶（S_1）接近主动脉就表示
肿大，本病例尾状叶已越跨过主
动脉。

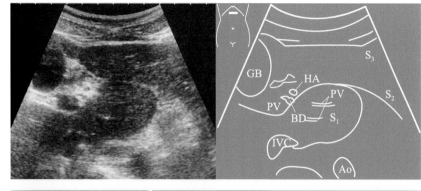

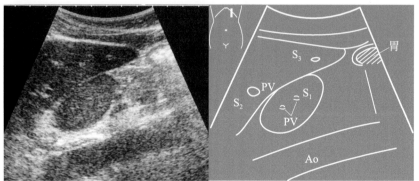

◉乙型肝炎后肝硬化

（1）肝实质回声增粗，可见
线状回声。这是乙型肝炎后肝硬
化的典型超声表现，特征是网格
状回声。与日本血吸虫病表现相
似，但是血吸虫病的线状回声在
肝缘表现更明显。

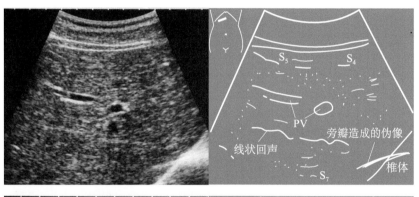

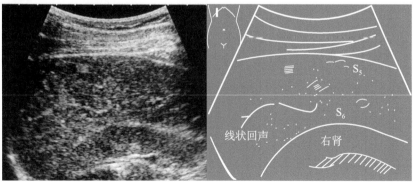

（2）肝实质回声非常粗糙，肝表面凹凸不平。肝内线状回声更明显，可见散在分布的由低到高回声的再生小结节。

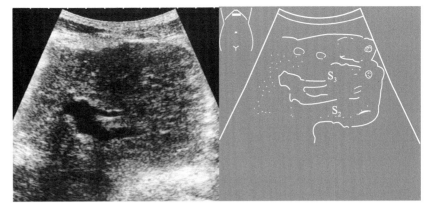

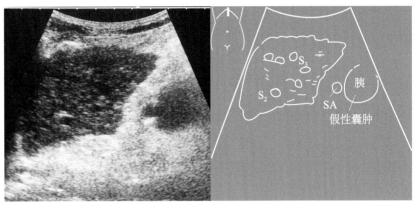

◉日本血吸虫病（参考病例）

延伸至肝缘的线状回声（↑）是日本血吸虫病特异的超声表现。这表示血吸虫虫卵栓塞门静脉末梢引起肝梗死。

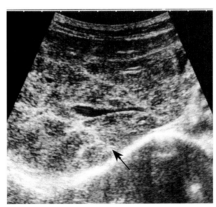

肝硬化功能分期

	症状
失代偿期	黄疸、腹水、肝性脑病
代偿期	（-）

判断肝功能的 Child 分类

	A（代偿期）	B	C（失代偿期）
血清胆红素值（μmol/L）	34.2 以下	34.2 ~ 51.3	51.3 以上
血清清蛋白值（g/L）	35 以上	30 ~ 35	30 以下
腹水	无	治疗就会消失	治疗也不消失
精神状态	无	无	常常昏睡
营养状态	优	良	不良

●酒精性肝硬化

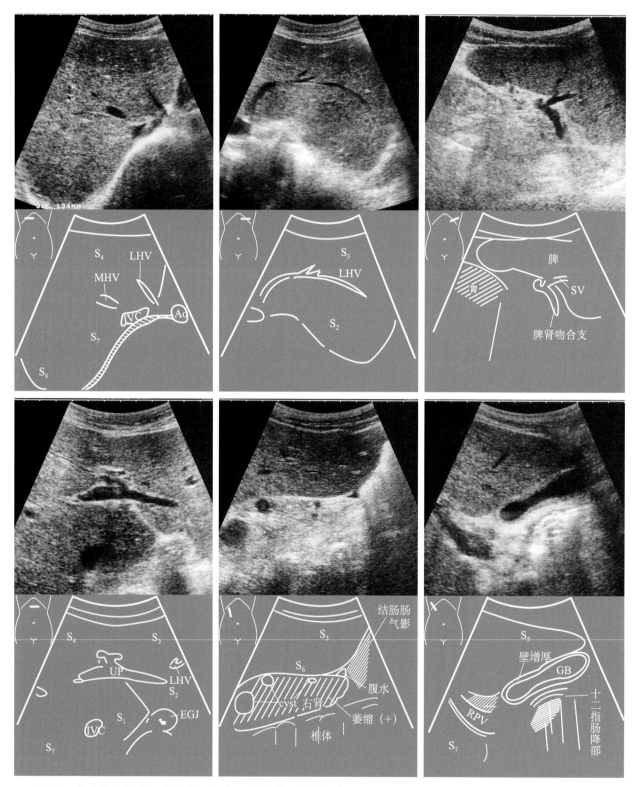

　　肝左、右叶均衡肿大。右肋缘下探查，肝右叶最大斜径为13.4cm，大于13cm。存在脾大。虽然是肝硬化，但肝实质并不粗糙，肝表面也无凹凸不平。Morison窝见少量腹水。胆囊壁轻度增厚，为4mm。上述超声所见是肝硬化引起的门静脉高压（参照P51）表现，综上所述可以诊断为酒精性肝硬化。酒精性肝硬化的再生结节为3mm左右分布均匀的小结节，所以肝实质并不粗糙，肝表面也无凹凸不平。而且肝左右叶均肿大，除非是病情急剧发展，否则观察不到右叶萎缩。本病例是进行透析治疗的慢性肾功能不全患者，饮酒史20年，日本酒2000ml/d。

● Wilson 病

Wilson病（肝豆状核变性，hepatolenticular degeneration）引起的肝硬化发生在青年期，大部分出现明显的脾大。本病例为28岁男性，合并门脉高压，胆囊壁增厚（厚5mm），脾明显肿大，脾门处形成纡曲的侧支循环。部分肾髓质呈现高回声，多数肾髓质呈环状高回声（参照P260），为肾钙质沉淀症的初期表现，也是Wilson病伴发表现。根据以上超声表现可诊断为Wilson病。

Wilson病是铜排泄至胆汁的过程发生障碍，沉积于肝、脑，引起肝、神经损害的遗传性疾病，也叫肝豆状核变性（hepatolenticular degeneration）。发病年龄从6岁左右到中年。报道称世界上10万人中1人患此病；但是在日本，100～150人中1人为携带者，推断4万～9万人中1人发病。

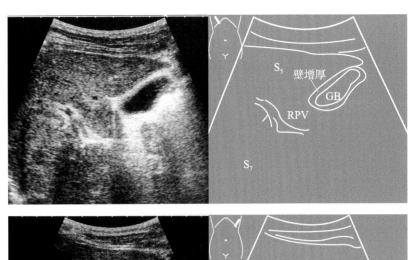

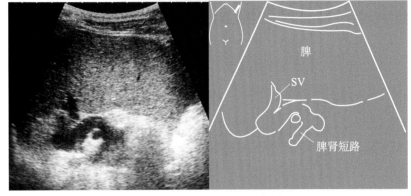

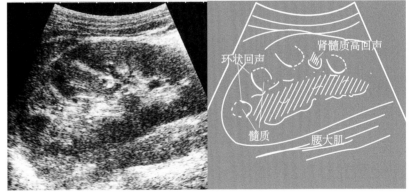

Wilson病的临床表现

·常染色体隐性遗传
·发病年龄多见于20～30岁
·铜沉积于大脑基底核、角膜、肝、肾小管引起
·神经症状（分节发音障碍、协调运动障碍）
·Kayser-Fleischer角膜环（铜沉积于角膜周围的Descemet膜，Descemet膜呈黄褐色）
·肝损害
·肾损害

◉原发性胆汁性肝硬化 （primary biliary cirrhosis，PBC）

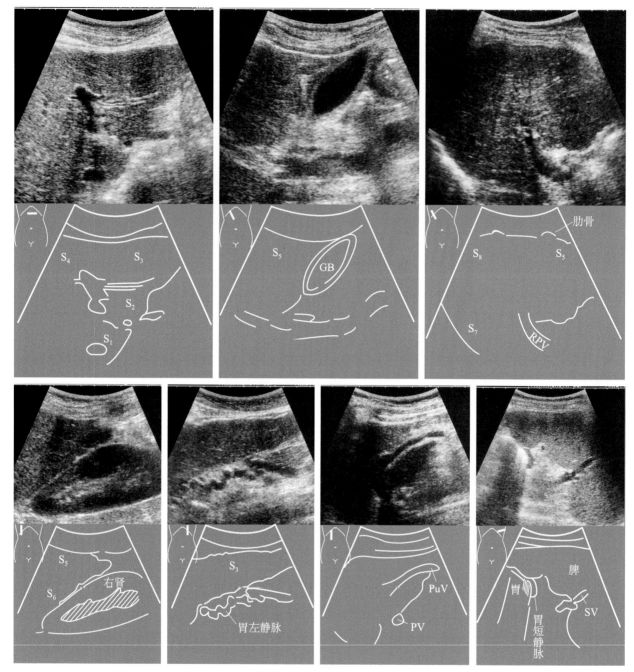

　　女性，63岁。患有肝硬化，肝表面凹凸不平，肝实质回声不均匀，门静脉侧支循环形成（胃左静脉、脐周静脉、胃短静脉扩张），胆囊壁增厚、脾大。本病例尾状叶（S_1）、左外叶（S_2、S_3）肿大不明显。另外，肝表面的凹凸不平在肝下缘更便于观察。由于中等大小的小叶间胆管被破坏，发生肝内胆汁淤积，进而缓慢发展至肝硬化。此病好发于中年以上女性，多数病例抗线粒体抗体阳性，原因不明。

7. 肝硬化引起的侧支循环

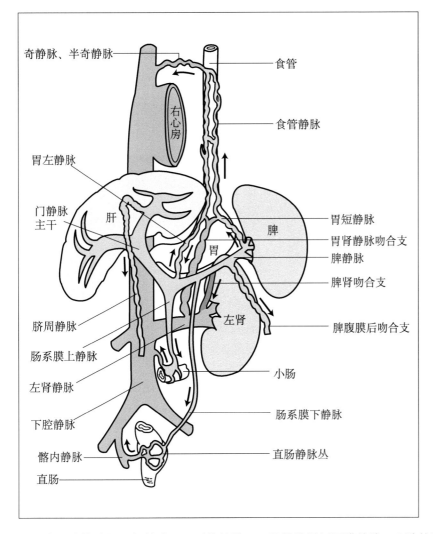

门脉系统主要的侧支循环

正常时门静脉压力为6.0～13.5mmHg，超过14.7cmH$_2$O就称为门静脉高压。引起门静脉高压的疾病见下表，超声表现为腹水、脾大、门静脉系统扩张、纤曲、侧支循环形成。门脉主干管径大于15mm，脾门部脾静脉管径大于10mm时可诊断为门静脉高压。侧支循环有离肝性（hepatofugal）和肝外门静脉闭塞引起的向肝性（hepatopetal）两种。离肝性侧支循环有①胃左静脉经食管静脉流入奇静脉；②胃短静脉经食管静脉流入奇静脉；③脾静脉流入腹膜后的脾腹膜后吻合支（splenoretroperitoneal shunt）；④肝圆韧带再通，脐周静脉（paraumbilical vein）血流入腹壁浅静脉；⑤脾静脉流入左肾静脉的脾肾吻合支（splenorenal shunt）；⑥肠系膜下静脉流入直肠静脉丛的吻合支；⑦胃肾静脉吻合支（gastrorenal shunt）；⑧肠系膜上静脉通过小肠流入下腔静脉。

向肝性侧支循环伴有脾静脉闭锁，有①脾静脉经胃短静脉、胃冠状静脉；②脾静脉经胃网膜静脉；③脾静脉经小肠的Barkow血管弓、肠系膜上静脉，均流入门静脉。门静脉主干闭塞时，门静脉周围静脉扩张形成门脉海绵样变（cavernous transformation）。

门静脉高压的病因

Ⅰ．闭塞
　　a．肝内性：肝硬化、肝纤维症
　　b．肝前性：门脉血栓、门静脉闭塞
　　c．肝后性：Budd-Chiari综合征、淤血肝
Ⅱ．血流增加
　　白血病，动脉、门静脉短路
Ⅲ．特发性
肝内性和肝后性闭塞引起离肝性侧支循环，肝前性闭塞引起向肝性侧支循环

门静脉高压时形成的侧支循环

离肝性（hepatofugal）
　　a．食管静脉系
　　b．脾肾静脉系
　　c．肠系膜上静脉系
　　d．肠系膜下静脉系
　　e．脐静脉系
向肝性（hepatopetal）
Ⅰ．脾静脉闭塞
　　a．胃短静脉、胃左静脉系
　　b．胃网膜静脉系
　　c．Barkow血管弓系（参照P59）
Ⅱ．门脉闭塞
　　门静脉海绵样变

◉ 脐周静脉（paraumbilical vein）

显示左叶肿大、肝表面凹凸不平的典型肝硬化表现。由于门脉高压门静脉扩张，侧支循环形成，脐周静脉扩张。门静脉主干管径大于1.5cm，脾门处脾静脉管径大于1cm时，出现门静脉高压。

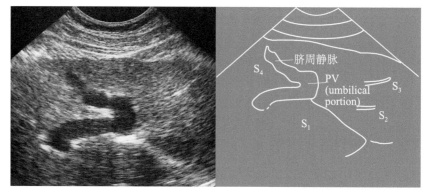

◉胃左静脉扩张

（1）胃左静脉（LGV）管径为1.5cm，明显扩张，纡曲走行，与门静脉主干（MPV）吻合。彩色多普勒声像图中箭头表示血流的方向。

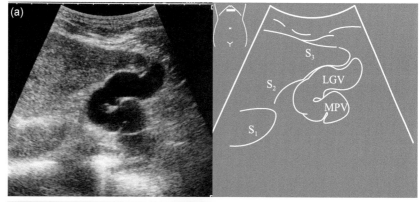

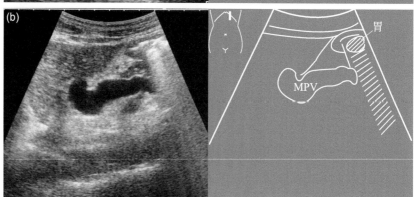

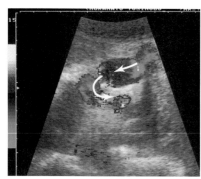

（a）的彩色多普勒声像图

（2）纤曲走行的胃左静脉（LGV）与食管静脉（EV）吻合，并形成食管静脉瘤。

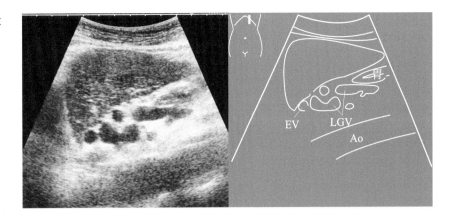

◉脾腹膜后吻合支（splenoretroperitoneal shunt）

女性，64岁。动态实时观察可见从脾门处发出的静脉纤曲走行至左肾周围。

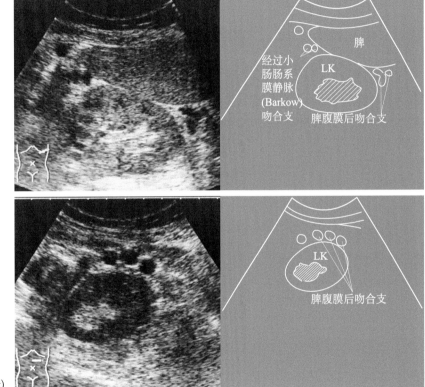

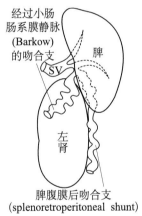

六、肝占位性病变

1. 声像图特征及鉴别

关于占位性病变表现的名称

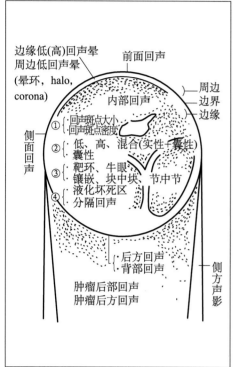

肝内占位性病变的回声类型

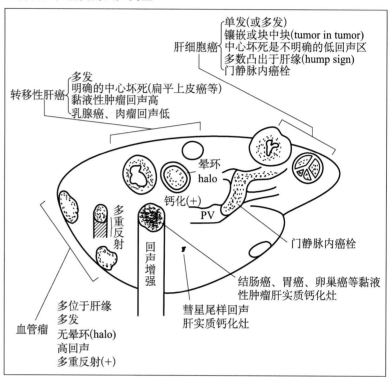

肝占位性病变的定性诊断

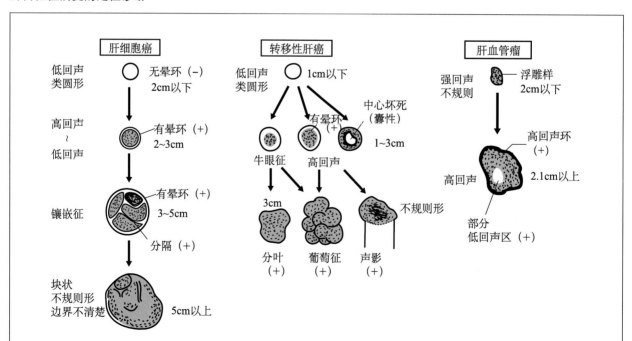

一般除了血管瘤以外,较小的肝肿瘤多为低回声。具有镶嵌征的肿瘤可以诊断为肝细胞肝癌。但是,小于2cm的肝细胞癌也有高回声结节,且并不少见,必须与血管瘤鉴别。这可能是癌细胞脂肪化、透明细胞化或毛细血管扩张导致回声增高。在转移性肝癌,小于1cm的肿瘤也表现为高回声结节,也有具有牛眼征(bull's eye sign)的结节,这对进行诊断非常重要。而且,因中心液化坏死发生明确的囊性改变是转移性肝癌的特征。

2. 血管瘤（hemangioma）

肝血管瘤为海绵状血管瘤（cavernous hemangioma），发病率约3%。小于2cm的血管瘤90%呈高回声型，超过2cm时呈混合回声型。10%左右呈低回声型。低回声型血管瘤有边缘增强效应（marginal strong echo）、强回声环（hyperechoic rim）。血管瘤形态不规则，边缘表现为细小凹凸不整。较大血管瘤多为混合回声型，其中低回声部分与血栓形成和结缔组织增生等改变有关。强回声、低回声、混合回声这3种回声类型随时间或体位改变以及受压时可互相转换，这是由于血窦扩张和收缩引起血管瘤的血流量发生改变所致，血窦扩张时反射源增多回声增高，收缩时反射源消失回声减低，变为低回声。约20%的血管瘤后方回声增强，这是血窦造成多重反射而引起。当血管瘤受压、强回声变为低回声时，血窦变形，反射源消失，多重反射和后方回声增强随之消失。以前认为血管瘤组成成分血液比周围组织衰减少、透声好，引起其后方回声增强的观点不足以解释上述现象。血管瘤不只含有血液的有形成分，还有血窦壁的纤维隔，成为大量反射源，所以认为血管瘤衰减少、透声好是错误的观点。但对于低回声型血管瘤反射源少而透声好的说法，可以解释其后方回声增强。

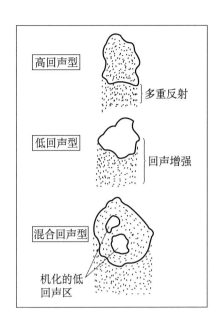

肝血管瘤的声像图表现

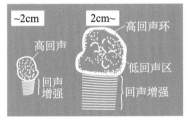

超声表现

①大多数小于2cm的血管瘤内部回声均匀，边缘凹凸不平。
②大于2cm的血管瘤内部混有低回声，但是边缘肯定有高回声环（hyperechoic rim）。
③血管腔的多重反射引起后方回声增强。
④随时间、改变体位、压迫等引起内部回声变化。
⑤无晕环（halo）（肿瘤周围的低回声晕）。
⑥彩色多普勒很少显示内部血流。

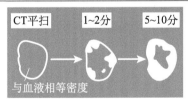

CT表现

①CT平扫可见边界清楚、边缘呈浮雕样的均匀低密度影，其密度与血液相等。
②动态CT注射造影剂1～2min，血管瘤边缘开始强化，然后逐渐、缓慢地整体强化，呈中等密度到高密度，强化持续5～10min或以上。肿瘤内部点状或斑状强化（dotty enhancement）是血管瘤的特征。
③增强CT内部未强化的部位是血栓或纤维化的部分。

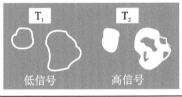

MRI表现

①T₂加权像肿瘤呈均匀高信号时可以诊断为血管瘤。
②发生钙化、纤维化、出血的较大肿瘤内部呈不均匀高信号。
※最近倾向于用超声发现血管瘤，进而由MRI确诊血管瘤，不主张进行CT和血管造影。

肝血管瘤内部回声的变化

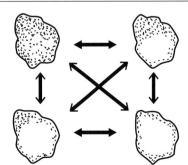

①肝血管瘤的内部回声随时间发生变化（wax and wane sign）。
②内部呈高回声的时间长，呈低回声的时间短。
③术中在肝表面压迫血管瘤，出现回声减低（disppearing sign）。
④改变体位，如卧位到立位时回声减低（chameleon sign）。
⑤血窦的扩张和收缩引起血窦反射的变化是内部回声发生变化的原因。

◉CT 表现

（1）

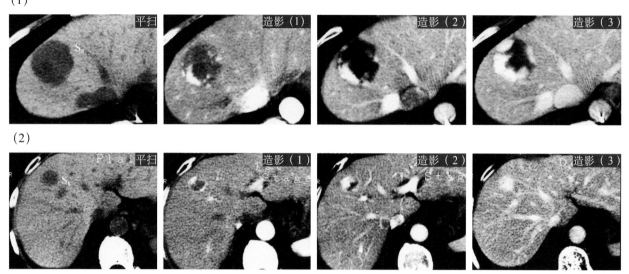

（2）

CT平扫上肿瘤与主动脉、下腔静脉等血管密度相同。增强CT上肿瘤从边缘开始逐渐强化。

◉超声表现 ◉ MRI 表现

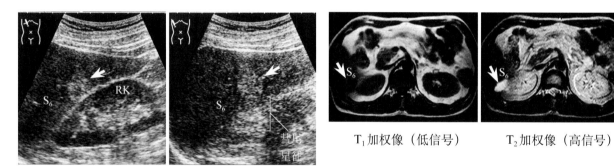

未凸出于肝缘 　后方回声增强，呈彗
星尾样回声

T₁加权像（低信号） T₂加权像（高信号）

◉血管瘤回声随时间发生变化（wax and wane sign）

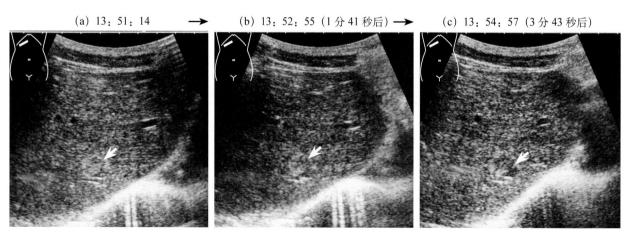

（a）13：51：14 ➡ （b）13：52：55（1分41秒后）➡ （c）13：54：57（3分43秒后）

　　肝左叶（S₄）显示1.5cm的高回声肿瘤（↑）。有高回声环（hyperechoic rim）。1分41秒后肿瘤内部产生低回声区。3分43秒后大部分呈低回声。

●高回声血管瘤

（1）肝左内叶（S_4）可见1.5cm×1.2cm的不规则高回声肿瘤。肿瘤无晕环（halo），无后方回声增强或减弱，边缘细小凹凸不平，首先考虑血管瘤，但不能排除肝细胞癌和转移性肝癌（特别是消化道转移瘤）。虽然比较少见，但如果肿瘤呈低回声，同时伴有高回声环（hyperechoic rim）时，可以诊断为血管瘤。

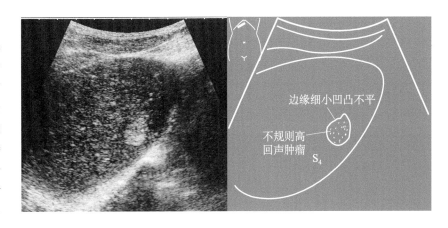

（2）肝右后上段（S_7）可见4.4cm×4.0cm的不规则肿瘤。肿瘤回声强弱不均。部分边缘有高回声环（hyperechoic rim），形态类似圆形，所以考虑为血管瘤。肿瘤后方回声增强，无晕环（halo）。所有表现均与血管瘤表现一致。

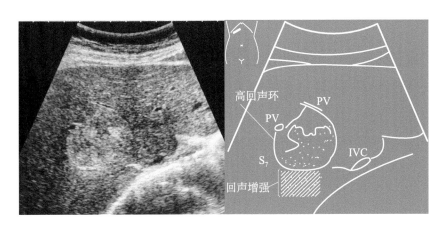

●高低回声混合的血管瘤

尾状叶（S_1）可见5.1cm×4.8cm的类圆形肿瘤。肿瘤有高回声环（hyperechoic rim），内部能清楚区分强回声区和低回声区，后方回声增强，无晕环（halo）。根据以上表现诊断为血管瘤。但是肿瘤压迫门静脉。血管瘤质地较软，一般无压迫现象，但肿瘤较大时不排除压迫周围组织。大部分血管瘤彩色多普勒无血流显示，但本病例显示稳定的血流。

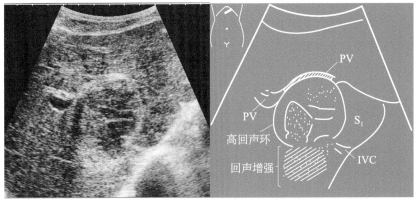

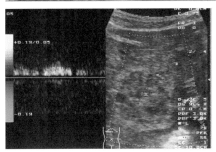

◉低回声血管瘤

（1）肝左外叶（S_2、S_3）可见心形（不规则）的低回声肿瘤，由于有高回声环（hyperechioic rim）诊断为血管瘤。肿瘤后方回声增强不明显。

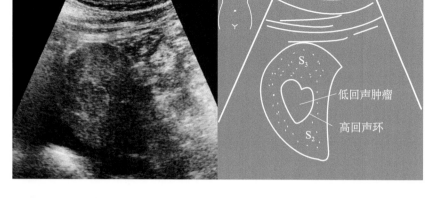

（2）肝右后上段（S_7）可见伴有高回声环（hyperechoic rim）的椭圆形低回声肿瘤。由于有脂肪肝，肿瘤回声相对较低，局部呈强回声，且无晕环（halo），后方回声增强。根据以上表现可以诊断为血管瘤。

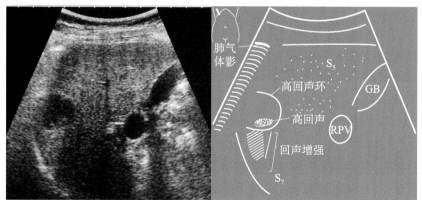

3. 肝结节病（sarcoidosis）

表现为直径1cm以下的低回声肿瘤，散在分布于整个肝。似肝实质回声不均，但仔细观察就能辨认出边界不清楚的较小的低回声肿瘤。

结节病是累及全身多器官的、非干酪样类上皮细胞肉芽肿，为全身疾病，病因不明。好发于年轻人，女性略多见。累及神经系统、肝、胰腺等全身大部分脏器，发生率依次为肺、肺门淋巴结、心脏、眼、浅表淋巴结、皮肤。

肝结节病占结节病尸检病例的40%左右，但生前发现较少。这可能与影像诊断难以确诊、活检率低有关。

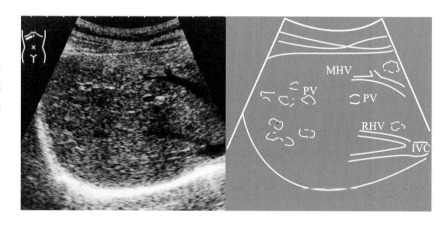

4. 再生结节（regenerative nodule）

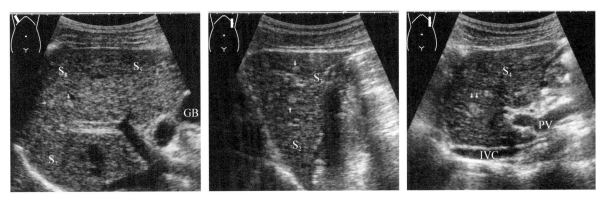

（1）肝左右叶均可见直径 5～10mm 的高回声肿瘤，均为再生结节。再生结节的回声多种多样，为低到高回声，而且发生于同一肝的再生结节回声高低也不同。对 1cm 左右的肿瘤，很难鉴别是再生结节或肝细胞癌。应进一步进行彩色多普勒、超声造影，也可以进行动态增强 CT、MRI 或穿刺活检等观察其发展。

（2）为乙型肝炎后肝硬化，由于脂肪浸润肝实质回声增高。肝内可见多个直径 5mm 的低回声肿瘤。考虑为再生结节，但是有 1 处肿瘤不能排除小肝癌。此患者每 3 个月进行一次影像学检查，观察病变。

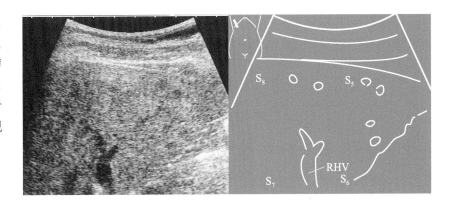

5. 腺瘤样增生（adenomatous hyperplasia）

肝右前下段（S_5）和右前上段（S_8）之间可见直径 1cm 的椭圆形低回声肿瘤，边界比再生结节清楚，考虑为小肝癌而进行穿刺活检。使用 18G、trucut 活检针，取肿瘤及周围肝组织。对异型性不明显的肿瘤进行穿刺活检时有必要取出肿瘤和周围肝组织。组织学诊断为不典型腺瘤样增生（adenomatous hyperplasia with atypism），按照早期肝细胞癌进行无水酒精注射治疗（percutaneous ethanol injection therapy，PEIT）。

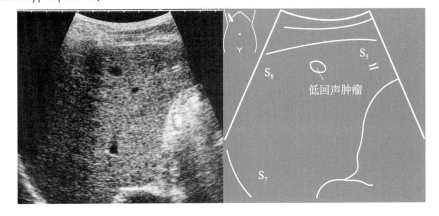

6. 肝细胞癌的超声表现

亚洲发病多，欧洲少。男性多见，多伴有肝硬化。3/4 的肝细胞癌有肝硬化，肝硬化的 1/2 合并肝细胞癌。Eggle 将其大体分为结节型、巨块型、弥漫型 3 种类型，根据细胞异型程度的 Edmondson 分类有 Ⅰ ～ Ⅳ 型。

肝细胞癌的形态

依据治疗原则，原发性肝细胞癌大体分为结节型（nodule type）、巨块型（massive type）、弥漫型（diffuse type）。

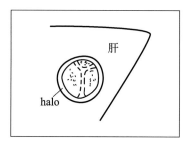

结节型肝细胞癌

为边界清楚的肿瘤，进一步分为 4 个亚型（单结节型、单结节种植型、多结节融合型、多结节型）。肿瘤即使占据肝 5 个叶（左外叶、左内叶、前叶、后叶、尾状叶）中的 1 ～ 2 叶，只要与周围组织分界清楚都属于此型。通常有包绕肿瘤的纤维性包膜，呈膨胀性生长。内部有纤维分隔，把肿瘤分成数个小结节。肝细胞癌的典型超声表现是直径 3cm 以上的结节，被低回声隔分隔成回声不均的小结节，呈镶嵌征（mosaic pattern），有纤维性包膜之晕环。

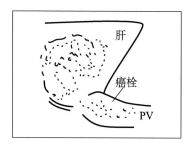

巨块型肝细胞癌

无纤维包膜，是边界不清、形态不规则的肿瘤。常常伴有种植的小结节，占据肝的一个叶或以上。没有特征性超声表现，门脉癌栓发生率高是诊断此类型肝细胞癌的主要依据。并且，约 10% 巨块型肝细胞癌侵犯肝静脉、胆管。侵犯胆管导致胆管扩张时应与胆管癌鉴别。

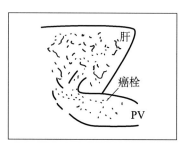

弥漫型肝细胞癌

是被结缔组织包绕、分布于整个肝的较小肿瘤。由于浸润生长，肿瘤边界不清，很难与肝硬化粗糙的肝实质鉴别。当门静脉发生癌栓时，常常怀疑为肝细胞癌。但是门静脉癌栓也发生在胃癌、结肠癌的肝转移，这是因为转移经门静脉发生。

文献：日本肝癌研究会编：临床·病理 原发性肝癌取り扱い规约. 第 2 版, 金原出版, 1987.

结节型肝细胞癌的大体分类

[单结节型]

边界清楚的 1 个癌结节，无浸润周围组织的迹象。在此类型中有明显包膜者叫被包型肝癌。

[单结节种植型]

单结节型肝癌周围有大小不等的浸润种植的结节。

[多结节融合型]

数个较小的癌结节融合形成 1 个癌结节。

[多结节型]

纤维板层型肝细胞癌

发生在无肝硬化肝的孤立性肿瘤，见于青年。类似局灶性结节型增生（FNH），中央有瘢痕状纤维间隔。镜下嗜伊红多角形肿瘤细胞之间可见板层状纤维基质。肿瘤细胞脂肪化明显。在日本非常少见。

7. 小肝癌（small liver cell cancer）

（1）肝右叶（S_8）可见直径1.5cm的类圆形肿瘤。内部有不均匀的点状高回声。无晕环（halo）和高回声环（hyperechoic rim），所以排除血管瘤。而且有肝硬化病史，首先考虑小肝癌。

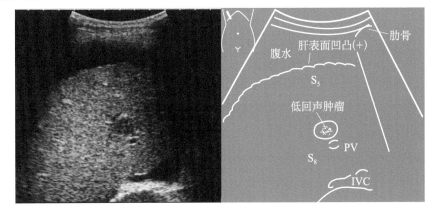

（2）肝右前下段（S_5）可见不规则高回声肿瘤。无晕环（halo），后方回声无变化。从以上表现无法鉴别血管瘤、肝细胞癌、转移性肝癌。因乙型肝炎、再生结节引起肝表面凹凸不平，所以首先考虑肝细胞癌，但只利用B型超声无法确诊。小于2cm的小肝癌中约20%显示为高回声，所以和本病例一样肝内发现高回声肿瘤时不能轻易诊断为血管瘤。

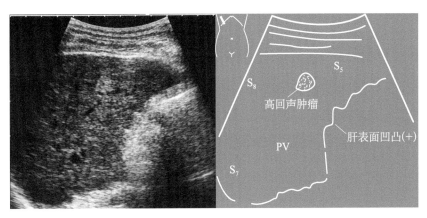

（3）肝方叶（S_4）可见直径1.5cm的类圆形肿瘤。内部高低回声镶嵌状排列，边缘光滑，有类似晕环（halo）的低回声晕，所以诊断为小肝癌。本病例伴有丙型肝炎后肝硬化，肝表面凹凸不平。

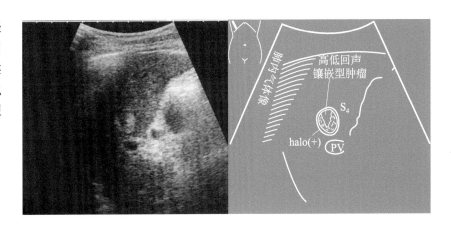

（4）肝右前上段（S_8）可见 1.3cm×0.9cm 的椭圆形低回声肿瘤。内部回声均匀，后方回声无变化、无晕环（halo），无高回声环（hyperechoic rim），有丙型肝炎病史，所以考虑为肝细胞癌，并行动态增强CT。平扫CT未诊断为肿瘤，但动态增强CT在动脉期右前上段（S_8）可见强化影。TAE血管造影表现肝右动脉（RHA）由肠系膜上动脉（SMA）供应，在右前上段（S_8）可见浓聚影。同时进行的 CO_2 超声造影也显示动脉期有高浓度的肿瘤影。

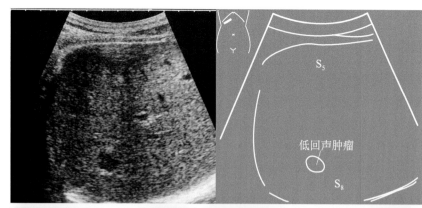

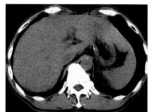

CT平扫

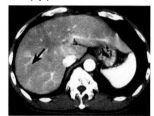

动态增强CT（动脉期）

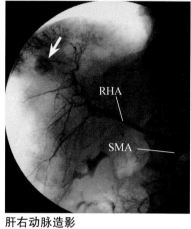

肝右动脉造影

CO_2超声造影

CO_2超声造影表现

分类(疾病)	前	第1期(动脉期) 注射1~10s后	第2期(门脉期) 注射1~5min后	第3期(静脉期) 注射5~40min后
富血供型① ·肝细胞癌 (低分化型)	●	○	○	●
富血供型② ·肝血管瘤	○	○	○	○
富血供型③ ·转移性肝癌	●	⊙	⊙	●
低血供型 | 等血供型 ·肝细胞癌 (高分化型)	●	● ◌	● ◌	●
低血供型 ·再生结节	●	●	●	●

　　CO_2 微泡（microbubble）法与血管造影原理相似。肿瘤内 CO_2 气泡回声流入和聚集明显者，为血管丰富的富血供型（hypervascular）；和周围肝实质比较，肿瘤区 CO_2 气体回声流入和聚集无明显差别者，为等血供型（isovascular）；全程 CO_2 气体回声流入和聚集效果不存在者，为低血供型（hypovascular）。
　　文献：長谷川一雄，岡田淳一：腹部画像診断アトラス Vol.1 肝・脾，p.155，1998.

8.结节型肝细胞癌 (nodular type)

（1）丙型肝炎后肝硬化。肝右前上段（S_8）膈下可见6cm的结节型肝细胞癌。内部呈镶嵌征，有条状低回声分隔、晕环（halo）和侧方声影，后方回声增强。而且晕环（halo）越厚侧方声影越明显。AFP 18U/L（正常为20以下），PIVKA-Ⅱ 4.8（正常为0.1以下）。

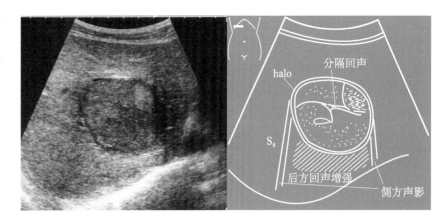

（2）乙型肝炎后肝硬化。肝右前下段（S_5）可见凸出（驼峰征，hump sign）肝表面的类圆形肿瘤。内部呈镶嵌征，局部可见分隔，可以诊断为肝细胞癌。本病例后方回声轻度增强，因无晕环（halo）而没有侧方声影。

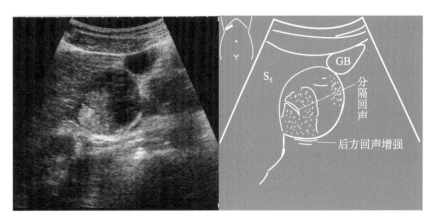

由于肿瘤变性、坏死，位于肝缘的肿瘤发生从表面向肿瘤中心凹陷的现象，称为癌脐。常见于转移性肝癌，也可以发生于肝内胆管癌。在肝细胞癌，肿瘤凸出肝表面的表现称为驼峰征（hump sign）。血管瘤不引起肝表面变化。

位于肝缘的肿瘤性病变的鉴别

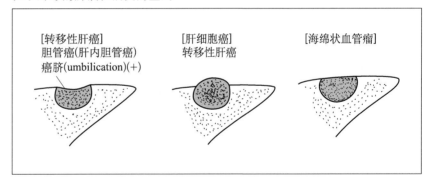

Edmondson 分类

Ⅰ 型	似正常肝细胞，2～3个细胞排列呈细条索状结构。
Ⅱ 型	细胞核略变大，染色质丰富，肝细胞索变厚。
Ⅲ 型	细胞核更大，染色质更丰富，出现巨核或多核的巨细胞。
Ⅳ 型	核显著变大，胞质变少（N/C），条索状结构消失，变成癌细胞密集的髓样或实体团块状。

9. 巨块型肝细胞癌（massive type）

（1）伴有胆管扩张的肝细胞癌：肝左内叶（S₄）可见直径5cm、从结节型转为巨块型的肝细胞癌。肿瘤的部分边界不清楚。由于肿瘤向胆管浸润，肝左外叶（S₂、S₃）胆管扩张。

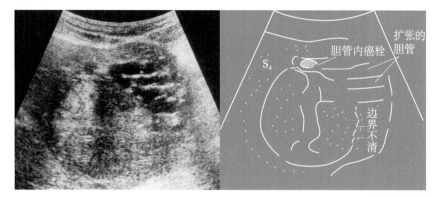

（2）肝右肋下4横指检查，可见几乎占据整个右叶的不均匀高回声肿瘤。肿瘤边界不清。由于后半部发生衰减，表现为低回声。仔细观察肿瘤，内部有类圆形高回声结节，为节中节（nodule in nodule）表现。并且门静脉右支出现高回声癌栓。综合以上表现，可以诊断为巨块型肝细胞癌。

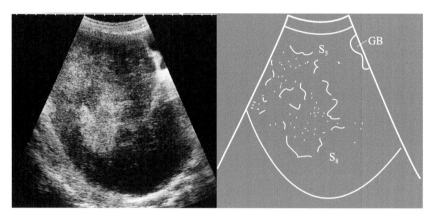

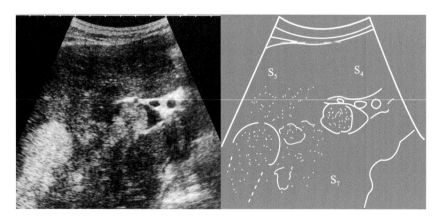

10. 弥漫性肝细胞癌（diffuse type）

（1）本病例为弥漫性肝细胞癌，似肝实质不均，难以确认为肿瘤。但弥漫性肝细胞癌绝大部分有门脉癌栓可以作为参考。门静脉2级分支的癌栓容易辨认，为低到高回声。但是和本病例一样，如果门静脉末梢发生癌栓，就很难确认是门静脉。

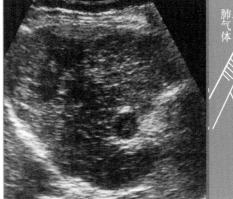
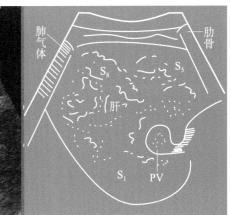

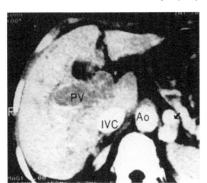

增强CT（↑：食管静脉瘤）
　肝实质不均匀强化。门静脉内有癌栓而无强化

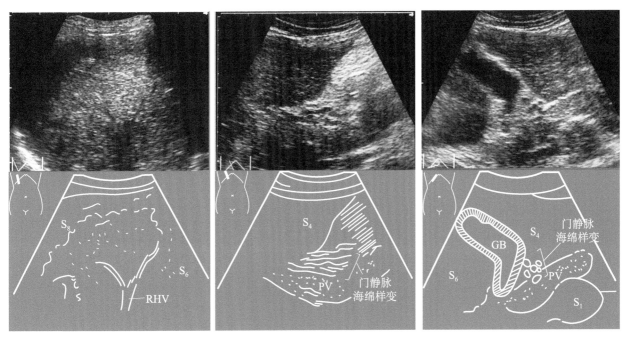

（2）无法辨认门静脉末梢，但可以辨认肝静脉的不规则移位。肝回声非常不均。门脉及其左右分支扩张，内有高回声癌栓。沿门静脉主干可见数条纡曲的血管，为门静脉海绵样变性（cavernomatous transformation）的表现，显示侧支循环形成。

11. 肝母细胞瘤（hepatoblastoma）

7个月男婴，因感冒就诊时发现肝大，肝右肋下8cm。WBC 12.5×10^9/L、AST 146 IU/L、ALT 57 IU/L、AFP 683000 ng/ml。普通X线片显示肝明显肿大。肝内可见巨大肿瘤，占据整个肝右后叶（S_6，S_7），边界清楚，有晕环（halo）、侧方声影、节中节（nodule in nodule）表现。肿瘤压迫右肾，但与之分界清楚。肿瘤内部有钙化灶。发生在儿童的肿瘤有肾母细胞瘤（Will's tumor）、神经母细胞瘤（neuroblastoma）、肝母细胞瘤。在此首先排除肾肿瘤。神经母细胞瘤和肝母细胞瘤均可发生钙化，所以在鉴别中无意义。本病例具有成年人肝细胞癌的典型表现（晕环、节中节、侧方声影），这也是肝母细胞瘤的特征性表现，所以可以诊断为肝母细胞瘤。同时进行的多普勒检查发现肿瘤具有丰富的血流信号。CT平扫也显示节中节（nodule in nodule）表现，也有钙化灶（⬆）。MRI显示肿瘤内结节的T_1加权像、T_2加权像的信号强度（intensity）不同，这提示结节的异型性、组织结构不同。增强MRI表现为信号（intensity）不均匀，也可能提示上述改变。肝右动脉造影上肿瘤不均匀显影。

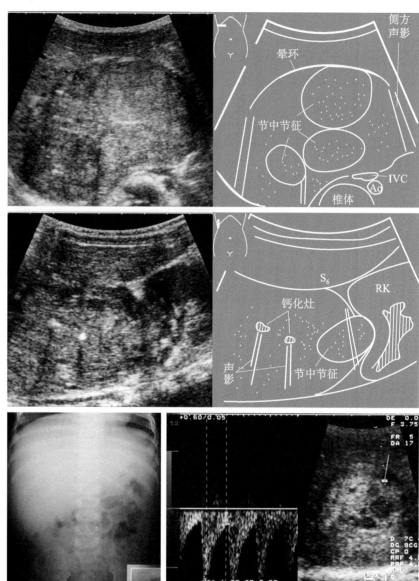

腹部X线片

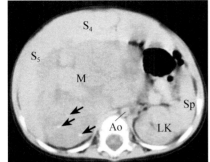

CT平扫（M：实性肿瘤）

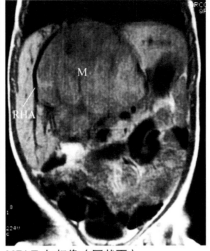

MRI T₁加权像（冠状面）

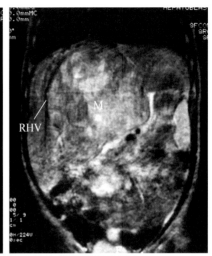

MRI T₂加权像（冠状面）

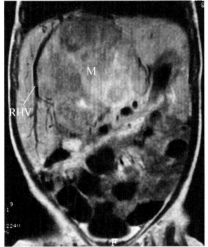

增强MRI（冠状面）

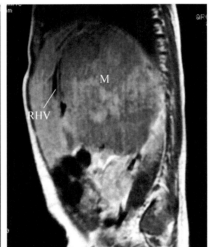

增强MRI（矢状面）

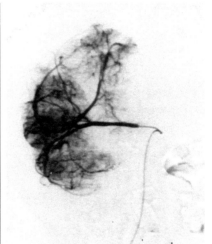

肝右动脉造影

肝母细胞瘤的临床表现

① 在儿童肝肿瘤中发生率最高，多数发生在3岁以下，特别是1岁以下好发，与发生在5岁以上儿童的成年人型肝细胞癌形成对比。

② 肝母细胞瘤比儿童的成年人型肝细胞癌预后好，适合进行外科手术。

③ 病理学主要以类似胚胎期肝细胞的上皮细胞为主，属于中胚层的软骨、纤维细胞等间叶系统成分和类骨混于其中。间叶系统成分越少，越与成年人型肝细胞癌相似，预后不良。

④ 大体分为巨块型、多结节型、弥漫型3种类型，其中巨块型最多，预后好。

12. 肝内胆管癌（cholangiocellular carcinoma）

肝左外下段（S_3）显示边界不清的偏低回声肿瘤。肿瘤略凸出于肝表面，腹腔镜检查可见肝内胆管癌特征性的平皿样表现，超声也显示为这种表现。由于肿瘤无彩色血流信号，在肿瘤内部进行灵敏度更高的FFT分析也未能检出血流，这表示肿瘤血供不丰富。

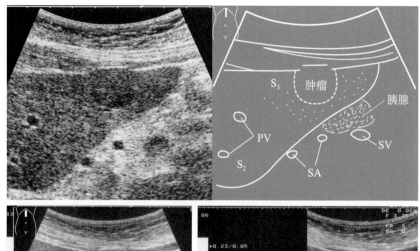

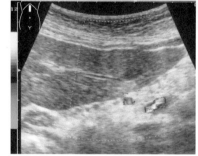
彩色多普勒声像图

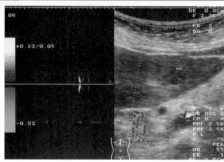
彩色多普勒FFT分析

肝内胆管癌的临床表现

① 在日本，约10%原发性肝癌为肝内胆管癌，其余几乎是肝细胞癌。

② 与肝细胞癌相比，发病率无种族、地区、性别差异。

③ 几乎不合并肝硬化，病因不明。

④ 临床症状为上腹部痛、体重下降、肝大、腹水。

⑤ 实验室检查碱性磷酸酶升高（表示胆汁淤积）、CA19-9升高，但是很少发生黄疸。

⑥ 常合并肝内结石症、肝胶质二氧化钍变、肝双腔吸虫病，特别是约10%的肝内结石症转变为本病。

⑦ 组织学上可见由类胆管上皮组成腺管结构的腺癌形态。由于含有大量的纤维性间质，肿瘤呈灰白色且质地坚硬。有些病例可沿肝内胆管呈树枝状浸润。胆管闭塞导致胆汁淤积，但肿瘤不产生胆汁，即胆汁常常集聚在细胞外。

⑧ 肝内胆管癌产生黏液，而肝细胞癌不产生黏液，所以在病理学上黏液染色是有效的。

⑨ 肝内胆管癌分为发生于肝门部的肿瘤和发生了肝内的肿瘤，位于肝门部的肿瘤小，也很少发生远处转移。

⑩ 肿瘤位于被膜下时或形成癌脐或略微隆起，腹腔镜可见平皿样或菊花样的特征性肉眼表现。

⑪ 在影像学，超声、CT多数表现为胆管扩张，肿瘤位于被膜下时略凸出于肝表面。而且，与镜下表现相对应，肿瘤边界不清楚。如果肿瘤的纤维性间质成分多，MRI T_2加权像就表现为低信号，这是胆管细胞癌的相对特征性表现。增强CT、MRI中这些纤维成分多的部分强化较慢，这也是特征性表现。血管造影和彩色多普勒检查大部分肿瘤显示为血供不丰富。

⑫ 肝细胞癌和胆管细胞癌在同一肿瘤内混合存在的情况极其少见。

13. 转移性肝癌

◉低回声肿瘤

（1）乳腺癌转移：肝右后上段（S_7）可见直径1cm的低回声肿瘤。无晕环（halo），内部回声较均匀。乳腺癌肝转移灶多为低回声，但本病例的转移瘤较小，超声难以与肝细胞癌鉴别。

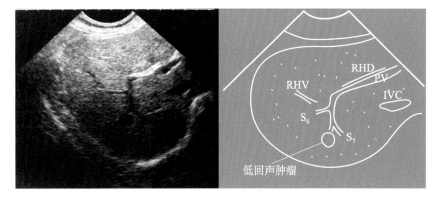

（2）子宫颈癌转移：肝左内叶（S_4，方叶）可见直径2cm的稍低回声肿瘤。CT清楚显示同一部位低密度肿瘤影。超声显示不佳的原因有肿瘤位置表浅、皮下组织的多重反射、肿瘤回声与肝回声相似等。

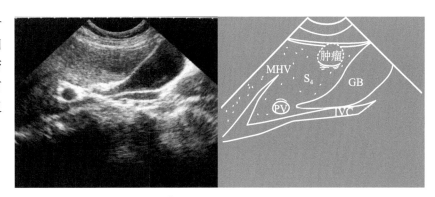

转移性肝癌的回声类型

牛眼征 （Bull's eye sign）	葡萄征 （cluster sign）	中心无回声
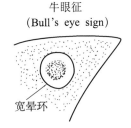	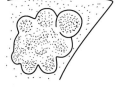	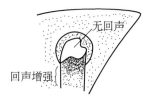
在转移性肝癌，有较宽晕环（halo）的肿瘤比较多见。这种具有较宽晕环的肿瘤表现称为牛眼征（bull's eye sign）。	转移瘤多数聚集，类似肝实质回声增粗，而不像占位，这种表现称为葡萄征（cluster sign）。	肿瘤内部表现不规则低回声到无回声时，表示中心发生坏死，多见于容易变性的扁平上皮癌、平滑肌肉瘤等肿瘤的转移灶。

◉牛眼征（bull's eye sign）

（1）肺细胞癌转移：因肺癌（小细胞癌）而行超声检查。肝左外下段（S_3）、右后上段（S_7）、右前上段（S_8）可见肿瘤。位于肝左外下段（S_3）、右前上段（S_8）直径 8~10mm 的肿瘤表现为典型的牛眼征（bull's eye sign）。转移瘤中心有 5mm 左右的高回声坏死区，是由于坏死引起超声反射源增多所致。如果中心完全液化坏死就形成囊肿，为低回声到无回声。右后上段（S_7）最大的肿瘤（4cm×2.5cm）有宽的晕环，此晕环与肝细胞癌的晕环（纤维性包膜及肿瘤外组织受压引起）不同，是没有变性的肿瘤边缘，所以部分学者认为不能叫晕环（halo）。

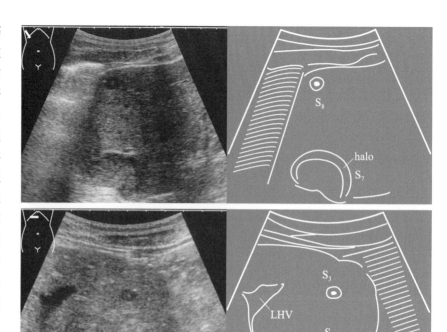

（2）恶性间皮瘤（malignant mesothelioma）转移：肝右前上段（S_5）可见直径 11mm、伴有牛眼征（bull's eye sign）的肿瘤。肿瘤中心液化坏死，接近无回声，CT 也显示为低密度。本病例为恶性间皮瘤，CT 显示肥厚的右侧胸膜强化不均匀，超声也显示肥厚的右侧胸膜。

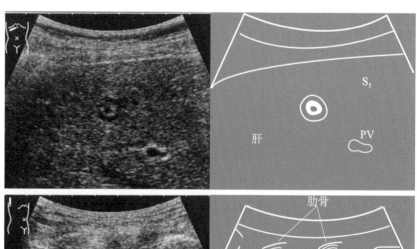

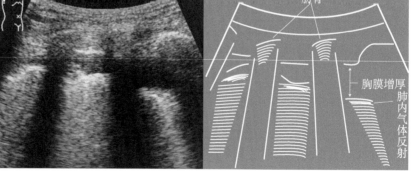

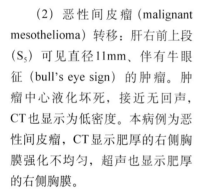

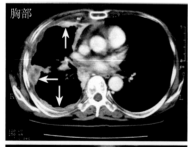

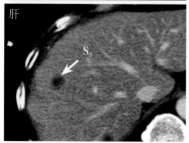

增强CT

●高回声肿瘤

（1）结肠癌转移：肝右后上段（S$_7$）可见直径13mm的高回声肿瘤，因有晕环（halo）可排除血管瘤。乙状结肠发现全周型2型肿瘤。

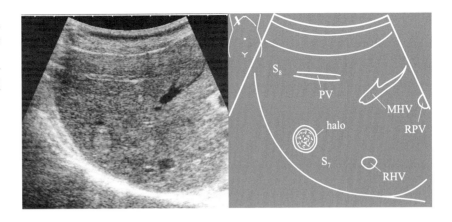

进展期结肠癌分类

1型：隆起型——无茎、突然隆起的肿瘤。肿瘤表面凹凸不平，可伴有糜烂、溃疡。淋巴结	

1型：隆起型——无茎、突然隆起的肿瘤。肿瘤表面凹凸不平，可伴有糜烂、溃疡。淋巴结
　　　转移少见，预后良好。
2型：局限溃疡型——边缘呈环堤状隆起，中心为溃疡。发生率高。
3型：浸润溃疡型——癌浸润环堤状边缘，常引起狭窄。发生率低。
4型：弥漫浸润型——非常少见。

（2）胃癌转移：肝右前下段（S$_5$）可见2个肿瘤（直径2.5～3cm），回声略高于肝回声。有晕环（halo）。周围门静脉似被截断，后方肝右静脉受压。一般消化道来源的转移瘤回声与肝回声相似或略高。所以，在肝内发现数个直径小于3cm、伴有晕环（halo）的高回声肿瘤时，应首先考虑消化道恶性肿瘤。

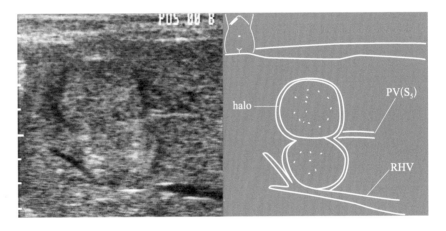

（3）胃癌转移：肝右前下段（S$_5$）和右前上段（S$_8$）之间可见直径1.5cm、有宽晕环（halo）的类圆形肿瘤。肿瘤后方回声增强，侧方有声影。

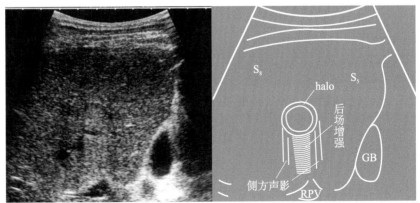

（4）结肠癌转移：肝左外下段（S₃）显示直径1cm的高回声肿瘤。没有晕环（halo），与血管瘤类似，但肿瘤后方有声影提示肿瘤有钙化，而血管瘤由于多重反射导致后方回声增强，可以鉴别。产生黏液的胃、结肠肿瘤的肝转移灶容易发生钙化，表现出本例肝转移灶的特点。

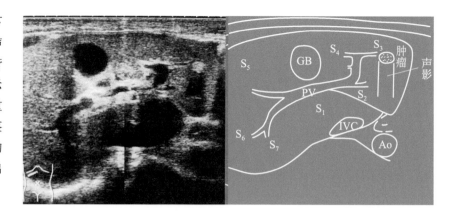

◉分叶状高回声肿瘤
盲肠癌转移

占据肝右叶和方叶（S₄）的巨大高回声肿瘤形态不规则，为分叶状或菜花状，是转移性肝癌的特征性表现。肿瘤伴有后方衰减。

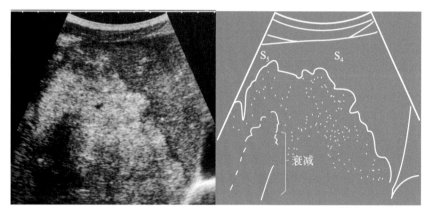

◉中心低回声肿瘤
胰腺癌转移

肝方叶（S₄）显示1.7cm×1.4cm的椭圆形肿瘤。边缘到中心依次为低回声、高回声、低回声。其中高回声代表组织变性的部分，中心低回声代表液化坏死的部分。原发灶为4cm的胰尾肿瘤。

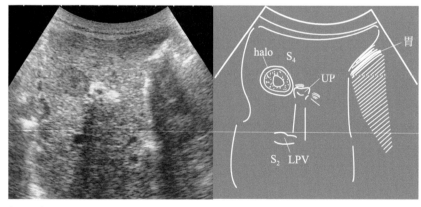

●中心无回声肿瘤

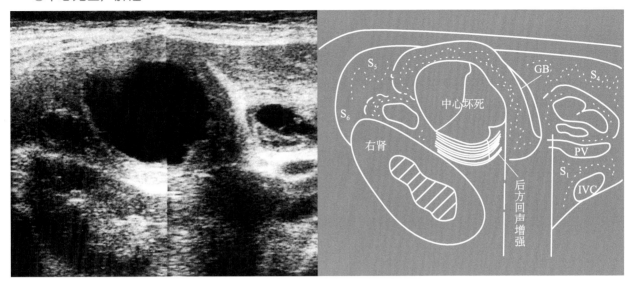

下咽癌转移

占据右前下段（S5）和右后下段（S6）的巨大肿瘤。左内叶（S4）也见肿瘤。肿瘤边缘与肝回声相似，所以边界不清。但中心坏死显示清楚。中心坏死表现为边缘不整的无回声，类似囊肿。胆囊受压。

扁平上皮癌容易发生中心坏死，转移灶也有相同的表现。

●癌脐（umbilication）

胰腺癌转移

肝左外叶可见凸出于肝表面的肿瘤。因肿瘤有明显的癌脐，可以排除肝内末梢胆管癌而诊断为转移性肝癌。对直径小于2cm的肿瘤应注意观察有无癌脐。因超声波难以显示与声束倾斜的曲线，所以肝表面凹凸不平的线表现为回声强弱不等。

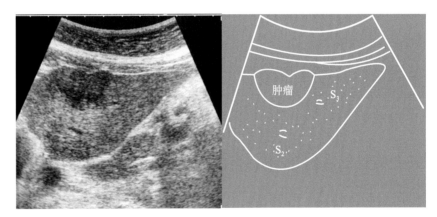

凹凸不平的肝表面声像图表现

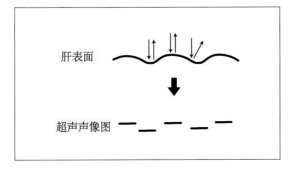

超声波声束垂直入射界面时形成的反射最多。如略有偏差，反射就会减少，反射声束的声压减弱。比如，倾斜5°形成的反射为垂直入射形成的反射的1/10，倾斜10°时为1/100。所以，肝硬化时肝表面凹凸不平形成曲面，超声难以清楚显示而只能表现为断续的短线状。

●葡萄征（cluster sign）

（1）胰腺癌转移：多个等回
声及高回声肿瘤聚集在一起。由
于晕环（halo）、中心坏死、牛眼
征（bull's eye sign）等表现少，
易误认为是肝回声不均。但仔细
观察可以确认为肿瘤。

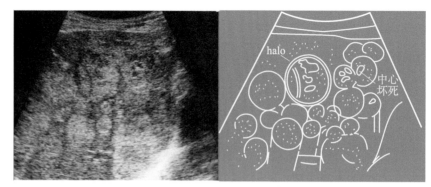

（2）胃癌转移：似肝整体回
声不均匀增高，但细心观察可以
确认为多发的、类圆形肿瘤。特
别是靠近肝表面的肿瘤有晕环
（halo）。

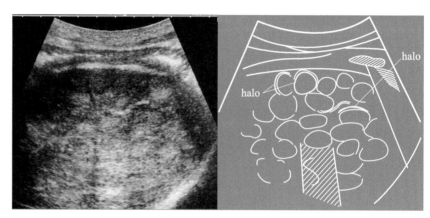

（3）胰腺癌转移：直径1cm
的高回声肿瘤布满整个肝，似肝
实质回声增粗。仔细观察可以发
现是小肿瘤集合形成。图像上应
注意与弥漫性肝细胞癌鉴别。

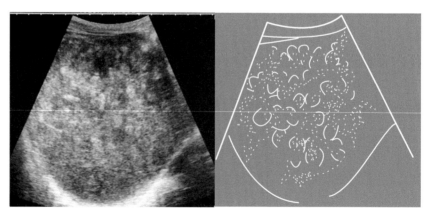

14. 肝囊肿（hepatic cyst）

◉ 孤立性肝囊肿

（1）肝右前上段（S8）显示直径2cm的类圆性肿瘤，内部无回声。由于透声好，后方回声增强。规整的囊肿边缘引起声波折射和反射而产生侧方声影（参照P21）。这是囊肿的典型表现。

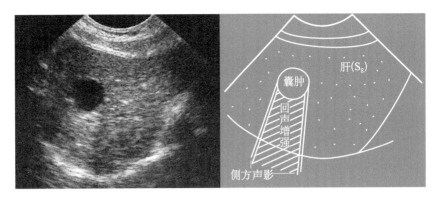

（2）肝左外下段（S3）可见向后方凸出的、直径10cm的巨大囊肿。如果囊肿达到10cm左右，内部容易产生伪像。

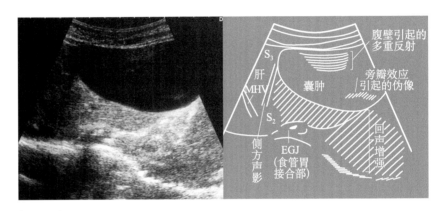

◉ 分叶状囊肿

虽然比较少见，但在临床能偶尔遇见。这其实是单房囊肿囊内出血、纤维蛋白渗出，渗出的纤维蛋白呈分隔样，所以表现为多房性囊肿。分隔无血流是病变的鉴别要点。本病例表现分叶状囊肿，囊壁结构均匀一致，易与胆管囊腺瘤、腺癌的厚分隔结构、肿瘤形成（参照P147）等鉴别。

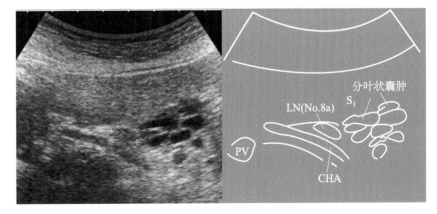

◉多囊肝（polycystic disease）

这是合并多囊肾的多囊肝病例。多囊肾（参照P253）一般合并肝、胰腺、卵巢囊肿。特别是合并肝囊肿可高达70%以上。

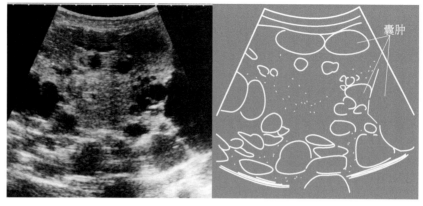

◉囊肿内出血

肝左外上段（S₂）外凸的囊肿内部有类实性结构，形成液平面（fluid-fluid level，FFL）。这是囊肿内部出血后，血清和血凝块分离的表现。

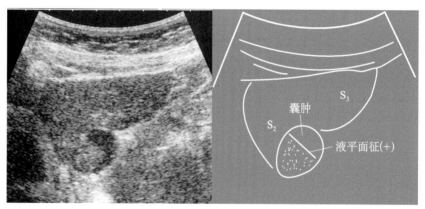

◉胆汁瘤（biloma）

外伤后肝右前下段（S₅）形成囊肿，囊内有絮状结构。本病例是胆汁潴留性囊肿伴囊内出血。如果没有出血只是单纯胆汁，应表现为无回声。出血后渗出的纤维蛋白形成絮状或网格状结构。

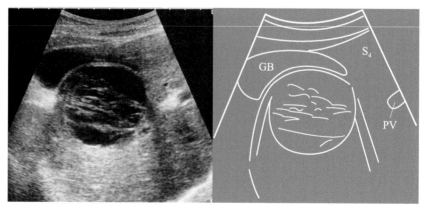

◉囊肿钙化

肝右前下段（S₅）显示直径1.8cm、边缘呈环状强回声的肿瘤。肿瘤伴声影。虽然内部回声与肝实质回声相同，但依据超声所见，考虑为病程较长的囊壁钙化的囊肿。

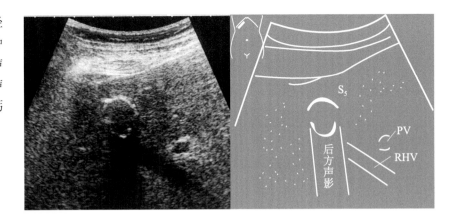

◉肝纤毛前肠囊肿（ciliated foregut cyst）

肝方叶（S₄）被膜下可见直径3.3cm的低回声肿瘤，肿瘤后方回声既无增强也无减弱，这是肝纤毛前肠囊肿的超声表现。因为囊肿含有黏液，所以不表现为无回声或后方增强，易误诊为实性肿瘤。彩色多普勒检测不到血流。本病例通过US（超声）引导穿刺抽液抽出黏液。

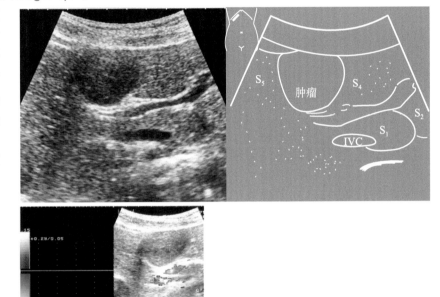

肝囊肿分类

- 非寄生虫性肝囊肿
  - 先天性
    - 肝囊肿
      - 单纯性肝囊肿
      - 多发性肝囊肿
      - 肝门部多发性肝囊肿
      - 肝纤毛前肠囊肿
    - 肝内胆管囊性扩张
      - 孤立性肝内胆管扩张症
      - Caroli病
  - 炎症性肝囊肿　　细菌性肝脓肿、阿米巴性肝脓肿
  - 外伤性肝囊肿　　肝内血肿、胆汁瘤
  - 肿瘤性肝囊肿　　肝囊腺瘤、腺癌、转移性肝癌（卵巢癌、胃癌、肉瘤等）
  - 异物　　　　　　残留的纱布（医源性）
- 寄生虫性肝囊肿：包虫病

肝纤毛前肠囊肿

为孤立性囊肿，内皮细胞是分泌黏液的纤毛柱状上皮。与支气管源性囊肿、食管囊肿相同，来源于前肠。是良性病变，从黄豆到核桃大小，4cm以下多见。单发、多房性囊肿，囊内充满纤毛分泌的白色、胶冻状黏稠液体。囊肿外壁为位于上皮下方的发达的平滑肌和其周围的纤维组织。好发于镰状韧带周围肝被膜下。

◉肝紫癜症（peliosis hepatic）

表现为肝内多发、低回声小肿瘤（直径5～10mm）。因囊肿内出血，超声表现并不像囊肿。肝紫癜症发生于服用类固醇或肝硬化患者，表现为多发、直径从0.2cm到数厘米的出血性囊肿，病因尚不明。超声难以确诊，需进行MRI检查。本病例伴有肝硬化。

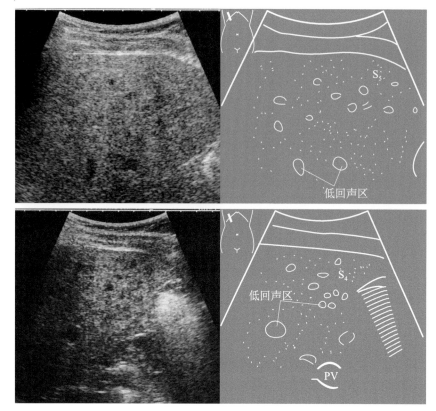

◉胆管错构瘤［biliary hamartoma（von Myenburg complex）］

肝右前上段（S_8）多发点状高回声和彗星尾样回声导致肝整体回声不均。这是胆管错构瘤的超声表现，由成群的、囊状扩张的胆管和玻璃样变的纤维间质组成。胆管的囊状扩张在数毫米以下，囊状扩张小于2mm时，超声并不表现为囊肿，而表现为点状高回声和彗星尾样回声。

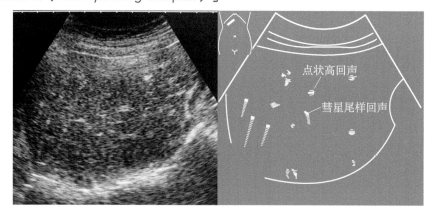

15. 肝内钙化灶（calcified foci in the liver）

（1）肝内可见强回声点和彗星尾样回声。在CT，同一部位表现为小钙化灶（↑）和小囊肿（⇧）。彗星尾样回声考虑为小钙化灶或囊肿前方和后方形成的多重反射。

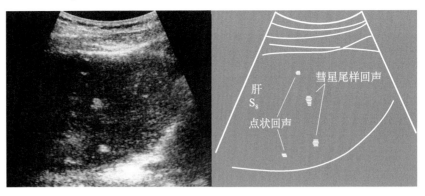

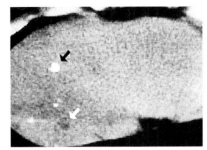

CT平扫

（2）肝方叶（S_4）膈下可见直径8mm、后伴声影的粗大钙化灶。无胆管扩张或局部肝组织萎缩。这是肝内钙化灶，并不是肝内胆管结石。肝内胆管结石（末梢胆管结石）会引起末梢胆管扩张或局部肝组织慢性萎缩。肝内胆管结石较少见，而肝内钙化灶常见。引起肝钙化灶的原因有结核、寄生虫、出血等。常常同时发生脾钙化灶。

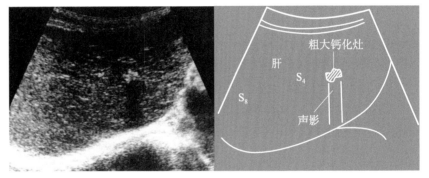

（3）肝右后下段（S_6）肝缘可见粗大钙化灶，考虑为陈旧肉芽肿。腹部X线片也可见钙化灶（↑）。

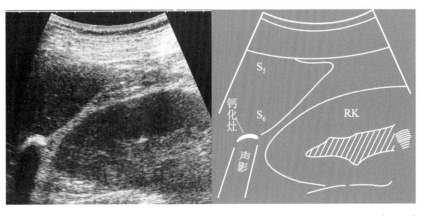

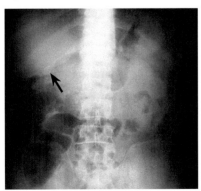

腹部X线片

16. 肝脓肿（hepatic abscess）

◉ 实性（solid pattern）

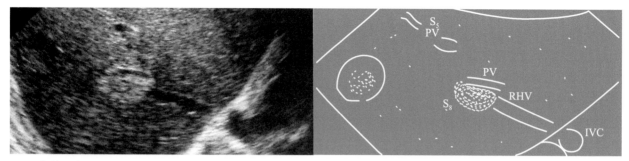

脓肿的超声表现多种多样。一般未形成脓腔时，内部回声高。随着液化坏死变为低回声，类似囊肿。本病例除了肝右前上段（S₈），在其他部位也有不同回声的脓肿表现。与肿瘤不易鉴别。如果出现发热、红细胞沉降率加快、CRP阳性等表现时，应积极进行超声引导下穿刺。

◉混合性（mixed pattern）

肝左外叶（S₂、S₃）可见边界不清楚的高至低回声肿瘤。内有不规则无回声，是液化坏死的脓腔。本病例进行了超声引导下肝脓肿穿刺引流术（使用 8Fr.pig tail catheter），引流出阿米巴脓肿特征性茶色脓液。但是目前应用超声尚不能区分不同病原菌引起的肝脓肿。

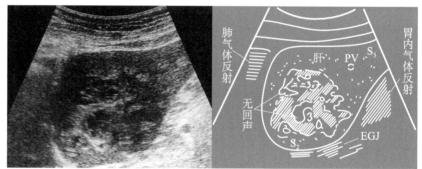

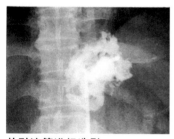

从引流管进行造影

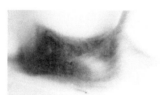

阿米巴肝脓肿的脓液

◉ 囊性（cystic pattern）

肝右后上段（S₇）可见不规则的无回声。仔细观察发现，无回声的边缘有边界不清楚的、比肝实质回声高的部分。而且无回声的后方与普通的肝囊肿后方不同，没有后方回声增强。根据上述表现可诊断为脓肿。本病例也进行了超声引导下穿刺引流。

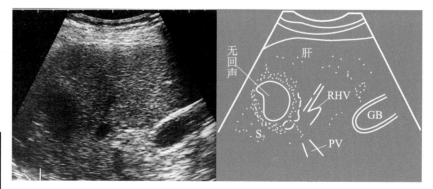

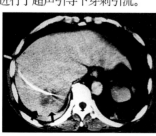

增强CT

术后2d增强CT，也可见边缘（↑）强化的低密度影。

◉蜂窝织炎（phlegmone）　◉脓肿形成　◉气体产生

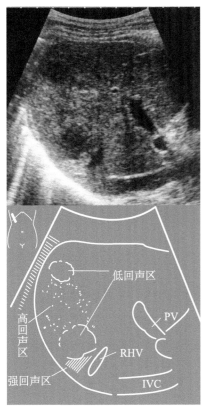

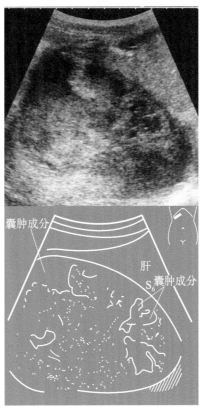

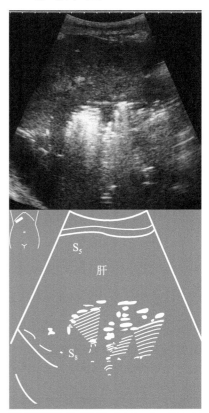

肝右前上段（S_8）可见高回声和低回声混合区。低回声后方伴部分回声增强区域，这是脓腔形成之前的蜂窝织炎表现。

男性，48岁。肝右后下段（S_6）可见囊实混合性（mixed pattern）的典型脓肿。

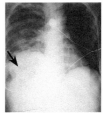
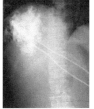

腹部X线片　　**引流管**

女性，56岁。肝右前上段（S_8）为中心的脓肿影，含有产气杆菌引起大量气体（多重回声）。腹部X线片横隔膜下见游离气体影（▲）。本病例立即进行了超声引导下导管引流。

肝脓肿的分类

化脓性	多发生于胆道炎症。单发>多发，常见于肺炎克雷伯杆菌（Klebsiella pneumoniae）感染。症状为弛张热、右季肋部疼痛、肝大。
阿米巴性	单发，肝右叶多见。症状为发热、右季肋部疼痛、腹泻、血便。一般症状较轻。
真菌性	常合并化脓菌，多见于癌症晚期、白血病。

肝脓肿的超声表现演变过程

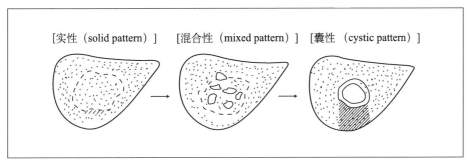

七、肝外伤（trauma）

（1）Ⅲb型：自行车事故撞击右前胸部。肝右后下段（S_6）延伸至右前上段（S_8）可见高回声区，为肝挫裂伤。右肋间探查右侧横隔膜可见胸腔内液体（血胸）。胸部X线片右肺下叶挫伤处可见较淡阴影（↑）。增强CT与超声表现一致，在右后下段（S_6）可见条状低密度影（⬡）。

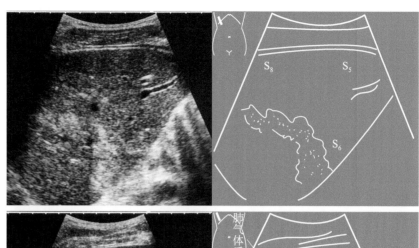

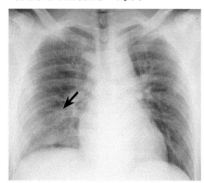

胸部X线片

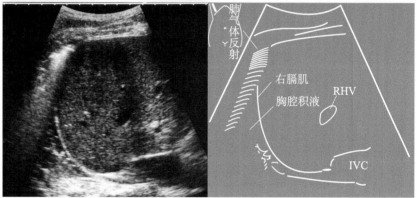

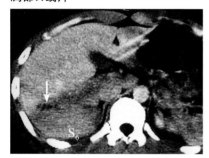

增强CT

肝外伤的超声和CT表现

	超声	CT
损伤后即刻	高、低、无回声区混合存在，边界不清楚 （高或低表示挫伤部位；无回声表示出血部位）	低、等、略高密度影混合存在 （低密度影表示挫伤部位；等密度至略高密度影代表出血部位）
过程 （凝固）	高回声	低密度影
过程 （受伤2d后）	低回声（也有被吸收的部分） 边界清楚	低密度影
胆汁瘤 （biloma）形成时	均匀的无回声	边界清楚、均匀的低密度影
过程 （数周到数月）	消失（被吸收）	消失（被吸收）

肝裂伤时，超声、CT表现为源于肝表面的不规则带状低回声、低密度区。

（2）Ⅲb型：因交通事故受伤。肝右叶可见巨大挫裂伤，表现为不均匀高回声。肝表面出血和腹腔内点状低回声积液，说明有大量出血。Hb 72 g/L。胆囊内也见出血，表现为囊内漂浮物（血块）。

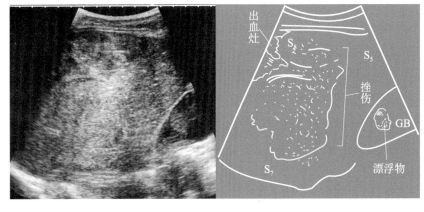

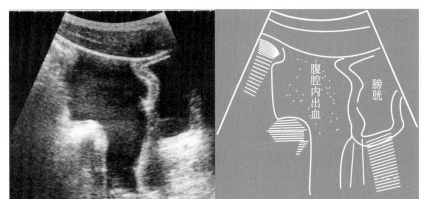

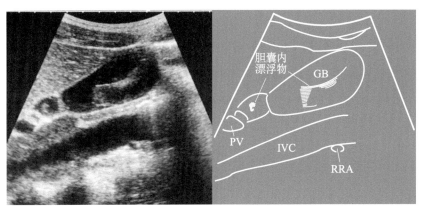

（3）Ⅲb型：交通事故伤导致肝右后下段（S_6）可见低回声裂伤和高回声到低回声不均匀挫伤区。右横隔膜下可见血肿低回声。平扫CT容易辨认挫伤部位（↑），但是无法判断裂伤部位，所以外伤时，应进行增强CT。

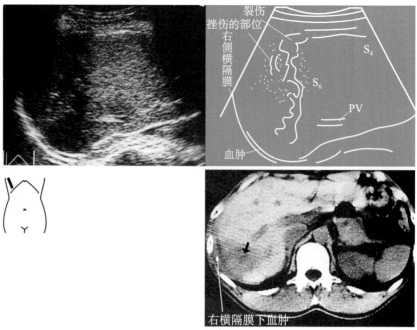

（4）Ⅰa型：交通事故导致肝被膜损伤（Ⅰa型），肝右后下段（S_6）下方形成被膜下血肿。

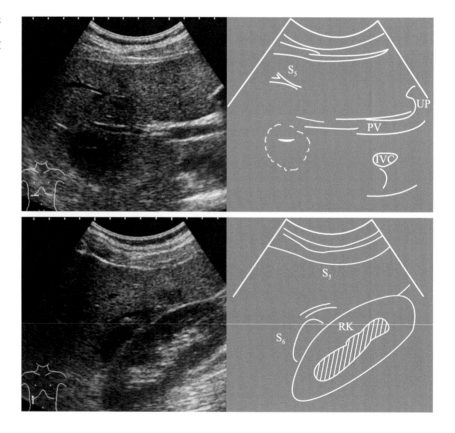

肝外伤分类（根据日本外伤研究会肝损伤分类）

Ⅰ	被膜下损伤（subcapsular injury）	
a	被膜下血肿（subcapsular hematoma）	
b	中心性破裂（central rupture）	
Ⅱ	表浅性损伤（superficial injury）	
Ⅲ	深部损伤（deep injury）	
a	单纯性（simple type）	
b	复杂性（complex type）	

附注：

肝损伤合并肝周血管、肝门部胆管损伤的表现

　肝后方的下腔静脉（IVC）损伤、肝静脉（HV）损伤、肝动脉（HA）损伤、门静脉（PV）损伤、胆管（BD）损伤

肝损伤分类注解

形态分类的说明

Ⅰ型（肝被膜下损伤）：肝被膜连续性存在（一般不伴有腹腔出血），有时可伴有少量腹腔出血。肉眼和影像学检查均认为被膜下血肿或者中心性破裂均属此型。

Ⅱ型（表浅性损伤）：小于3cm的损伤。

规定3cm的理由：

小于3cm的损伤通常没有深部大血管和胆管的损伤。

缝合时不会残留无效腔。

国外大多数报道也把表浅性范围定在2～3cm。

左外叶损伤即使3cm也有贯通的可能，这种情况属于Ⅱ型还是Ⅲ型，由术者判断。

Ⅲ型（深部损伤）：3cm以上损伤。

①单纯型：创面、破裂面等的形态单纯，组织挫伤少。不伴有坏死。

②复杂型：创面、破裂面等的形态复杂，组织挫伤广泛。伴有坏死。

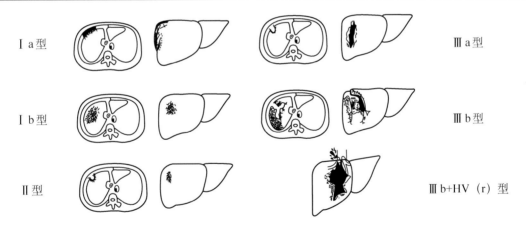

Ⅰa型　Ⅰb型　Ⅱ型　Ⅲa型　Ⅲb型　Ⅲb+HV（r）型

・表现形式　例：深部复杂型损伤伴有肝右静脉损伤属于Ⅲb+HV（r）型。

文献シェーマ部分のみ 山本修三，他：肝臓外傷；新しい分類，外科治療. 65. 507～513，1991.

第4章 脾

一、超声解剖和断层模式图

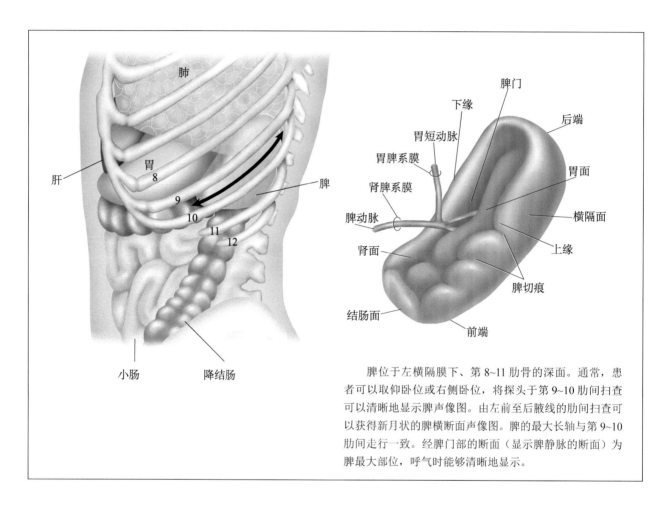

脾位于左横隔膜下、第8~11肋骨的深面。通常，患者可以取仰卧位或右侧卧位，将探头于第9~10肋间扫查可以清晰地显示脾声像图。由左前至后腋线的肋间扫查可以获得新月状的脾横断面声像图。脾的最大长轴与第9~10肋间走行一致。经脾门部的断面（显示脾静脉的断面）为脾最大部位，呼气时能够清晰地显示。

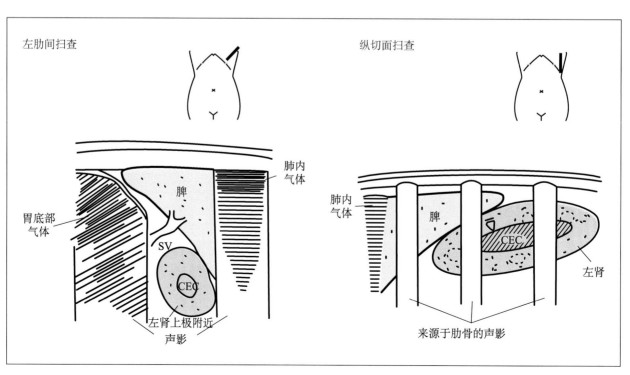

二、扫查方法

1.左肋间扫查

左侧肋间扫查可以获得脾最大断面。扇形探头或凸面探头对肋间扫查，可以避开肺内气体、明显减少死角。

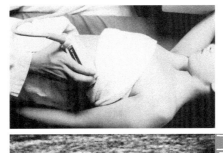

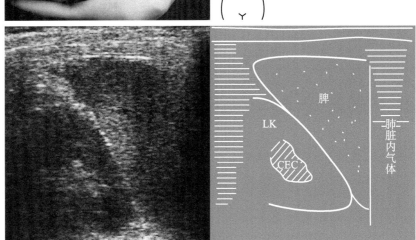

2.纵切面扫查

纵切面扫查可以显示脾、左肾关系，但受肋骨声影干扰，有时部分脾显示不清。本例是18岁的正常脾，但如果老年人的脾表现出此形态，就判定为轻度脾大。5岁后脾的大小与成年人无异，20岁后逐渐变小。应注意儿童的脾声像图相当于成年人轻度脾大的声像图。

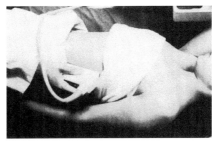

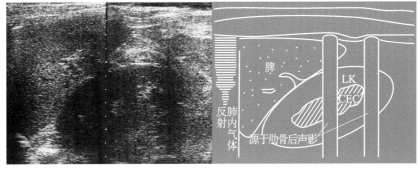

三、脾的测量

1. 脾的测量方法

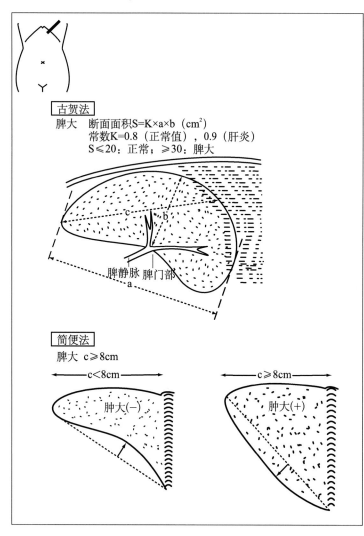

古贺法

脾大 断面面积 $S=K \times a \times b$ (cm²)
常数 $K=0.8$（正常值），0.9（肝炎）
$S \leqslant 20$：正常；$\geqslant 30$：脾大

脾静脉 脾门部

简便法
脾大 $c \geqslant 8cm$

$c<8cm$ 肿大(−)

$c \geqslant 8cm$ 肿大(+)

弥漫性脾大的病因

· 弥漫性肝病（急性、慢性肝炎，肝硬化）
· 特发性门静脉高压症（Banti综合征）
· 贫血
· 感染症
· 心功能不全
· 白血病
· 淋巴瘤
· 代谢性疾病（类淀粉沉积、糖原沉着病等）

文献：Marinus de Vieger,et al:Handbook of clinical ultrasound. 327 ～ 333，1978，John Wiley &Son`s，New York.

主要的脾疾病

① 脾大 splenomegaly
② 囊肿 cyst
③ 良性肿瘤 benign tumor
  a. 血管瘤 hemangioma
  b. 淋巴管瘤 lymphangioma
  c. 错构瘤 hamartoma
④ 恶性肿瘤 malignant tumor
  a. 转移瘤 metastasis（肝癌、胃癌、其他）
  b. 恶性淋巴瘤 malignant lymphoma
  c. 白血病 leukemia
⑤ 脓肿 abscess
⑥ 梗死 infarction
⑦ 外伤trauma（脾破裂、被膜下血肿）

●**正常脾**（normal spleen）

15岁，男性。脾测量法中的简便法是于脾门部显示脾静脉，连接脾上极和下极的斜线，脾的底面突出于斜线，就判定为脾大。此判定标准适合于中年人，但是20岁左右的年轻人中尽管突出于斜线，但斜线长度不超过11cm，则不能判定为脾大。脾大小随着年龄增长而增大，然后渐渐萎缩，但个体差异也比较大。本例是正常脾。经脾断面还显示出胰腺尾部。

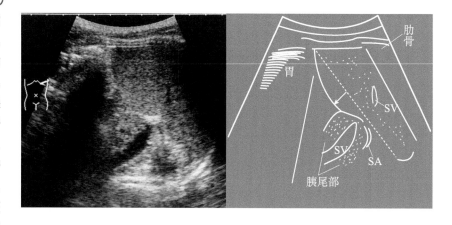

肋骨
胃
SV
SV
SA
胰尾部

2. 脾大的诊断

脾指数的测量没有考虑脾本身的增长和随年龄增长而萎缩的因素。因此测量脾时，尽管没有判定为脾大，但实际上是脾大的病例并不少。高龄者的脾大不表现为巨大脾，而仅仅是其整个形态呈饱满近圆形；而儿童的脾大小约6岁以后几乎接近成年人的脾，占据体腔的脾容积比例较成年人大，表现为似乎脾比较大。测量脾大小以判定是否脾大时有必要考虑到以上各种因素。脾指数是用线阵探头测量的数值，而现在广泛应用于临床的凸阵探头扫查脾的视野明显扩大，脾的显示面积也变大，因此脾指数的正常值也有增大的倾向。

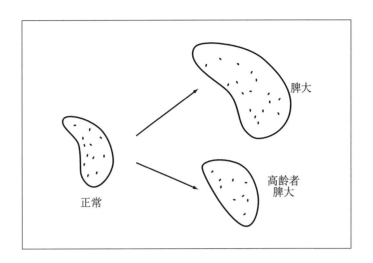

◉脾大（splenomegaly）

（1）59岁，男性，肝硬化，因肝性昏迷而入院。因年龄大，脾门部的脾断面上脾向下突出，所以考虑为脾大。长径约13cm，也可判定为脾大。于脾门部可见直径约1.2cm的副脾。副脾的直径大多数小于0.5cm，实际剖检中10%~20%有副脾，但是超声检查中因其较小和气体影响导致检出率非常低。但是年轻人、脾大的受检者的副脾显示率较高，这说明副脾也肿大。中年以后，如果发现有副脾，尽管脾的测量值不大，应考虑脾大。

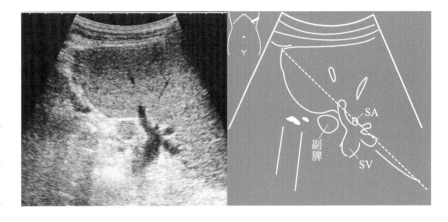

（2）肝硬化所致的脾大反映门静脉高压症，超声检查可见脾静脉扩张（直径约1cm）和侧支循环形成（胃短静脉）。脾门部脾静脉内径超过1cm，就可考虑门静脉高压症。脾大的脾内血管有时也扩张。

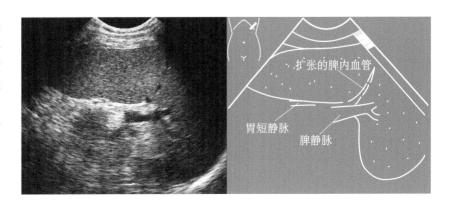

●慢性骨髓性白血病（chronic myelocytic leukemia）

69岁，女性。即使不测量脾指数，考虑高龄及饱满近圆形的脾就可提示脾大。

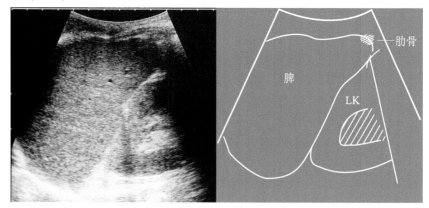

3. 副脾

肝硬化并发脾大，脾门部偏尾侧可见类似于脾实质回声、直径1cm的类圆形副脾（accessory spleen）。本例仅见一个副脾，有的病例存在10个以上。副脾检出率约10%。一般副脾位于脾门部偏尾侧胃脾韧带内，直径多在1cm以内，呈球形。与分叶状脾的鉴别点是，分叶状脾可显示与脾的连接。

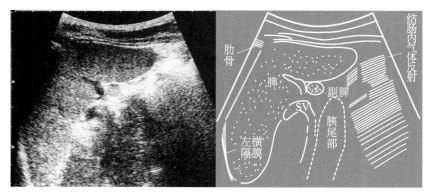

4 Gamna-Gandy 结节

Banti脾的被膜及脾柱上沉积血铁质和钙化斑而形成青褐色的小结节，称为Gamna-Gandy结节（特发性门静脉高压症IPH, Banti综合征）。超声检查肿大的脾内显示多个点状高回声，是出血所致，是本症的特征表现。

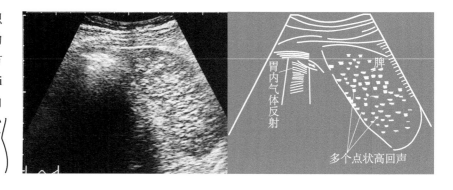

四、脾占位性病变超声诊断与鉴别诊断

1. 脾占位性病变超声概述

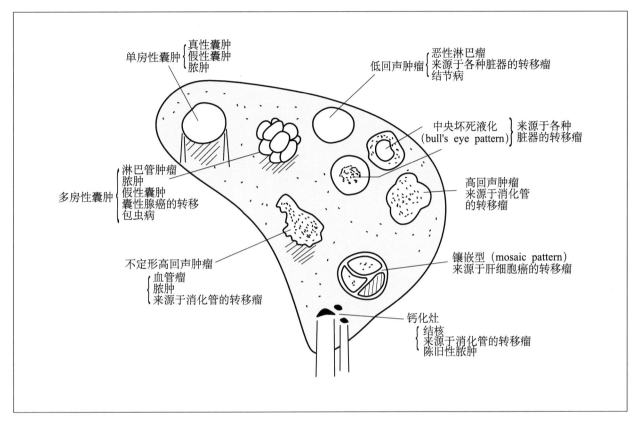

　　超声检查中脾肿瘤性病变的检出率仅有0.1%。检出率较高的良性病变有钙化灶、囊肿、淋巴管肿瘤、血管瘤、错构瘤、结节病等；恶性病变有恶性淋巴瘤、转移瘤等。

2. 鉴别诊断

- 单房性囊肿————————真性囊肿，假性囊肿，脓肿
- 多房性囊肿————————淋巴管肿瘤，脓肿，假性囊肿，囊性腺癌的转移，棘球绦虫
- 不定形高回声肿瘤——血管瘤，脓肿，来源于消化管的转移瘤，Gamna-Gandy结节
- 钙化灶——————————结核，来源于消化管的转移瘤，陈旧性脓肿
- 低回声肿瘤————————恶性淋巴瘤，来源于各种脏器的转移瘤，结节病
- 转移灶——————————中央坏死液化/bull's eye pattern - 来源于各种脏器的转移瘤

3. 脾内钙化灶的鉴别

- 囊肿壁上钙化灶——————包虫病，胰腺假性囊肿（特别是陈旧性血肿、脾动脉瘤）
- 散在分布的小钙化灶——————结核，Gamna-Gandy结节（Banti脾）
- 簇状分布的点状钙化灶——————陈旧性脓肿

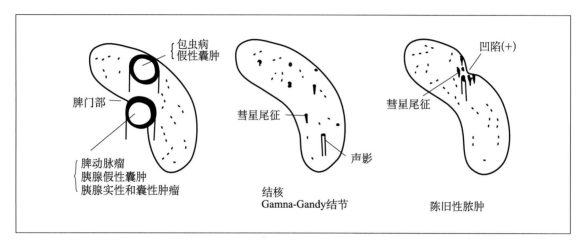

4. 脾囊性病变的鉴别

- 真性囊肿
- 胰腺假性囊肿
- 脓肿
- 陈旧性脾梗死
- 陈旧性脾出血
- 囊性肿瘤
    ①淋巴管肿；②畸胎瘤-类皮囊肿；③类表皮囊肿（类上皮囊肿）；④错构瘤；⑤转移性瘤-中央坏死液化；
    ⑥囊腺癌
- 包虫病

5. 脾内低回声区域的鉴别

- 多个大小相等的低回声结节——————恶性淋巴瘤，来源于各种脏器的转移瘤，结节病
- 楔状低回声——————————————脾梗死
- 被膜下低回声带——————————被膜下血肿
- 脾内不均匀、不规则的低回声区——脾挫伤

脾脏内低回声区域的超声声像图

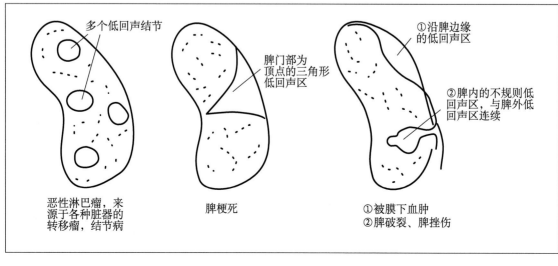

五、脾良性占位性病变

◉脾内钙化灶（calcified in the spleen）

脾内探及点状高回声伴有声影和彗星尾征，可诊断为钙化灶，其对周围的脾实质、脉管无影响。其病因与肝内钙化灶一样（参照P85）。

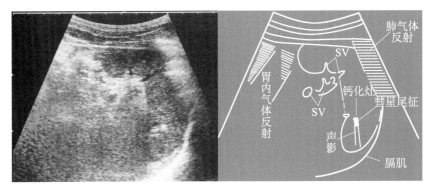

◉脾囊肿性病变（splenic cyst）

脾内探及边界清晰的类圆形、无回声伴远场回声增强，可诊断为囊肿。本例是真性囊肿，但是脾内大多数为来源于胰腺炎、外伤性脾出血、脾梗死、脾脓肿等的假性囊肿。

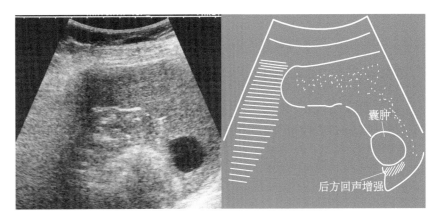

◉脾结节病（sarcoidosis）

脾内探及数个1cm左右边界不清的低回声肿瘤，增强CT上明显显示出肿瘤（↑）。结节多数为小于5mm小结节，影像往往难以显示，像本例这样清楚显示者实属少见。

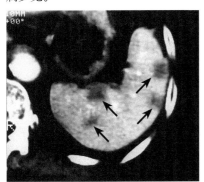

增强CT

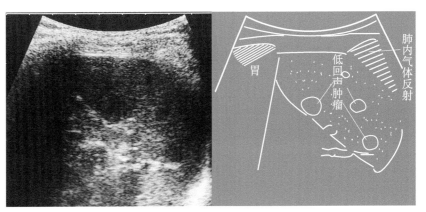

●脾淋巴管瘤（lymphangioma）

脾内探及几乎占满整个脾的多房性囊肿，其内无回声，后方回声增强。本例囊肿内容液为淋巴液。

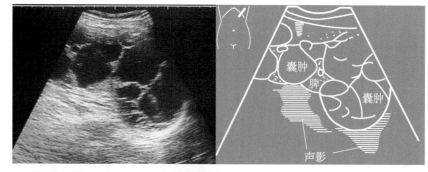

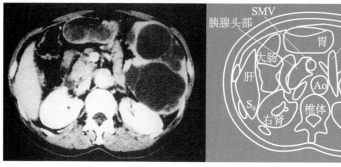

●脾血管瘤（hemangioma）

脾内探及不规则的高回声肿瘤（14mm×12mm），边缘细小，凹凸不平，后方回声增强，无晕环（halo），是典型的血管瘤的超声表现。增强CT实质相上肿瘤被增强，表现典型。

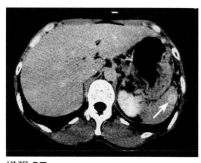

增强CT

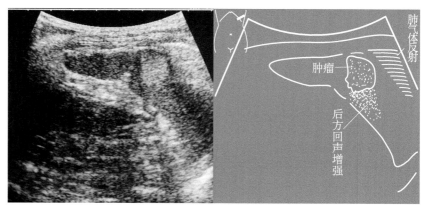

六、脾恶性占位性病变

◉恶性淋巴瘤（malignant lymphoma）

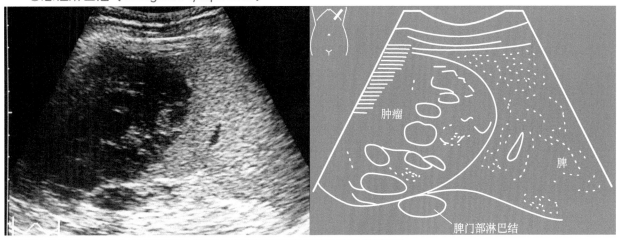

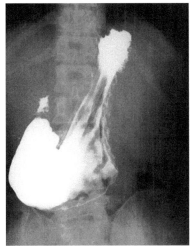

上消化道造影

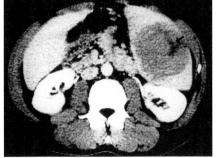

增强CT

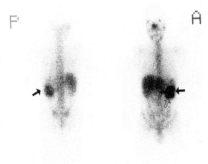

Ga核素扫描

　　超声显示脾下极低回声肿瘤，其内散在分布着相当于坏死部分的无回声区。脾门部存在肿大淋巴结，从而可以考虑为恶性肿瘤，但是难以确定是什么病变。本例是因上消化道造影发现胃底部受压而接受超声检查的。

　　增强CT上表现为肿瘤血供不丰富，考虑肿瘤内还存在比坏死部分浓度更低的区域。Ga核素扫描显示和肿瘤一致位置的同位素摄取显著增加（▲），符合恶性淋巴瘤表现。

◉脾转移（metastasis）

　　（1）肝细胞癌脾转移：超声表现类似于肝细胞癌。CT上肝右前叶（S$_5$）可见TAE后碘油高浓度积聚的肿瘤。恶性肿瘤脾转移的病例，一般其他多个脏器内均有转移，类似于骨髓癌状态。胃癌、肝癌一般经门静脉转移至脾。

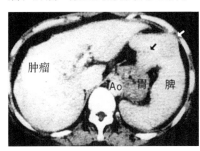

增强CT

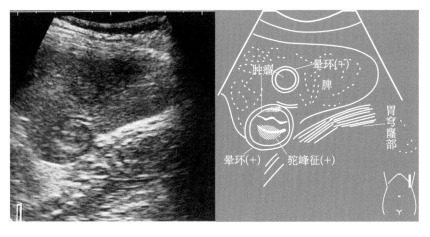

增强CT

（2）大肠癌脾转移：脾内见多个高回声肿瘤，其中一个向外突起。

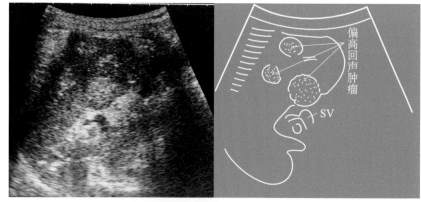

（3）胃癌脾转移：胃贲门部3型进行期癌，胃壁全周性肥厚。紧邻脾门部，与脾的分界不清，提示受浸润。脾内部也见伴有牛眼征的肿瘤及低回声肿瘤。

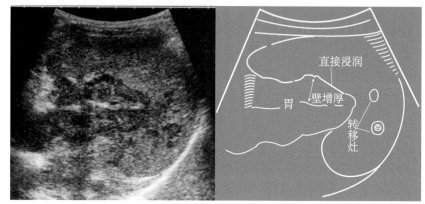

七、脾梗死（splenic infarction）

（1）脾大，其末梢侧见较大范围低回声区，与正常的脾分界欠清，无肿瘤征象，为TAE后的脾梗死病。

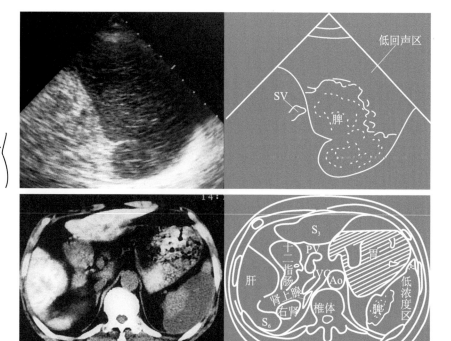

CT平扫

（2）脾的上极探及模糊的低回声区，边界不清，彩色多普勒超声（CDFI）显示其内无明显血流信号，可以考虑脾梗死。左侧胸腔积液（＋）。

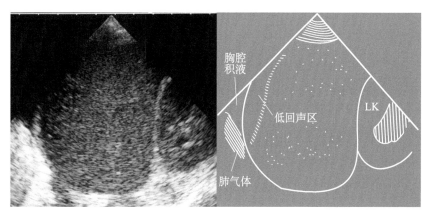

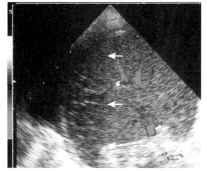

脾梗死的临床及影像所见

- 好发于伴有脾大的血液疾病及细菌性心内膜炎
- CT 典型表现是脾门部为顶点的三角形楔状低密度影
- 超声检查无明显的特异性表现
- 陈旧性病例表现为病变部位萎缩，脾边缘凹陷，不光滑，部分伴有钙化灶

八、脾外伤（trauma）

◉脾破裂（splenic rupture）

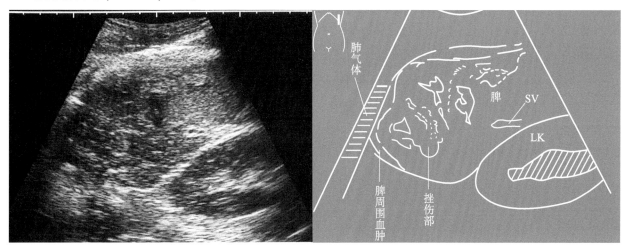

大多数脾破裂是因交通事故等腹部意外受伤所致。一般情况下，仅有被膜裂伤，缝合闭锁就可治愈。但是本例脾挫伤比较严重，需要摘除脾。评估轻度脾外伤的损伤程度时，增强CT十分有用。

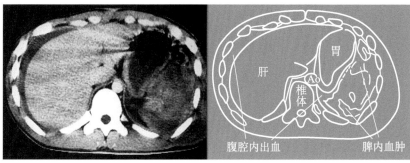

增强CT

第 5 章　胆囊和胆道

一、超声解剖

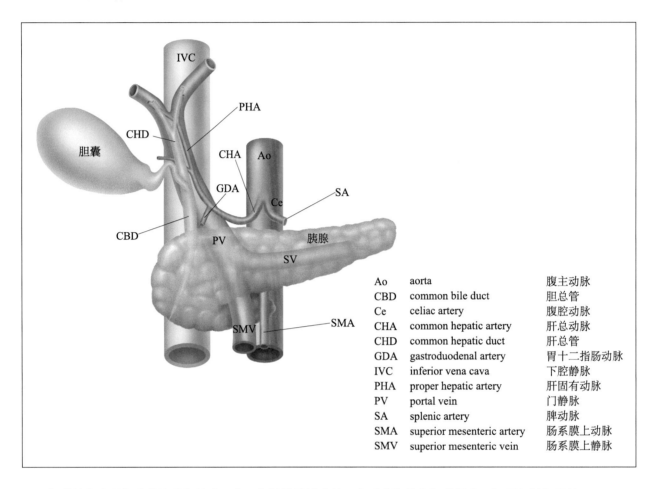

Ao	aorta	腹主动脉
CBD	common bile duct	胆总管
Ce	celiac artery	腹腔动脉
CHA	common hepatic artery	肝总动脉
CHD	common hepatic duct	肝总管
GDA	gastroduodenal artery	胃十二指肠动脉
IVC	inferior vena cava	下腔静脉
PHA	proper hepatic artery	肝固有动脉
PV	portal vein	门静脉
SA	splenic artery	脾动脉
SMA	superior mesenteric artery	肠系膜上动脉
SMV	superior mesenteric vein	肠系膜上静脉

　　胆道是指由肝细胞分泌的胆汁进入十二指肠的排泄路径，主要由胆管和胆囊组成。胆囊包括胆囊管。

　　1. **胆囊**　通过下腔静脉（IVC）和肝中静脉（MHV, medial hepatic vein）的功能性肝右叶和肝左叶的界面叫正中裂（major lobar fissure）。胆囊是处在此界面下方的存在于胆囊窝的洋梨形囊状器官。连接胆囊窝和下腔静脉（IVC）的线被称为坎特利线（或肝叶分界线，Cantlie line）。

　　胆囊的大小为长径小于8 cm、短径小于4cm，容量为30 ~ 50 ml。胆囊壁厚度小于3 mm。

　　胆囊由屈曲蛇行的胆囊管（cystic duct, C）连接到胆管，向囊状的末端方向分为颈部（neck, Gn）、体部（body, Gb）和底部（fundus, Gf）。

　　由于胆囊管是螺旋状结构，因此很难清楚地显示出。

　　与胆囊近接的脏器主要有：内侧有十二指肠降部和胰头部。因此，以胆囊为声窗（acoustic window）常可显示出胰头部。外侧近接于肝右叶前下段（S$_5$）及肝右叶后下段（S$_6$），后面近接于右肾上部和横结肠。

肝外胆道系统的区分

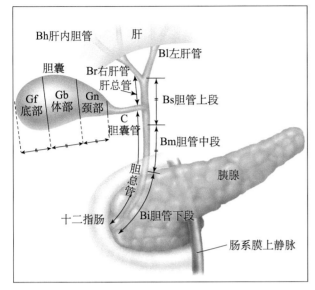

肝门部的胆管系统和肝区域

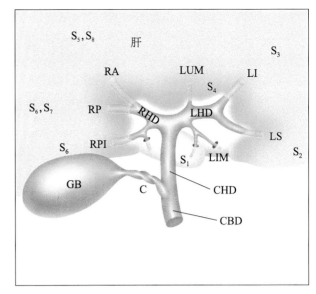

载自：日本胆道外科研究会编，外科·病理 胆道癌的处理规定，第二版，金原出版，1986

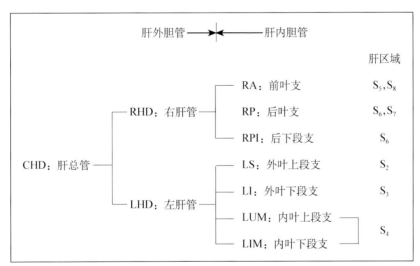

后下段支往往出现由左肝管至背侧方向的变异

2.**胆管** 超声检查能够显示出肝内胆管二次分支（区域支）的管腔构造。当年龄的增加、胆囊的无功能状态（由结石、胆囊炎、胆囊癌等引起）或胆囊摘除引起的轻度胆道系统扩张时，胆管能够更清晰地被显示。在肝内胆管中，左肝管分支（S_2，S_3，S_4）和右肝管分支的一部分（S_8）特别容易被显示。在通常的肝水平断面，右叶内胆管位于门静脉腹侧，而左叶内胆管位于背侧。但是，在右肋间扫查时，右叶前区域分支由于变成了由下至上观察状态，因此可见于门静脉的背侧。

肝外胆管能够检查出左右肝管、肝总管（长度为 2 ~ 3cm，内径 5 ~ 6mm）及胆总管（长度为 10cm 左右，内径 6 ~ 8mm）。

胆囊管与肝外胆管的交接部位叫三管汇合部，它可区分肝总管和胆总管，但是在超声波检查中不能清晰地显示出此部位。

肝总管位于门静脉的右腹侧，而胆总管逐渐地向外侧和背侧改变方向，在胰腺中对于门静脉和肠系膜上静脉来看位于下外侧，与门静脉系统分开，胰腺内背侧 1/3 更是朝向外侧。在良好的条件下，能够显示出胰腺内胆总管在接近下腔静脉腹侧的胰头部后面变细而结束的图像。

二、断层模式图

剑突下横切扫查之右肋缘下扫查

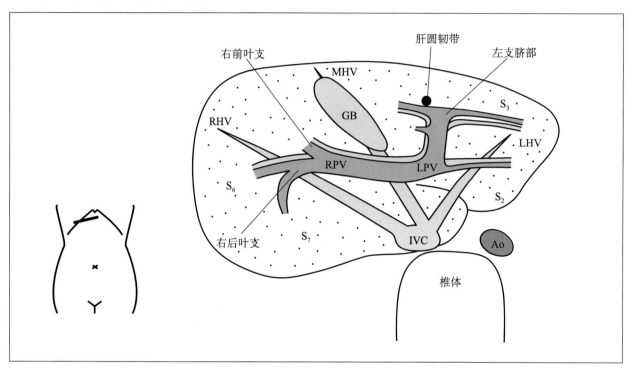

右肋缘下扫查

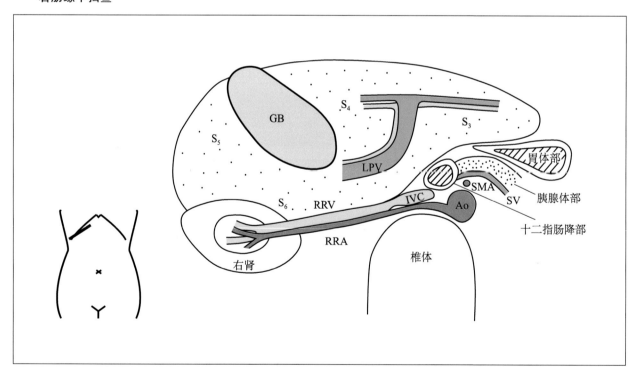

纵切扫查

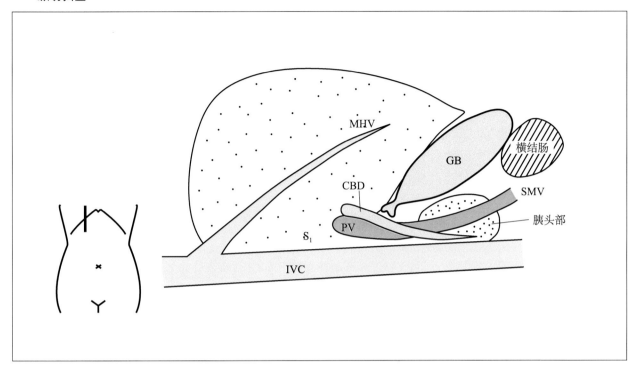

右肋间扫查

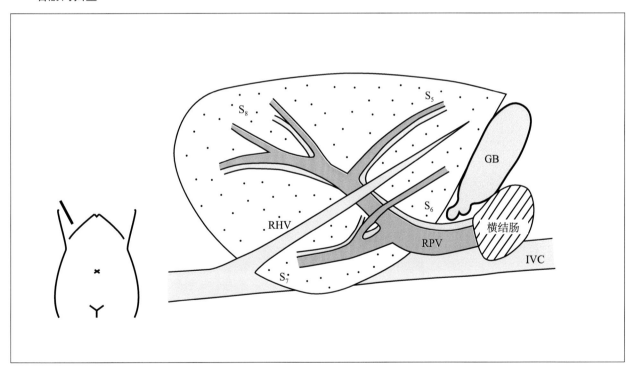

Ao. 主动脉；CBD. 胆总管；GB. 胆囊；IVC. 下腔静脉；LHV. 肝左静脉；LPV. 门静脉左支；MHV. 肝中静脉；PV. 门静脉；RHV. 肝右静脉；RPV. 门静脉右支；RRA. 右肾动脉；RRV. 右肾静脉；SMA. 肠系膜上动脉；SMV. 肠系膜上静脉；SV. 脾静脉

三、扫查方法

剑突下横切扫查—右肋缘下扫查

在门静脉右支和左支横部的腹侧，可见到与之邻接平行走行的右肝管（Br）和左肝管（Bl）。肝左叶后外段（S₂）的肝内胆管位于门静脉的背侧。通常，在肝左叶内，肝内，胆管走行于门静脉的背侧。在肝左叶后外段（S₂）内，各半数走行于门静脉的背侧或者腹侧。

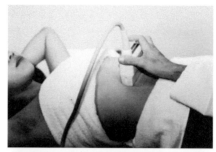

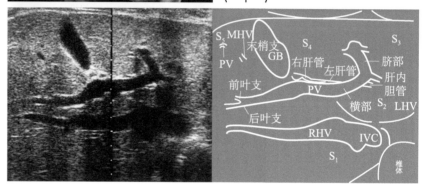

右肋缘下扫查

若条件好，超声检查可显示胆总管。胆总管紧邻下腔静脉走行，其下段（Bi）在胰腺内位于其背侧。

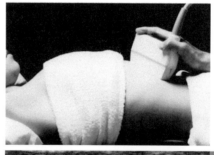

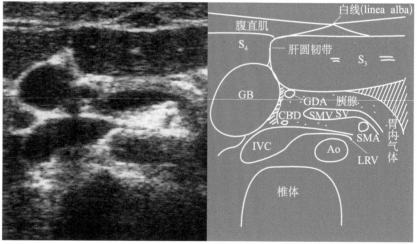

纵切扫查

可显示肝总管（CHD）至右肝管。通过胆囊和肝中静脉（MHV）的肝断面是功能性的肝右叶和肝左叶的界面。

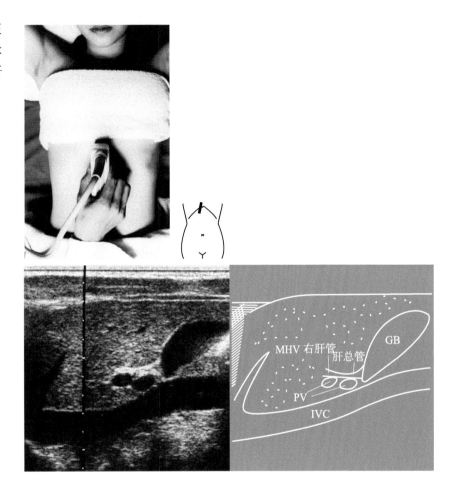

右肋间扫查

经右肋间扫查，在门静脉的背侧显示肝右叶前下段（S₅）、前上段（S₈）内的肝内胆管。

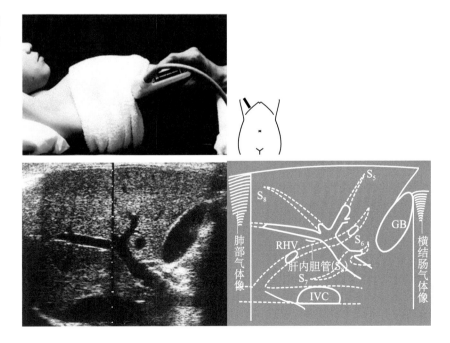

四、正常胆囊及胆囊病变的发生率

胆囊

胆囊肿大的指标一般是长径大于 8 cm 或短径大于 4 cm。即使胆囊径小于上述指标，其形状接近于球形也可能是胆囊肿大。

胆囊壁厚度大于 4 mm 以上的被认为是异常表现。摄取食物后的胆囊壁也可增厚，因此应该空腹测定胆囊壁厚度。

胆管

胆管异常中胆管扩张容易被显示。随着年龄的增长而引起的胆管扩张常常出现在肝左叶支，而其内径不超过平行伴行的门静脉内径。由肝门部闭塞引起的肝内胆管扩张，左叶支的扩张较右叶支严重。长期持续胆囊无功能状态后（5 年左右）也会导致同样的结果。

肝外胆管扩张是指肝总管大于 7mm、胆总管大于 9mm，而且分别超过 8mm、10mm 时称异常。若要确定肝外胆管，应该确认斜横切门静脉而走行的肝外胆管或者追踪从腹腔动脉分支出的肝总动脉及其分支肝固有动脉，肝固有动脉在胆管的左侧。

胆道的正常测定值

胆囊	胆囊径	长径小于 8 cm
		短径小于 4 cm
	胆囊壁厚	< 3 mm
胆管	胆总管径	< 8 mm
	肝总管径	< 6 mm
	肝管径（左、右）	< 4 mm
	肝内胆管径	< 1 mm

胆囊病变的发生率（健康诊断受诊者 5312 名）

结石	3.5%
息肉样病变	1.8%
胆囊壁彗星尾征	1.2%
肝外胆管扩张	0.5%
胆囊肿大	0.5%
胆囊壁肥厚	0.3%
胆囊腺肌增生症	0.2%
胆囊癌	0.03%
合计	8.03%

文献出处：柳原まゆみ，等.关于集体体检的超声波检查（胆囊病变的探讨）.第 48 次日超医讲演论文集:449-450,1986

胆囊肿大的病因

急性胆囊炎
胆结石症
胆囊癌
胆管癌
胰腺癌
正常（长期禁食）

胆囊结石的检出率

健康体检者（无症状）	3.5%（5312 人中）
医院就诊者	21.1%（12946 人中）
伴有肝硬化的患者	31.1%（190 人中）

与无症状的胆结石患者 3.5% 的发病率相比，有某种主诉到医院就诊的胆结石患者的超声检出率更高。胃切除、肝硬化等被认为是导致增加胆结石的因素

各年龄段无症状胆囊结石的发生率

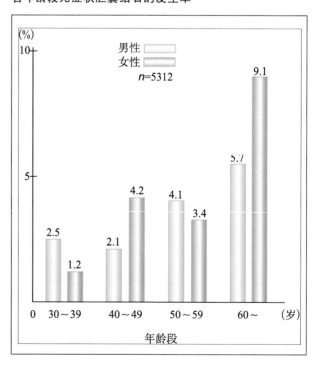

1. 正常摄食后的胆囊

摄取含有脂肪的食品后，胆囊收缩，超声上由黏膜侧向外表现为高—中—高回声的三层构造。

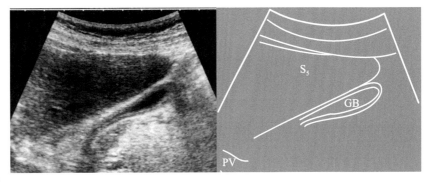

2. 折叠胆囊（folded gallbladder）

（1）浆膜型折叠胆囊：胆囊的形状与大小具有显著的个体差异。本例是胆囊严重屈曲，测定其全长，长径大于8cm，但是因短径较短，考虑是正常变异。

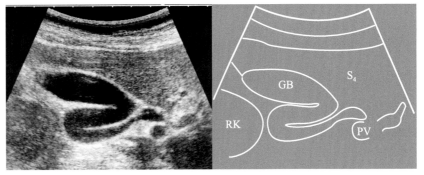

（2）浆膜下型折叠胆囊（倒圆锥形帽，phrygian cap）：30岁，男性，胆囊底部折叠，但底部壁无明显肥厚，因此可排除底部型胆囊腺肌症。

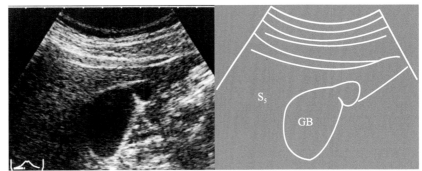

折叠胆囊

折叠胆囊占正常胆囊的1/5左右，具有正常功能。

- 浆膜型折叠胆囊

  胆囊在胆囊体部和颈部之间和浆膜一起处于折叠状态，原因是其处在发育期。与肝床的发育相比，胆囊的发育更急速而导致屈曲。

- 浆膜下型折叠胆囊

  是指胆囊底部浆膜下组织的折叠，又称倒圆锥形帽（phrygian cap）。

五、胆囊异常的超声诊断

1. 胆囊结石

（1）胆结石的分类

纯胆固醇结石

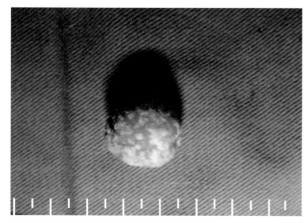

混合性结石

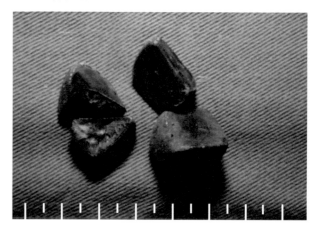

结合性结石

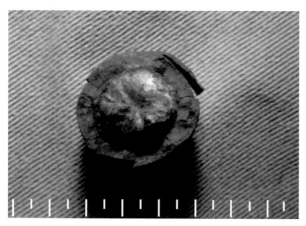

黑色石

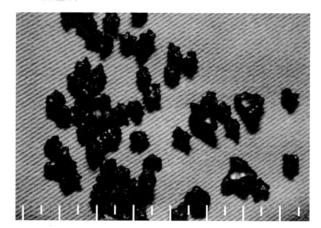

胆结石的分类

胆结石的分类	存在部位	切面的性状
① 胆固醇系结石 cholesterol gallstone		a)
a) 纯胆固醇结石 pure cholesterol stone	胆囊	b)
b) 结合性结石 combination stone		
c) 混合性结石 mixed stone		c)
② 胆色素结石 pigment gallstone		a)
a) 黑色石 black stone	胆囊	
b) 胆红素钙结石 calcium bilirubinate stone	胆管	b)
③ 稀有结石 rare gallstone		
a) 碳酸钙结石 calcium carbonate stone	胆囊	
b) 脂肪酸钙结石 fatty acid calcium stone	胆管	

（2）胆固醇系结石

◉纯胆固醇结石

超声声像图上显示结石完整形态，其边缘细小，凹凸不平，后方回声减弱。若见到彗星样的强回声就可认为是纯胆固醇结石。若结石呈圆形或椭圆形，前面回声强而其后方回声逐渐变弱，转为声影，见到多重反射的彗星回声，就可确诊为纯胆固醇结石。通常为单发。

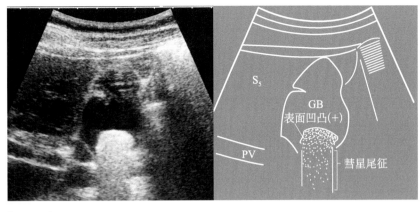

◉混合性结石

①若具有小平面（facet）、形状接近为正四面体（◇），就可确诊为混合性结石。

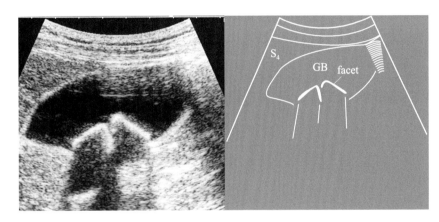

②在胆囊颈部可见线状的高回声，未见明显声影。这是由于胆囊颈部存在散落的碎片（debris），与结石的声阻抗差变小，超声波的反射也变小，因此不易产生声影。线状高回声的宽度为1cm左右，但它并不是结石真正的大小，应该注意因旁瓣伪像导致测量过大的现象。

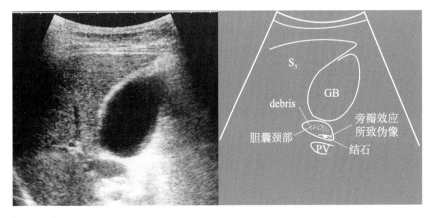

●结合性结石

①为长径约5.5cm的椭圆形结石，其表面的回声不甚强，呈新月状。

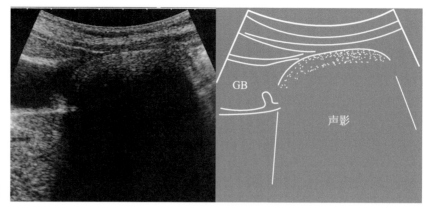

②胆囊内探及较窄的弧形状强回声结石及其内部的点状回声，伴有明显的声影。

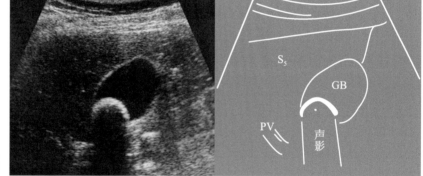

③胆囊颈部除了结石外还可见来源于体部至底部区胆囊壁的彗星尾征（comet sign, comet like echo），其原因是壁内结石、胆固醇结晶等导致多重反射（参考P11）。

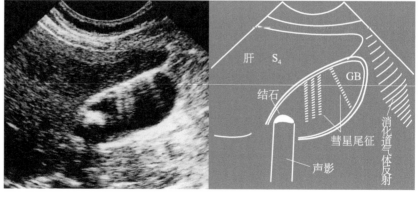

（3）胆色素结石

◉**黑色石**

直径小于5mm的小结石堆积而成，声影（−），胆囊壁后方显示清晰。

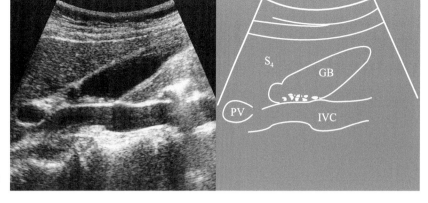

小胆结石（直径＜10 mm）的超声分类

	充满型	堆积型			游离型	浮游型	块状型
		a	b	c			
超声图像					移动(+)	彗星尾征	
结石种类	混合性结石	混合性结石	混合性结石	黑色石胆红素钙结石	黑色石胆红素钙结石	混合性结石	胆红素钙结石
特征	多个结石充满于胆囊，几乎难以显示胆囊腔，胆结石表面呈强回声，其后方伴强声影	仅显示直径大于5mm的结石表面的回声，后方伴有声影	直径小于5mm的结石集合体几乎全层均显示为高回声	清晰地显示结石和胆囊后壁，后方的声影弱	可见少量直径小于5mm的小结石，声影（−）~（±），可以根据是否有位移与息肉进行鉴别	伴有彗星尾征，并常常合并堆积型b	形成肿瘤样的胆泥，声影（−）~（±）。是微小的胆红素钙结石的集合体

◉**充满型**

胆囊腔内探及数个结石，胆结石表面呈强回声，后方伴有强的声影。来源于消化道气体的声影随着体位的变换或经时动态观察而发生变化，所以容易鉴别。肝外胆管（右肝管内径8mm）有轻度的扩张，而肝内胆管未见扩张。这些表明因胆结石导致的胆囊无功能状态持续很长时间，至少持续数年。

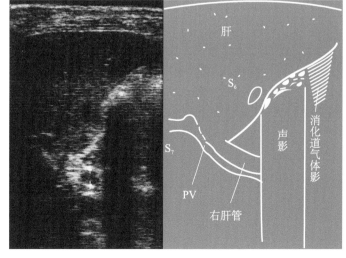

●堆积型

由多个结石（混合性结石）引起的声影，胆囊后壁难以显示。因此需要多方位扫查，进行详细观察。另外，很难准确地判定结石的数量。

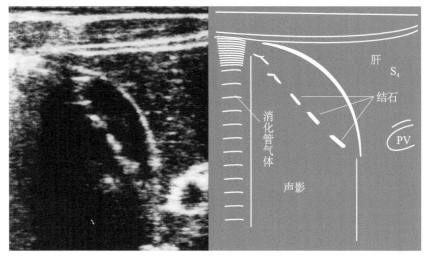

●堆积型 + 浮游型

胆囊内堆积着数个直径小于5mm的混合性结石，其表面至底层均显示为高回声或彗星尾征，但是胆囊后面的回声显示欠清。此为堆积型b的所见，浮游型结石显示彗星尾征。

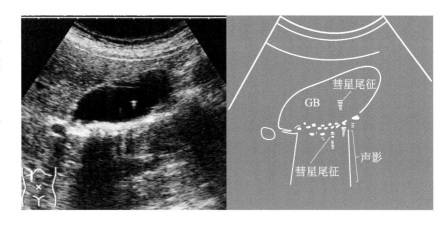

●游离型

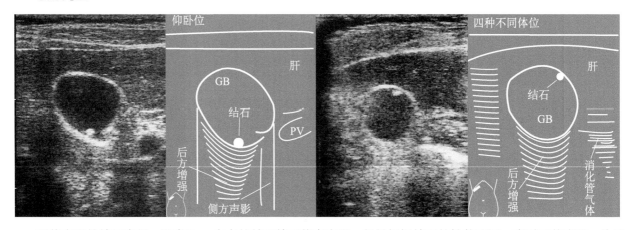

不伴声影的结石病例。通常2mm左右的结石就可伴有声影，但是根据结石的性状不同，有时不伴声影。为了与息肉样病变进行鉴别，变换体位，观察其可移动性。由仰卧位变换到其他四种体位，就可观察到胆囊内结石在重力作用下的移动。

（4）稀有结石

◉**钙乳胆汁**（milk of calcium bile, limby bile）

①胆囊内探及堆积着的带状强回声，伴有弱声影。变换体位（从仰卧位改变为坐位）时可见带状强回声慢慢地流动至胆囊底部。但是，本例中由于胆汁非常黏稠，体位变换至坐位状态也未见带状强回声的移动，利用探头轻轻地拍打腹壁后可见其移动。

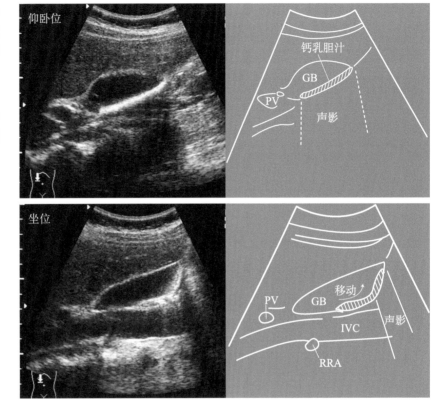

②钙乳胆汁形成水平界面，无明显声影。本例中也可见其移动性。

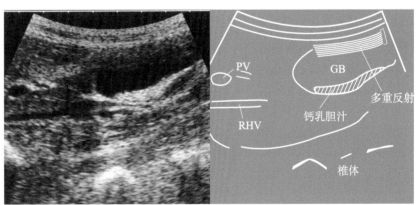

钙乳胆汁的超声波图像

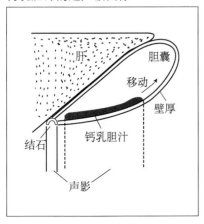

钙乳胆汁是因为胆结石导致胆囊管闭塞而引发的慢性炎症持续时间较长、胆汁中的碳酸钙含量增加所致。X线片上显示白色的液体滞留；超声检查表现为高回声的黏稠流动体，后方伴有弱声影。

◎胆泥（biliary sludge）+ 胆砂（biliary gravel）

因远段胆管癌而明显肿大的胆囊内见形成水平面的胆泥和胆泥中小砂状结石（胆砂）。

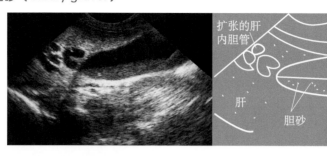

◎胆泥（biliary sludge）

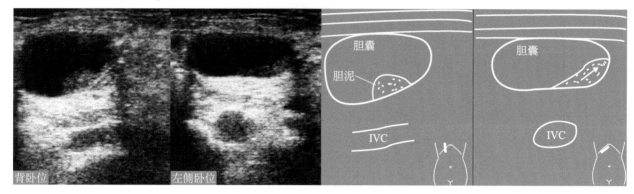

未形成水平面而呈现类似于隆起性病变的胆泥。当体位由背卧位变换为左侧卧位时，胆泥慢慢地移动，其形状也随之发生变化。有时仅靠变换体位确认胆泥的移动需要数十分钟，因此让被检者跳跃或拍拍腹壁给予振动，就能很快确认胆泥的移动。

◎胆泥（biliary sludge）+ 结石（cholecystolithiasis）

①在胆囊颈部和底部可见结石。具有小平面形成，为混合性结石。胆泥充满于胆囊内。因颈部的结石比较小，而且内腔充满着胆泥，所以后方声影显示欠清。充满型胆泥与肿瘤的鉴别诊断是根据胆囊壁呈线状回声、显示清晰，CDFI显示内部无明显血流等特点进行鉴别。

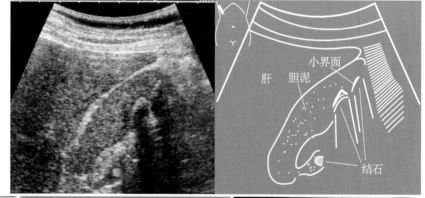

②

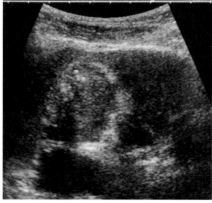

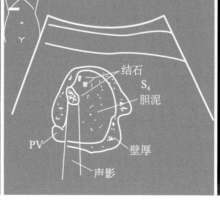

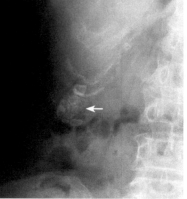

胆囊壁不均匀增厚、回声增强，表现为慢性胆囊炎。囊腔内可见点状高回声和伴有弱声影的斑状高回声，这些均为结石。因胆泥充满胆囊腔内，结石显示得并不清晰，需要注意观察。腹部X线片可清晰显示胆囊结石（⚐）

2. 息肉样病变

◉ 胆固醇性息肉（cholesterol polyp）——胆固醇沉积病（cholesterosis）

（1）在胆囊体部可见高回声的小隆起病变，为胆固醇性息肉。直径小于10mm，大多数小于5mm，其特点是高回声小肿瘤，因此有必要与胆结石鉴别诊断。变换体位或拍打腹壁振动胆囊，高回声不移动则可以确诊。

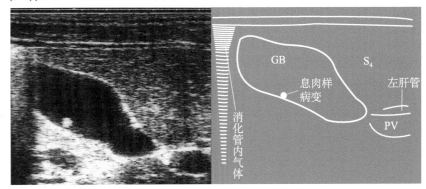

（2）胆囊体部的囊壁后方出现彗星尾征，是来源于小息肉前后面的多重反射。

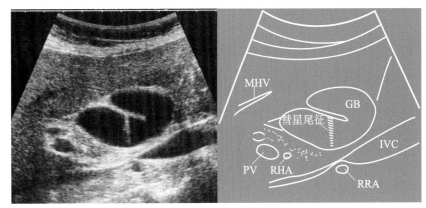

胆泥的超声波图像

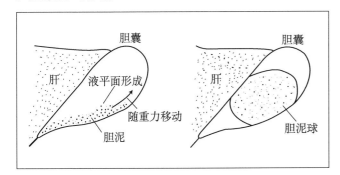

胆道闭塞或长期禁食导致胆囊不能收缩时，胆汁成分被浓缩，囊内出现由色素颗粒和胆固醇结晶构成的沉淀物，称之为胆泥（biliary sludge），随体位的变换有移位，以此可与肿瘤鉴别。黏度高、呈肿瘤状的称胆泥球（sludge ball）。用探头给予胆囊振动或变换体位也难以确认其形态变化或位置移动的情况不少见，若用多普勒检测不出血流信号就容易判断不是肿瘤。急性胆囊炎时，胆囊内浮游着呈细微的点状回声的白细胞、纤维素，称碎屑（debris），应与胆泥区别。

胆囊息肉样病变

- 胆固醇性息肉（胆固醇沉积病）
- 腺瘤
- 增生性息肉
- 炎症性息肉
- 癌

不同年龄段胆囊息肉样病变发生率

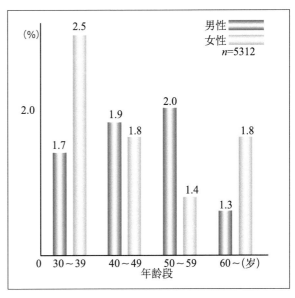

（3）胆囊壁内探及数个小至难以测量、大至直径约10mm的高回声息肉。合并脂肪肝。

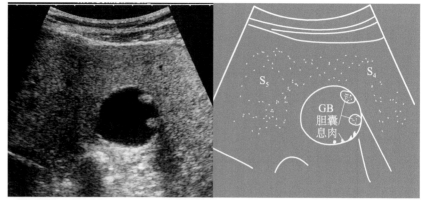

（4）胆囊壁内见弥漫性分布的胆固醇性息肉，壁增厚4～5mm；还可见基底部较宽的直径约15mm的高回声息肉。

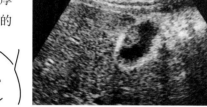
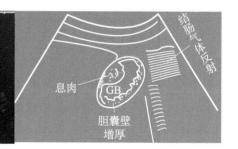

（5）胆囊体部底部分界区可见直径约10mm的带蒂的高回声息肉（桑葚状）。

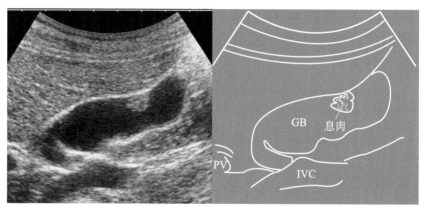

胆囊胆固醇性息肉的超声波图像

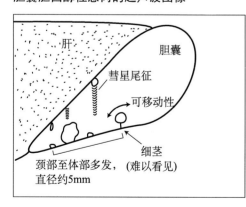

胆囊息肉样病变的超声表现

包括胆囊的良性肿瘤和肿瘤样病变。上皮性良性肿瘤有腺瘤（adenoma）和化生性息肉（metaplastic polyp），肿瘤样病变有胆固醇性息肉（cholesterol polyp）、炎症性息肉（inflammatory polyp）等。直径小于5mm的胆囊隆起性病变几乎均为胆固醇性息肉，多数为多发性，经随访发现有的息肉消失。好发于胆囊体部、颈部，呈高回声，表面呈颗粒状（粒状、乳头状、桑葚状），伴彗星尾征；带蒂者细长，呈丝状摇动；多数为类息肉样类型（polypoid type），但是也有弥漫性微细小隆起的弥漫性类型（diffuse type）。腺瘤大多是单发，几乎均为乳头状腺瘤（papillary adenoma），管状腺瘤（tubular adenoma）罕见，其回声低于胆固醇性息肉，基底部宽，直径5～10mm，多发于胆囊底部；另外，管状腺瘤有时候合并原位癌（carcinoma in situ），与胆囊癌难以鉴别，两者均为手术适应证。

●弥漫型胆固醇性息肉

腹腔侧的胆囊壁略增厚，类似竖立的羽毛状。

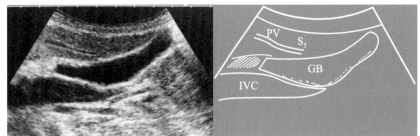

3. 腺瘤（adenoma）

（1）肝床侧的胆囊壁上见直径1cm的隆起性病变，其内回声低于胆固醇性息肉。

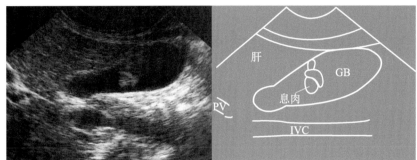

（2）在胆囊体部肝床侧见直径8mm的低回声肿瘤。根据单发性、其余黏膜面无异常、呈低回声等表现，首先考虑腺瘤。

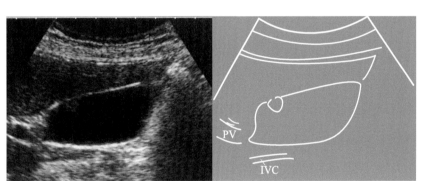

胆囊息肉样病变的良、恶性的鉴别

	大小	个数	性状	回声程度	超声声像图
良性	小（小于5 mm）	多发	带蒂、规则	高	
恶性	大（大于10 mm）	单发	无蒂、基底部宽不规则、凹凸	低	

4. 胆囊癌（gallbladder cancer）

（1）于胆囊底部探及低回声肿瘤。怀疑恶性肿瘤的表现是肿瘤呈低回声、基底部宽，同一部位的肝边缘线状回声消失（胆囊癌向肝床的浸润）等。

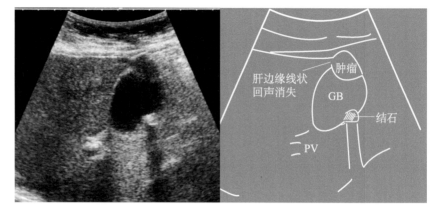

（2）于胆囊底部探及长径3cm的基底部宽的高回声肿瘤。仅根据回声程度难以与胆固醇性息肉区别，但根据基底部宽和直径超过2cm等可以考虑为胆囊癌。

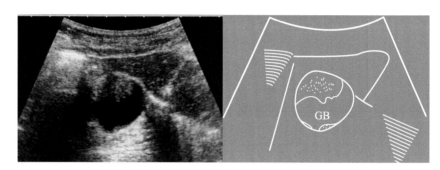

（3）于胆囊床探及巨大的肿瘤（直径8.5cm），内部回声不均匀，也可见结石。胆囊癌的肉眼分类上相当于块状型，与肝的分界欠清，考虑肿瘤向肝浸润。

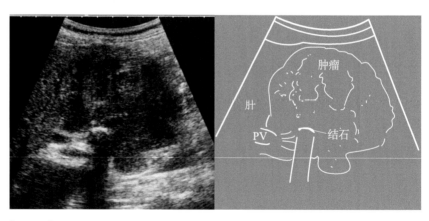

根据胆囊息肉样病变大小的良、恶性的判断标准

肿瘤直径	小于1 cm	随访观察（3个月后再检查）
	1～2 cm	怀疑恶性，进行活检
	大于2 cm	怀疑癌

（4）充满型胆囊癌（7cm×4cm），其内也可见到结石。内部回声由低至高且很不均匀，与部分肝边界的回声消失表示肿瘤向肝浸润。可见到向胰腺后部淋巴结（No.13，3.5cm×2.2cm）的转移。内镜逆行胰胆管造影（ERCP）检查中胆囊内腔几乎都被肿瘤占据，只有少部分被造影剂充盈（⇩）。

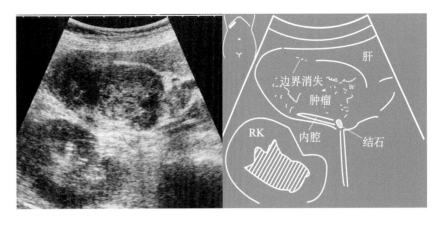

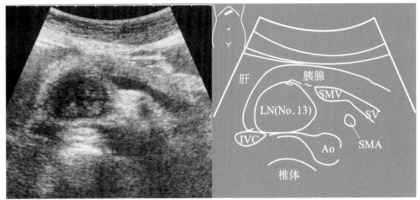

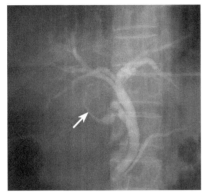

ERCP

（5）于胆囊颈部探及形态不规则、基底部宽的肿瘤，肝内胆管扩张。经皮经肝胆道引流术（PTCD）时可看到肝总管部（⇩）闭塞，胆囊显示不清。

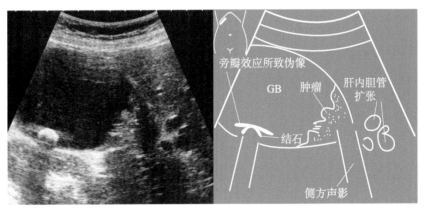

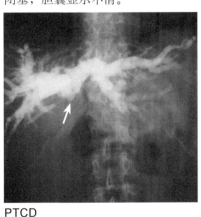

PTCD

胆囊癌的超声表现

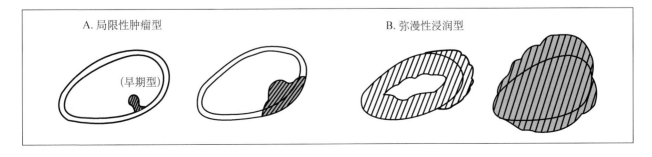

A. 局限性肿瘤型　　　　　　　　B. 弥漫性浸润型

5. 急性胆囊炎（acute cholecystitis）

（1）胆囊显著肿大到13cm×4.5cm大小，在颈部可见到嵌顿结石。在胆囊内腔存在由碎片（debris）及胆泥（sludge）引起的点状回声，因此颈部结石不伴有声影。看不出胆囊壁肥厚，这是由于胆囊扩张显著导致囊壁相对性改变。

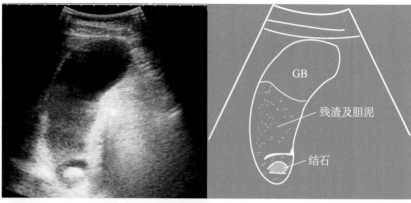

（2）胆囊肿大，胆囊壁以8mm厚度均匀地肥厚。在内腔里可见到残渣（debris）和结石。但是，存在于其底部附近的结石并不是胆囊炎的原因，嵌顿在颈部的结石才是炎症的原因。

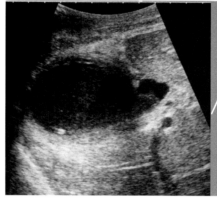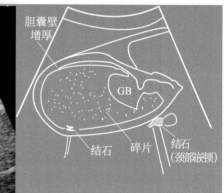

●胆囊周围脓肿（pericholecystic abscess）

（1）胆囊颈部存在嵌顿结石。本病例是从几年前开始反复发作胆囊炎，胆囊处于萎缩状态。内腔里存在胆泥（sludge），其中也可见结石（彗星回声）。肝床侧壁的一些部分中断，肝内连续着不整齐的低回声区域。这就是胆囊周围脓肿。治疗方法有经皮经肝胆囊引流（PTGBD），胆囊周围脓肿被造影剂造影成囊状。

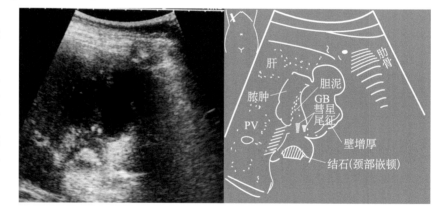

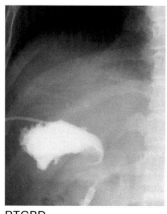

PTGBD

急性胆囊炎的合并症

- 胆囊积脓症 empyema
- 胆囊周围脓肿 pericholecystic abscess：坏疽性胆囊炎累及肝床
- 胆汁性肠瘘 Biliary enteric fistula：伴有胆道积气 pneumobilia
- 胆汁性腹膜炎 bile peritonitis：因胆囊穿孔所致
- 肝脓肿 liver abscess
- 膈下脓肿 subphrenic abscess
- 败血症 sepsis
- 胆管炎 cholangitis
- 胰腺炎 pancreatitis

（2）右上腹部痛、发热（体温38℃）、WBC 15.6×10⁹/L。胆囊肿大、胆囊壁增厚。胆囊床内探及无回声区，其内见点状回声，考虑为胆囊周围脓肿。

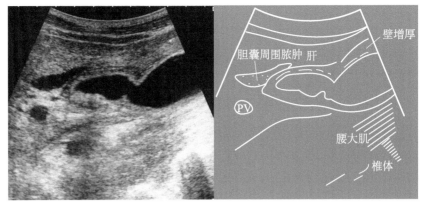

●胆囊扭转

80岁，女，发热（体温38℃），右侧腹痛，怀疑阑尾炎入院。右侧腹部压痛并触及肿物。胆囊明显肿大，大小约20cm×7cm，壁增厚约1cm。急性胆囊炎、胆囊显著肿大时囊壁增厚严重，可考虑胆囊扭转。

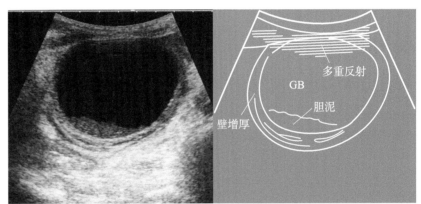

急性坏疽性胆囊炎的超声声像图

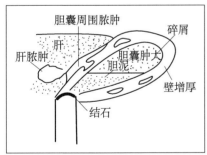

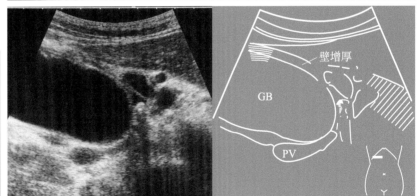

急性胆囊炎的超声表现

急性胆囊炎绝大多数是结石嵌顿于胆囊颈部，造成淤血、水肿，继发感染所致的急性炎症。从病理学上可分为仅有胆囊壁黏膜卡他性炎症的卡他性，壁内形成脓肿的化脓性，胆囊壁坏疽并发胆囊周围炎、胆囊穿孔、胆汁性腹膜炎的坏疽性三种。临床上分为浆液性、化脓性、坏疽性。典型的超声表现是胆囊肿大，胆囊壁增厚，胆囊颈部嵌顿结石、胆泥、碎屑（debris）。胆囊肿大是因内压上升所致。增厚的胆囊壁内显示的低回声透明层（sonolucent layer），相当于浆膜下水肿。炎症性胆汁、脓汁、纤维蛋白、凝血块、坏死物等沉积物在超声上表现为胆泥样回声。胆囊内浮游物称为碎屑（debris）。坏疽性胆囊炎（gangrenous cholecystitis）的胆囊壁不规则增厚，壁溃疡、壁内出血、坏死、微小脓肿等导致胆囊壁回声不均匀。气肿性胆囊炎(emphysematous cholecystitis)的胆囊壁内显示来源于气体的多重反射。胆囊肿大是以长径8cm为基准，若超过10cm考虑异常。但是，胆囊大小具有个体差异，所以内压升高、近球形的胆囊有异常的可能性大。饱满的胆囊壁不一定总是表现为壁增厚的声像图，此时，嵌顿结石、碎屑（debris）以及用探头加压胆囊区出现压痛的超声墨菲征（sonographic murphy's sign）等对诊断非常重要。

◉气肿性胆囊炎（emphysematous cholecystitis）

胆囊扩张，胆囊壁呈增厚的线状高回声，其原因是来源于胆囊壁内积气的多重反射，表明坏疽性胆囊炎的坏死组织被产气菌（Clostridium welchii. E. coli）感染。在腹部X线片上相当于胆囊壁的部位显示由气体引起的透亮区（↥）。CT平扫上也是同样表现。

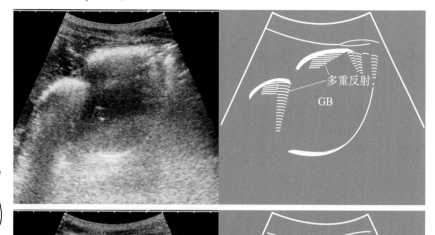

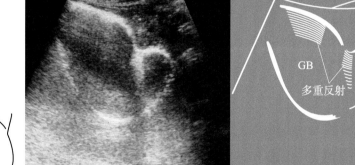

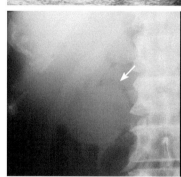 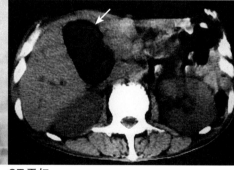

腹部X线片 　　　　　　　CT平扫

气肿性胆囊炎

① 气肿性胆囊炎是以产气菌为致病（炎）菌而导致的胆囊炎，较少见。

② 缺血、低氧状态等为主要病因，致病菌中以Clostridium属菌的检出率较高。

③ 超声表现：在胆囊腔内或胆囊壁内可见到由致病菌产生的具有移动性的气体反射。

④ 腹部平片上，可观察到胆囊内气体、胆囊壁内气体、胆囊周围气体等。

⑤ 因胆囊穿孔、坏死等重症病例较多，需要迅速而正确的超声诊断或X线诊断。

6. 慢性胆囊炎（chronic cholecystitis）

（1）胆囊萎缩，囊腔内充满着结石。胆囊壁的回声增强，呈不均匀性肥厚，为典型的慢性胆囊炎超声声像图表现。

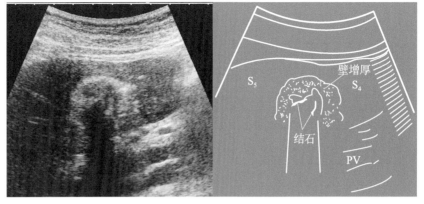

（2）胆囊无明显萎缩，胆囊壁呈高回声增厚，囊腔内充满结石和胆泥。

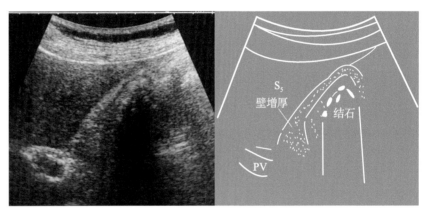

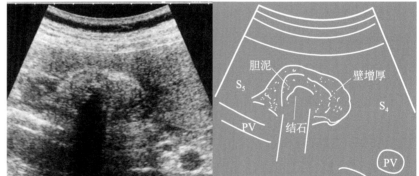

慢性胆囊炎的超声声像图

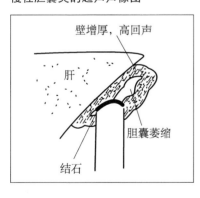

慢性胆囊炎的超声表现

慢性胆囊炎大多为急性胆囊炎反复发作而转变或由轻度胆囊炎症状缓慢发展而来。胆囊内有结石，纤维性壁增厚同时内腔变狭窄。胆囊壁纤维性增厚，黏膜变薄。黏膜上皮由平滑肌层至浆膜下凹陷而形成憩室，即罗-阿窦（Rokitansky-Aschoff sinus，RAS），较常见。典型的超声表现是胆囊萎缩、胆囊壁全周性增厚及回声增强。通常胆囊壁呈比较平滑的增厚，但有时呈因纤维化所致的不均质性增厚，有时呈低回声。在这种情况下很难与胆囊癌进行鉴别诊断。

（3）胆囊壁呈全周性不均匀肥厚，囊腔内探及结石，并且胆囊颈部的淋巴结也肿大。由于胆囊壁的回声低、患者无明显症状，因此怀疑为胆囊癌。在病理切片上，黏膜出现变性与坏死，肥厚的胆囊壁呈弥漫性纤维化，符合慢性胆囊炎的表现。

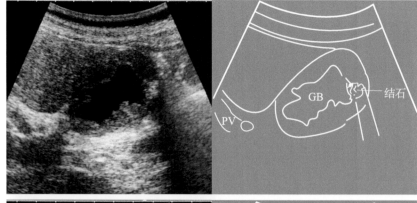

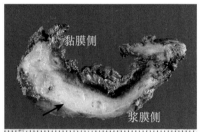

病理标本

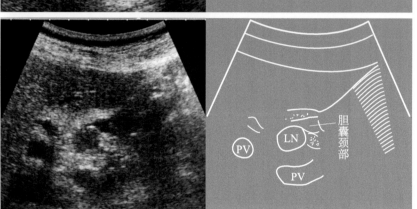

●瓷样胆囊（porcelain gallbladder）

62岁男性，CT上发现胆囊壁钙化。超声声像图上胆囊壁回声明显增高的部分相当于壁钙化的部分。胆囊内腔可见有移动性的胆泥。瓷样胆囊是胆结石并发的慢性炎症导致胆囊壁的钙化，其癌变率较高，是胆囊摘除术的适应证。

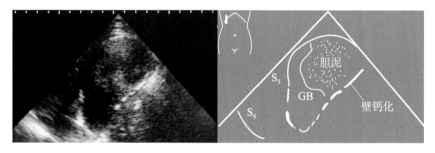

瓷样胆囊的超声声像图

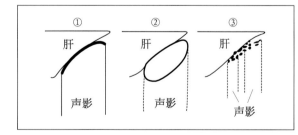

瓷样胆囊是指胆囊的慢性炎症所致的胆囊壁钙化，其癌变率较高，需要行胆囊摘除术。超声表现分三种类型：①伴有声影的弧线状高回声；②前后壁均呈高回声；③伴有声影的不规则斑点状高回声簇状聚集。其中，③型的癌变率约20%。

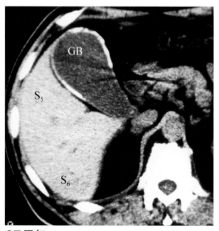

CT平扫

7. 胆囊腺肌症（adenomyomatosis）
●弥漫型（generalized type）

胆囊壁呈全周性、均匀性肥厚，壁内见无回声小囊肿成分，为罗 - 阿窦（Rokitansky-Aschoff sinus，RAS）。

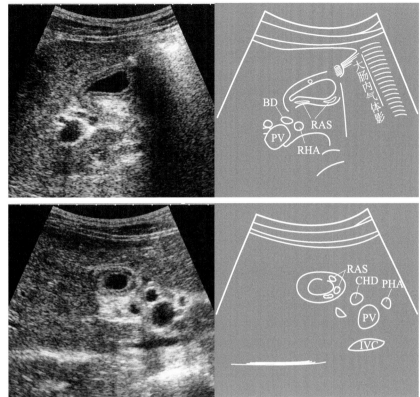

胆囊腺肌症的分类

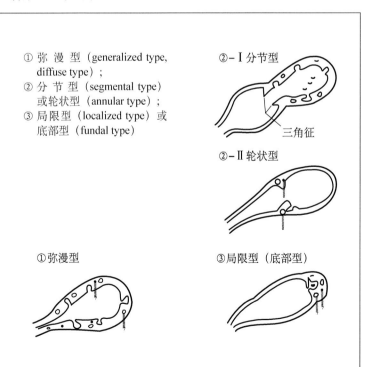

胆囊腺肌症

胆囊黏膜上皮和平滑肌过度增生导致胆囊壁肥厚，大多数的憩室（Rokitansky-Aschoff Sinus，RAS）存在于肌层内或贯穿于整个肌层。本症约80%合并胆囊结石，约30%合并憩室内结石。

胆囊壁增厚的疾病

- 急性胆囊炎
- 慢性胆囊炎
- 胆囊癌
- 胆囊腺肌症
- 急性肝炎
- 慢性肝炎~肝硬化
- 低蛋白血症（肾病综合征、恶病质）
- 胆囊颈部淋巴结（No. 12）肿大
- 正常（餐后）

●分节型（segmental type）

（1）胆囊底部至体部呈全周性的壁肥厚，增厚的壁内可见来源于壁内结石的彗星尾征及相当于罗-阿窦（Rokitansky-Aschoff sinus, RAS）的数个小囊肿。

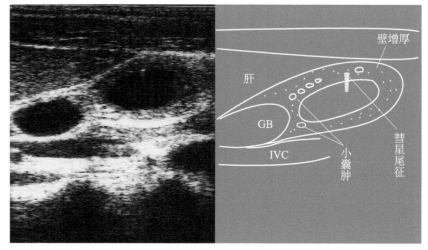

（2）胆囊体部至底部的壁肥厚，壁内存在罗-阿窦（Rokitansky-Aschoff sinus，RAS），近胆囊底部有直径约3cm的结石。因可见三角征（triangle sign），可判断为分节型（segmental type）。

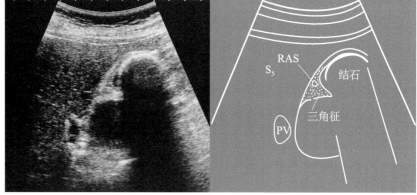

●底部型（fundal type）

超声检查探及局限于胆囊底部的壁增厚，壁内存在罗-阿窦（Rokitansky-Aschoff sinus, RAS）。因大肠内气体干扰，底部型（fundal type）容易被漏诊，特别需要注意观察胆囊底部。

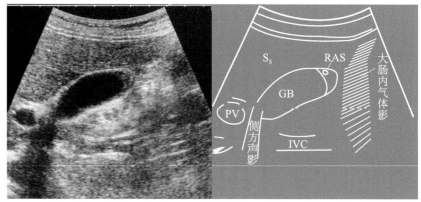

8. 先天性异常

胆囊的先天性异常

Ⅰ 数量、形态的异常
- 折叠胆囊：浆膜下型折叠胆囊（倒圆锥形帽，phrygian cap），浆膜型折叠胆囊
- 葫芦形胆囊 hourglass gallbladder
- 哈特曼 Hartmann 胆囊：胆囊颈部的胆囊管移行部（漏斗部）呈囊状扩张
- 重复胆囊 double gallbladder
- 双叶胆囊 bilobed gallbladder：隔膜型双叶胆囊，V 字形（T 字形）双叶胆囊
- 隔膜型胆囊 septate gallbladder（GB with persistent septum）
  ……多发隔膜胆囊 multiseptate gallbladder
- 胆囊憩室 diverticula of the gallbladder
- 无胆囊症 absence of gallbladder（agenesis）

Ⅱ 位置的异常
- 左侧胆囊 left-sided gallbladder
- 横位胆囊 quersituated gallbladder
- 游走胆囊 floating gallbladder
- 肝内胆囊 intrahepatic gallbladder

Ⅲ 胆囊管的异常
- 重复胆囊管
- 胆囊管缺损
- 胆囊管、胆管汇合部位·形态变异

● **多发隔膜型胆囊**（multiseptate gallbladder）

无症状，功能无异常。胆囊被多发性、薄的隔膜构造分成数个大小不同的部分。

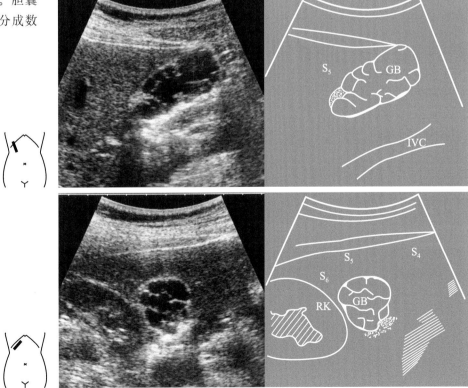

9.根据胆囊壁鉴别诊断腹水的良、恶性

存在腹水时，观察胆囊壁有助于鉴别。若胆囊壁正常，呈单层（single wall），则腹水来源于癌性腹膜炎。若胆囊壁增厚，壁内可见低回声带的双层壁图像（double wall），则腹水是漏出性的，其原因是肝硬化或肾病等引起的低蛋白血症。肝硬化时门静脉压升高，而胆囊静脉回流入门静脉，导致胆囊壁水肿，相当于超声声像图上的壁内低回声带。

但是癌性腹水也有出现胆囊呈双层壁样的例外情况，其原因是恶病质引起的低蛋白血症（清蛋白值2.0g/dl以下）以及肝十二指肠肠系膜内淋巴结（No.12）转移等。

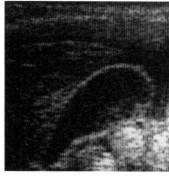
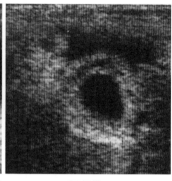

单层　　　　　　　双层

a. 4型进展型胃癌导致癌性腹膜炎　　　b. 肝硬化

不同疾病的胆囊壁超声声像图
（n＝64）

疾病名称	胆囊壁	
	单层*	双层**
胃癌	14	2
泌尿生殖器的恶性肿瘤	11	0
其他恶性肿瘤	9	1
肝硬化	0	22
肝硬化合并肝细胞瘤	1	2
肾病综合征	0	1
膈下脓肿	1	0
合计	36	28

*壁厚≤3 mm　**壁厚≥4 mm

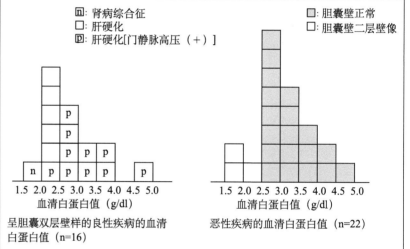

- ⊟：肾病综合征
- □：肝硬化
- ⊡：肝硬化[门静脉高压（＋）]
- ▨：胆囊壁正常
- □：胆囊壁二层壁像

呈胆囊双层壁样的良性疾病的血清白蛋白值（n=16）

血清白蛋白值（g/dl）

恶性疾病的血清白蛋白值（n=22）

血清白蛋白值（g/dl）

文献：Fumio Tsujimoto, Yukio Miyamoto, Shimpei Tada, Differentiation of Benign from Malignant Ascites by Sonographic Evaluation of Gallbladder Wall, 503-504:157, Radiology1985.

腹腔超声解剖

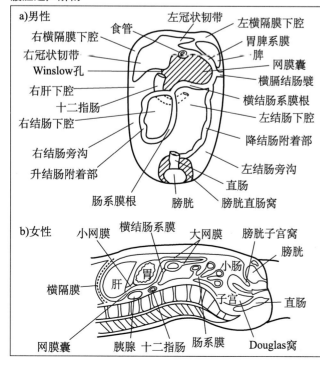

a) 男性

食管、左冠状韧带、左横隔膜下腔、右横隔膜下腔、右冠状韧带、Winslow孔、右肝下腔、十二指肠、右结肠下腔、右结肠旁沟、升结肠附着部、肠系膜根、胃脾系膜、脾、网膜囊、横膈结肠襞、横结肠系膜根、左结肠下腔、降结肠附着部、左结肠旁沟、直肠、膀胱、膀胱直肠窝

b) 女性

小网膜、横结肠系膜、大网膜、膀胱子宫窝、膀胱、小肠、子宫、直肠、横隔膜、肝、胃、网膜囊、胰腺、十二指肠、肠系膜、Douglas窝

由脏腹膜及壁腹膜而成的浆膜即腹膜（peritoneum）；腹膜包围而形成的腔称腹腔（peritoneal cavity）。腹腔被横结肠系膜和横膈结肠襞分为上下部分，分别称结肠系膜上腔（supramesocolic space）和结肠系膜下腔（inframesocolic space）。结肠系膜上腔可分为镰状韧带（falciform ligament）、肝胃韧带（hepatogastric ligament）、胃脾韧带（gastrosplenic ligament），而且右侧的结肠系膜上腔被右冠状韧带（right coronary ligament）分为右横隔膜下腔（right subphrenic space）和右肝下腔。右肝下腔分为前部和后部，后肝下腔（posterior subhepatic space）被称为肝下陷凹（Morison's pouch, hepatorenal fossa）。在左横隔膜下腔把脾的周围特意称为脾周围腔（perisplenic space）。在结肠系膜上腔存在由小网膜、胃、胃脾系膜、胃结肠系膜、横结肠系膜等包围的腔，被称为小网膜囊（lesser sac）。小囊由肝十二脂肠系膜的背侧的小囊孔（网膜孔或Winslow孔）连接到腹腔。结肠系膜下腔由结肠旁沟（paracolic gutter）、结肠下腔（infracolic space）、骨盆腔（pelvic space）组成。由上下结肠附着部分为外侧的左右结肠旁沟和内侧的结肠下腔，结肠下腔被肠系膜根分为左右结肠下腔。右结肠旁沟与肝下腔和骨盆下腔连接，但是左结肠旁沟被横膈结肠襞与左横隔膜下腔部分地遮盖着。骨盆腔在男性膀胱和直肠之间存在直肠膀胱陷凹，在女性膀胱和子宫之间存在膀胱子宫陷凹，子宫与直肠之间存在直肠子宫陷凹（道格拉斯陷凹，pouch of Douglas）。背卧位时在腹腔最低处是小骨盆腔的直肠膀胱陷凹或道格拉斯陷凹，由于腰椎前弯，脾周围腔、Morison窝与它连续地处在低的位置。因此，对于腹水或腹腔内出血的诊断最好检查容易存积的上述部位和结肠旁沟。

10. 胆囊双层壁图像

（1）肝硬化（liver cirrhosis）：肝硬化伴有门静脉高压症导致胆囊壁呈双层壁（double wall）增厚。因为有大量的腹水，肝表面清晰地显示凹凸不平。腹水是漏出性，呈无回声，通过探头振动腹壁并不影响小肠及小肠系膜在腹水中的慢慢漂动，此现象属于良性腹水的表现，是柔软的小肠和肠系膜在腹水中浮游的状态。如果为癌性腹膜炎或炎症性腹膜炎，腹水是渗出性，无回声的腹水内出现点状回声或纤维网。若用探头振动小肠和肠系膜可观察到和探头运动频率一致的活动。

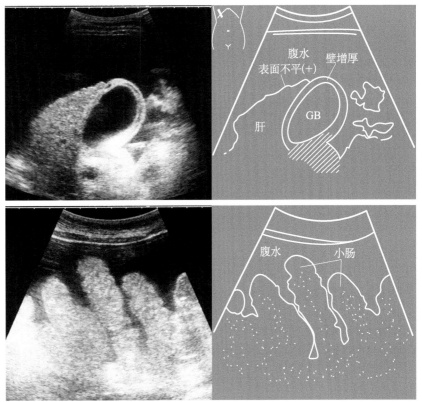

（2）恶性淋巴瘤（malignant lymphoma）：患有恶性淋巴瘤时腹腔内可见数个淋巴结肿大，胆囊颈部附近的淋巴结（No.12）也肿大，因此胆囊壁的淋巴回流受阻淤滞，导致胆囊壁的增厚。

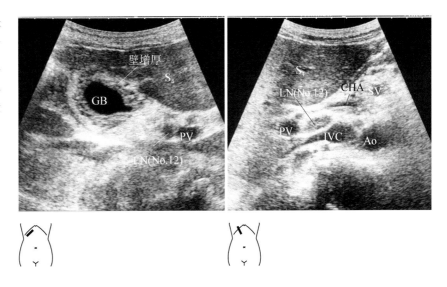

六、胆管病的超声诊断

1. 胆总管结石（choledocholithiasis）

（1）因心窝部及背部疼痛而来院就诊。体温38.8℃，眼球结膜黄疸（+），T-Bil 2.5 mg/dl，AST 894 IU/L，ALT 241 IU/L，ALP 1303 IU/L，LDH 1474 IU/L，GTP 1067 IU/L，LAP 338 IU/L，WBC 5.7×10^9/L，ESR 16/42mm/h，CRP 1.4 mg/L。胆总管中段（Bm）扩张，直径约12mm，其内发现结石，结石几乎整体可见，呈低回声，伴有弱声影，是典型的胆红素钙结石的超声图像。

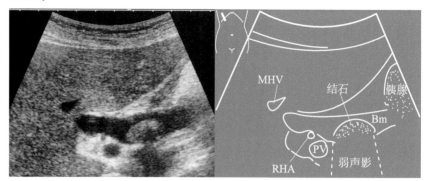

（2）从胆总管中段（Bm）至下段（Bi，胰腺内胆管）内可见到4个结石。后伴弱声影或无声影，是胆红素钙结石。

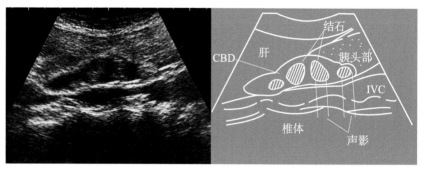

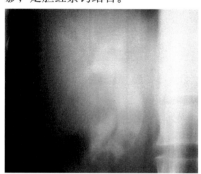

DIC 断层摄影

（3）因右季肋部疼痛来院就诊。胆总管上段（Bs）至下段（Bi）内可见约5.5cm×3cm的巨大结石，其回声类似于肝实质，但伴有强声影，是混合性结石。

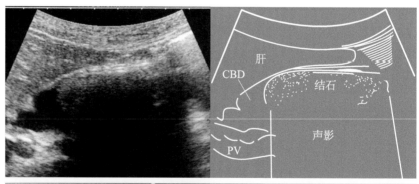

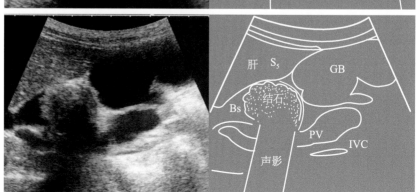

（4）因上腹部疼痛而来院就诊。AST 129 IU/L，ALT 215 IU/L，LDH 429 IU/L，γ-GTP 189 IU/L，CRP 60mg/L（＋），WBC 27.4×10⁹/L。胆总管下段（Bi，胰腺内胆管）内可见到无声影的、大小约11.3mm×4.8mm的结石。肝外胆管直径7mm，无扩张。伴有炎症表现，沿门静脉分布的肝十二脂肠系膜内淋巴结（No.12p）肿大，呈扁平形，考虑炎症性而非肿瘤性。

（5）在胆总管中段（Bm）探及大小约1.8cm×1.5cm结石，可显示其全貌。右肝管（RHD）轻度扩张，直径约5mm，但是肝内、外胆管的扩张并不严重，仅有结石的部位（Bm）扩张，内径约1.5cm。胆囊内探及小结石，因旁瓣伪像使得其呈横向扩散，显得比实际大。

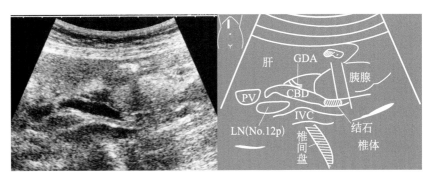

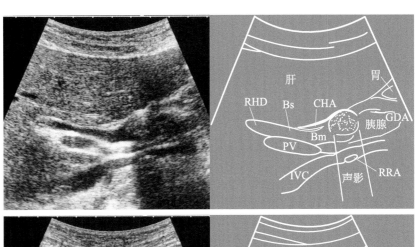

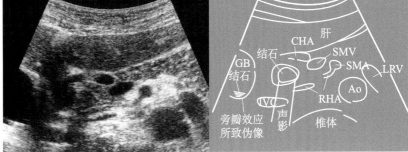

胆管的测量值

正常	胆总管直径	＜ 8 mm
	肝总管直径	＜ 6 mm
	肝管直径	＜ 4 mm
	肝内胆管	＜ 1 mm
扩张	肝外胆管	＞ 8 mm
	肝内胆管	大于伴行门静脉内径
	胆囊摘除后、胃切除后肝外胆管扩张	

Seven-Eleven Rule (7-11 rule)

肝外胆管直径大于7mm为扩张，大于11mm为明显扩张，是肝外胆管严重闭塞的表现。但是，最宽的胆总管膝部（genu）的直径7～8mm被认为是正常，而且高龄者胆总管内径可达10mm，也难以判断为扩张。笔者以肝外胆管直径8mm为大致正常的基准。另外，胆总管向末梢侧逐渐变细时或胆囊摘除术数年后肝外胆管扩张时，不能判断为病理性扩张。

肝外胆管和门静脉的关系

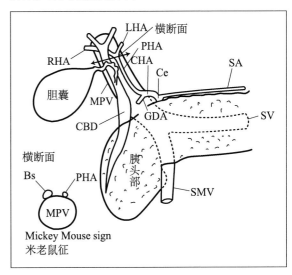

Mickey Mouse sign
米老鼠征

2. 胆管炎（cholangitis）

（1）因肝内结石（肝左叶后外段：S_2）随访观察期间，突然上腹部痛、发热（体温38℃）而来院就诊。CRP 60 mg/L（＋）、WBC 19.6×10^9/L。超声检查发现结石下移至胆总管，判断由此引起的胆管炎。胆总管内可见残片（debris）及胆泥，是炎症的表现。

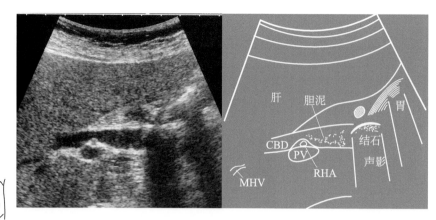

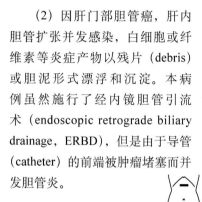

（2）因肝门部胆管癌，肝内胆管扩张并发感染，白细胞或纤维素等炎症产物以残片（debris）或胆泥形式漂浮和沉淀。本病例虽然施行了经内镜胆管引流术（endoscopic retrograde biliary drainage，ERBD），但是由于导管（catheter）的前端被肿瘤堵塞而并发胆管炎。

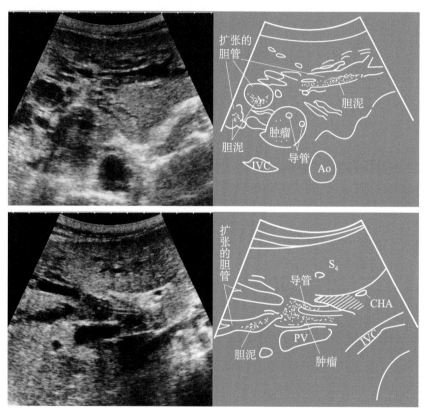

原发性硬化性胆管炎的概念

原发性硬化性胆管炎是肝外及肝内胆管的弥漫性炎症性纤维化导致胆管狭窄和闭塞，肝内胆汁淤积，晚期转变为胆汁性肝硬化的慢性进行性疾病。其原因不明确，尚无确切的治疗方法。原发性硬化性胆管炎常合并于炎症性肠道疾病、慢性胰腺炎等。

●原发性硬化性胆管炎（primary scleosing cholangitis，PSC）

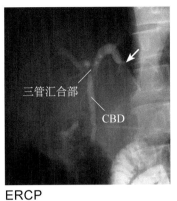

ERCP

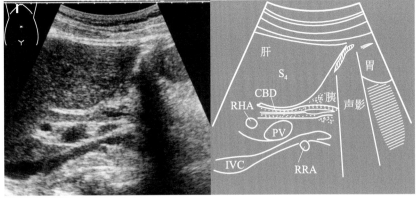

（1）胆总管（CBD）壁增厚，内腔明显狭窄。ERCP显示胆总管的直线化和边缘的不规则、三管汇合部的胆管狭窄及与之伴随的肝内右支及左支的扩张、肝内胆管的丝状狭窄（介）等，是常见于PSC的典型的胆管超声图像，胆囊未显示。

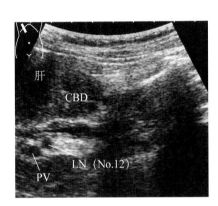

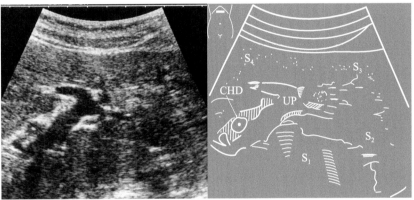

（2）25岁，女性，因慢性胰腺炎急性发作而入院。AMY 1260 IU/L。超声检查发现因PSC导致胆汁性肝硬化，肝实质明显粗糙，肝左叶尤其是尾状叶（S₁）明显肿大。肝外胆管（CHD，CBD）的壁明显增厚并内腔狭窄，肝十二指肠系膜淋巴结（No. 12a）肿大。在欧美国家，大多数PSC合并炎症性肠疾病和慢性胰腺炎，半数患者患有溃疡性结肠炎（UC）。在日本合并炎症性肠炎者约20%，大多数患者患有溃疡性结肠炎（UC）。另外，20%左右患者合并慢性胰腺炎。

PSC的胆管表现

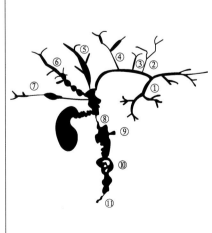

① 正常胆管
② 轻度狭窄
③ 截枝样表现（pruned-tree appearance）
④ 丝状狭窄＋囊状扩张
⑤ 单纯扩张
⑥ 串珠样扩张（beaded appearance）
⑦ 高度狭窄＋中度扩张
⑧ 带状狭窄（band-like stricture, confluent stricture）
⑨ 憩室样突出（diverticulum-like out-pounching）
⑩ 肝外胆管扩张＋边缘不规则（shaggy appearance）或者透亮像
⑪ 胆总管下段狭窄（合并慢性胰腺炎的病例）

PSC的诊断标准（1999年）

典型的胆管支异常的胆管造影表现

· 临床表现（炎症性肠炎，胆汁淤滞症状）和血液生化学结果（ALP值6个月内增至3倍以上）

二次性硬化性胆管炎的明显原因

· AIDS引起的胆管病变
· 胆管的恶性肿瘤（如果以前诊断是PSC）
· 胆道手术、外伤
· 胆管结石
· 胆道的先天性异常
· 腐蚀性硬化性胆管炎
· 胆管的缺血性狭窄
· (5-FU) 氟尿嘧啶动脉内给药引起的胆管狭窄

3. 肝内胆管结石病（hepatolithiasis）

（1）35岁，男性，心窝部疼痛，发热（体温39℃），T-Bil 2.4mg/dl，AST 804 IU/L，ALT 160 IU/L。肝左外叶（S_2，S_3）见数个结石。肝左叶后外段（S_2）的胆管（BD）扩张，而肝左叶前外段（S_3）的胆管内充满着结石。

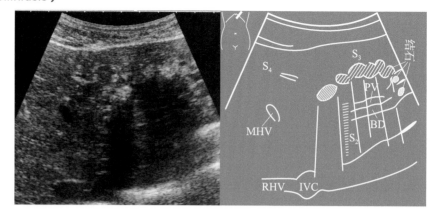

（2）

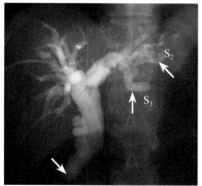

PTCD

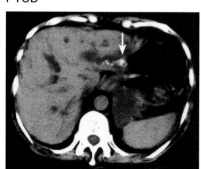

CT平扫

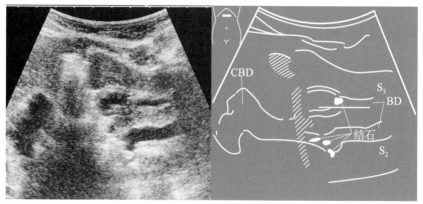

在肝内胆管左叶支内探及不伴声影的结石，末梢胆管扩张。胆总管及肝内胆管右叶支也扩张。由于肝左叶后外段（S_2）颈部的结石充满于胆管内，是胆管末梢侧扩张的原因，而不是肝左叶前外段（S_3）或右叶内胆管扩张的原因。本例是超声检查发现胆总管下段（Bi）的末端内结石。PTCD检查显示肝内胆管左叶支内的缺损（⇪），扩张的胆总管末端内嵌顿的结石（△）。CT检查显示肝左叶后外段（S_2）的扩张胆管内发现钙化的结石（⇪），确认左叶外侧区特别是肝左叶后外段（S_2）的萎缩。肝内胆管右支扩张（＋）。

（3）肝内胆管后叶支（RP）发现不伴声影的结石。本病例因肝外胆管（Bs，Bm）内结石导致肝两叶的胆管扩张。CT检查显示肝右叶后上段（S_7）的钙化结石（⇪）。

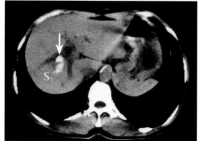

CT平扫

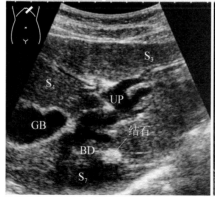

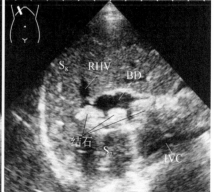

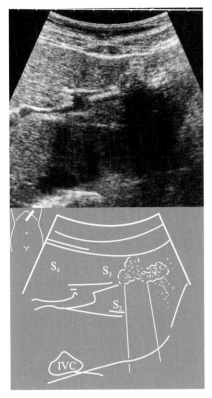

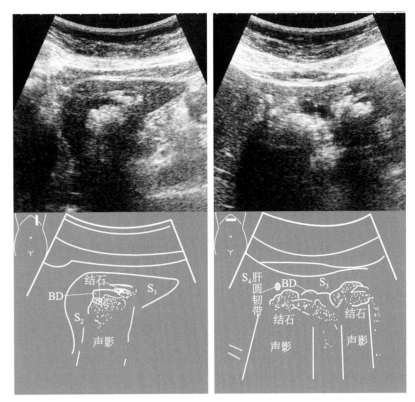

（4）因肝左叶前外段（S₃）的结石，导致相应区域组织萎缩，后外段（S₂）和前外段（S₃）的门静脉走行不平行而呈分开状态。

（5）肝左外叶（S₂，S₃）内探及数个大小不等的结石，相应区域显示萎缩。本病例无症状，体检时发现 γ-GTP 值（174 IU/L）高而行超声检查，初次诊断为肝内胆管结石症。

（6）各种检查结果提示肝硬化的病例，因腰痛，发热（38℃的弛张热），贫血（Hb 64 g/L），ESR 80/138 mm/h 而来医院检查。肝左叶后外段（S₂）及前外段（S₃）发现肝内结石，末梢侧的胆管（BD）扩张。后外段（S₂）胆管扩张显著，内见胆泥样沉积物，可判断伴有胆管炎。

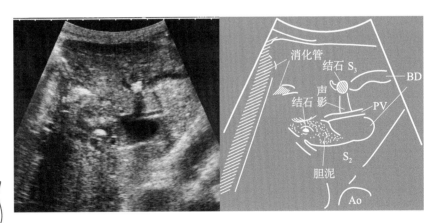

肝内结石的临床表现

- 大多数为直径小于3cm的小结石，几乎均为胆红素钙结石。
- 大多数结石位于肝内胆管左叶支。
- 结石导致其末梢的肝内胆管呈囊状扩张。
- 陈旧性结石导致其周围肝组织萎缩。
- 胆管无扩张或胆管内未充满结石时，结石呈不伴声影的强回声。
- 主要症状是心窝部痛、发热和黄疸。
- 可以导致肝脓肿和肝功能不全，因此有时需要外科手术（肝切除）。
- 复发率高。
- 与肝实质内钙化灶的鉴别主要根据有无肝内胆管扩张和肝萎缩。
- 随访观察发现约10%的患者合并胆管癌。

4. 胆道积气（pneumobilia）

（1）因胆总管结石行内镜（十二指肠）乳头切开术（endoscopic papillotomy，EPT）后，空气易经被切开的乳头括约肌处流入胆道，超声检查可确认来自空气的彗星尾征的位置随着体位变换而变化。

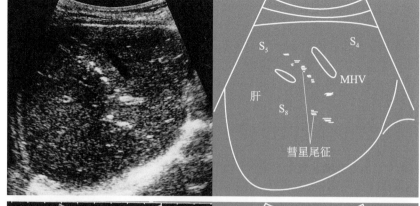

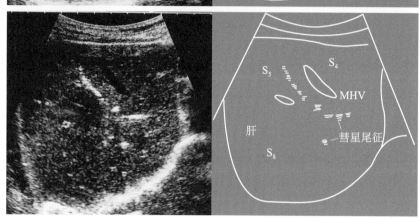

（2）沿着门静脉区（胆管）可见多重反射的点状、线状高回声。本病例也是EPT术后的胆道积气。

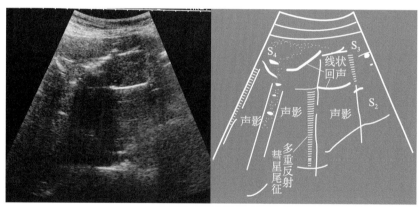

（3）2 年前，患有胆总管结石，并发胆管炎，形成十二指肠胆道瘘孔。经皮经肝胆总管引流术（PTCD）和非手术治疗后病情缓解。最近因食欲缺乏、恶心等症状加重而入院。十二指肠球部扩张并充满液体，由此可见肝门至肝内的线状强回声。肝功能 AST 和 ALT 均超过 1000 IU/L，胆囊壁增厚，伴有心包积液。本病例无临床意义，但是肝表面嵌顿着大肠（Chilaiditi Syndrome，基拉迪蒂综合征，即结肠肝曲嵌顿于横膈与肝之间引起的综合征）。腹部 X 线片显示肝内的空气影（↟）。胆道积气的特征是气体位于中枢侧，而门静脉内积气是位于末梢侧。

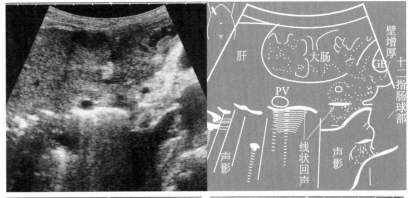

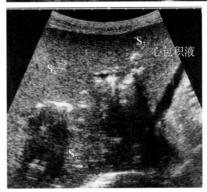

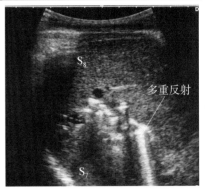

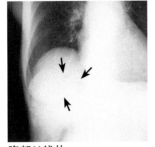

腹部 X 线片

胆道积气

胆道积气常见于胆道系和胰头部的手术后，如胆总管空肠吻合术和经内镜乳头切开术等。其他原因是炎症和癌症所致的胆囊肠管瘘。肠管内的气体呈线状或点状高回声，伴有多重反射。另外，高回声位置随体位变换而移动。

胆道积气的超声波图像

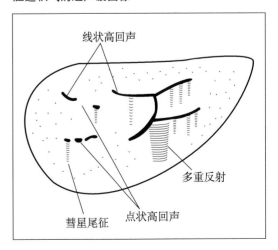

5. 胆汁瘤（biloma）

（1）因急性胆囊炎形成瘘孔，肝右叶后下段（S₆）被膜下可见积液。积液不是单纯无回声，是由炎症产物及出血引起的血清和血块分离导致的二层构造。CT检查显示胆囊内胆泥中呈透亮影的结石。本病例施行了经皮导管引流。

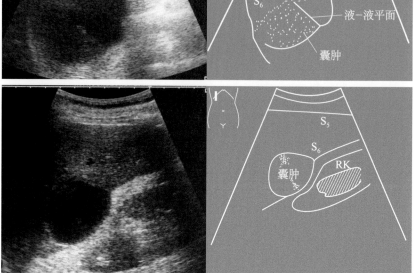

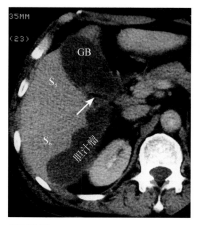

CT平扫

（2）拔下PTCD管后的胆汁瘤。肝右叶后下段（S₆）被膜下的囊肿，其内部探及弱回声，但是后场回声增强，另外，考虑胆汁瘤位于肝被膜下，是根据囊肿与肝的分界呈弱回声进行鉴别的。

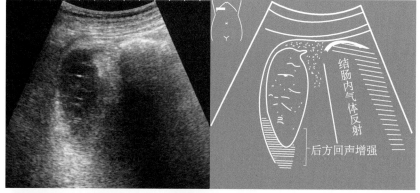

胆汁瘤

- 外伤或手术等导致的胆道（胆囊，胆管）损伤或者胆囊炎、胆管炎及胆道癌导致胆道破裂而形成的胆汁性囊肿。
- 当伴有炎症性变化或者出血时其内部出现回声。

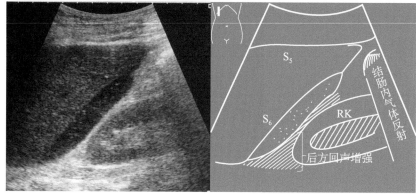

6. 先天性胆道扩张症（congenital dilatation of biliary duct）

（1）成人型：纺锤形先天性胆道扩张症（先天性胆总管扩张症，胆总管囊肿）合并胆总管下段癌的病例。扩张的胆总管下段（Bi）内径3cm，其内可见乳头状高回声肿瘤。一部分管壁与肿瘤连续而肥厚。胆总管及扩张的胆囊内可见胆泥。胆囊内也可见胆砂。

（2）小儿型：囊肿型，最大直径有5cm，其内合并结石。如果仔细观察，在胆总管壁上发现不规则的隆起（△），为合并胆道癌的病例。X线片显示上腹部正中央发现球形肿瘤影（△）。

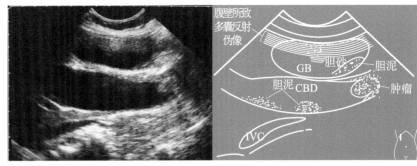

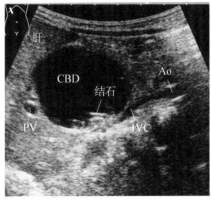
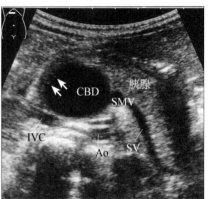

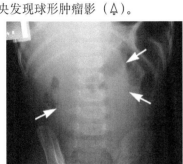

腹部X线片

先天性胆道扩张症的分类

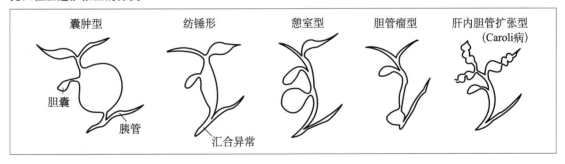

胆道扩张的鉴别诊断

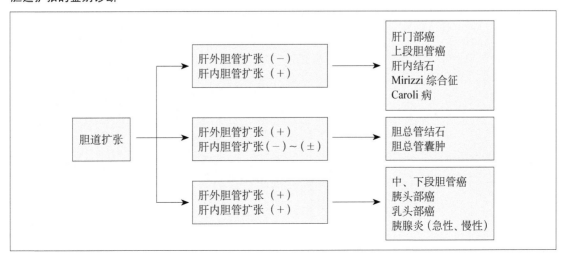

7. 先天性胆道闭锁（congenital biliary atresia）

(1)新生儿黄疸过程正常，1个月时体检未发现异常。出生后3个月以灰白色便、黄疸为主诉就诊。肝右季肋下约5cm、脾左季肋下约4cm，可触诊，疑诊为婴儿肝炎或胆道闭锁症而行超声检查。AST 249 IU/L，ALT 179 IU/L，ALP 2282 IU/L，LDH 402 IU/L，γ-GTP 226 IU/L，T-Bil 11.9 mg/dl（D-Bil 8.1mg/dl）。

门静脉区域增厚。这种表现虽然也可见于急性肝炎，但通常见于AST、ALT 1000 IU/L左右的极期表现，因此，考虑门静脉区域显著肥厚很可能是由胆道闭锁所致。即使不受胆囊床区气体干扰、能够充分显示，胆囊也无法检出。本病例施行了肝门部空肠吻合术。

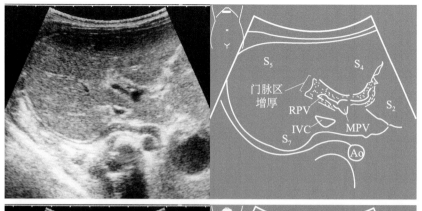

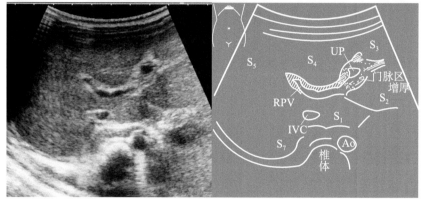

(2)肝门部空肠吻合术后。

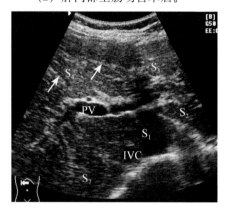

手术后：22岁，女性。出生后6个月时因胆道闭锁症接受了肝门部空肠吻合术，发展至肝硬化，超声检查肝实质内可探及乙型肝硬化所表现的线状回声（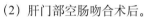），内部回声粗糙。

先天性胆道闭锁症的临床表现

①胚胎后期或出生后不久肝外胆管闭塞的疾病，又称肝外胆道闭锁症。

②原因不是遗传因素，而是胚胎期或围生期由于感染等因素所导致的肝外胆管闭塞。

③发生率：出生1万人中有1例，男女比例为1:2。

④分类：Ⅰ型：胆总管闭塞（10%）；Ⅱ型：肝管闭塞（2%）；Ⅲ型：肝门部闭塞（88%）。

⑤主要症状是黄疸。与新生儿黄疸不同，出生后黄疸可迁延1个月甚至加重。胎便颜色通常正常，但是出生后2个月几乎平均变为灰白色便。由于胆黄素小便呈深黄色，肝脾大。有时出现维生素K缺乏性颅内出血。

⑥与新生儿肝炎所导致的特发性肝内胆汁淤积的鉴别诊断很重要。出生后1个月为止几乎全部病例的血清脂蛋白X呈阳性，因此血清脂蛋白X阳性提示胆道闭塞症可能性大。

⑦即使禁食6h，超声波检查在大约50%患儿也无法检出胆囊。即使显示胆囊，但哺乳后胆囊往往不收缩。采用十二指肠导管法注入硫酸镁诱导胆囊收缩也无法引流出胆汁。

⑧需要早期外科治疗（肝门部空肠吻合术、肝移植）。

⑨出生60d后施行手术的病例预后不良。经手术黄疸未得到改善的病例转变为胆汁性肝硬化，1～3岁因消化道出血或肝功能不全而死亡。

8. 胆管癌（胆管细胞癌或肝小胆管癌）（cholangiocellular carcinoma）

（1）肝门部胆管癌（肝管癌）：肝门部探及界线不清、略低回声肿瘤，肝内胆管（BD）扩张，并向肿瘤方向变细，为浸润型胆管细胞癌的典型超声表现。在经皮经肝导管引流术（percutaneous transhepatic catheter drainage，PTCD）后造影检查中胆总管也向肿瘤方向逐渐变细（⇧）。

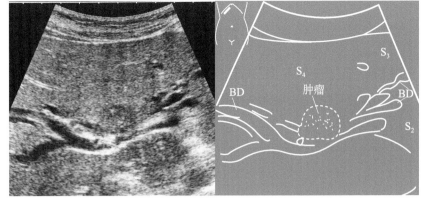

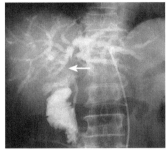

PTCD

（2）肝外胆管癌（胆管中段癌）：超声检查发现胆管中段（Bm）内肿瘤向胆管上段（Bs）方向进展（⇧），是结节浸润型胆管细胞癌。末梢侧的胆管内探及胆泥回声。PTCD后造影检查中Bm区管壁呈全周性不规则（↑）。

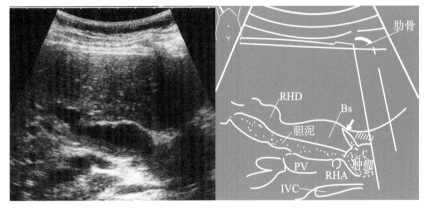

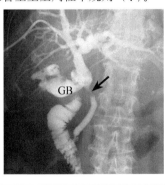

PTCD

胆管癌

胆管癌根据肉眼形态大体上分为乳头型、结节型和浸润型。根据部位分为肝管癌、上段胆管癌、中段胆管癌和下段胆管癌，也可区分为肝内、肝门部和肝外。肝门部胆管癌是指发生在左右肝管汇合部附近的癌。黄疸常发生于肝外胆管癌和肝门部胆管癌，而肝内胆管癌不一定发生黄疸，特别是末梢型肝内胆管癌的临床特征明显不同于其他类型。肉眼形态分类中发生率以结节型为最高，浸润型、乳头型顺序降低。与结节型比较，乳头型和浸润型的黄疸较轻，而其预后不良。所有的肿瘤均为缺血性，因此在血管造影中难以显示。

超声检查中浸润型胆管癌呈低到高回声的各种各样的表现，肿瘤的边缘欠清，往往难以辨别肿瘤。扩张的胆管类似于向肿瘤方向聚集，先端变细是其特征性表现。结节型和乳头型呈等回声到高回声、边缘清晰的肿瘤，肝外胆管扩张呈枪征（shotgun sign），肝内胆管扩张呈平行管征（或双筒枪征，parallel channel sign）。末梢型胆管细胞癌因间质纤维化显著，超声波被衰减，肿瘤后有时伴有声影。

（3）肝外胆管癌（胆管下段癌）：胆管下段（Bi）末端附近见乳头状肿瘤，对侧壁上也见肿瘤（⇧），为结节浸润型。PTCD后的造影中Bi末端部的壁不规则（△），未见到乳头状隆起。

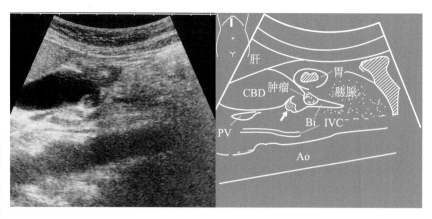

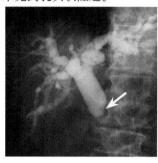

PTCD

胆管细胞癌的超声表现

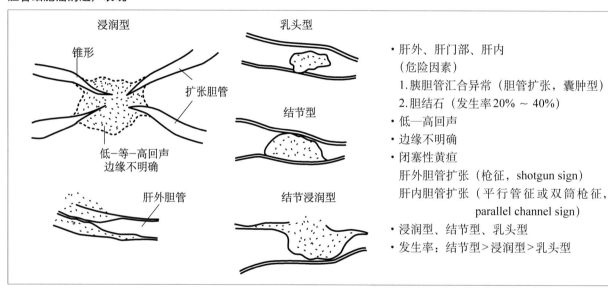

浸润型

锥形

扩张胆管

低－等－高回声
边缘不明确

肝外胆管

乳头型

结节型

结节浸润型

· 肝外、肝门部、肝内
（危险因素）
1.胰胆管汇合异常（胆管扩张，囊肿型）
2.胆结石（发生率20% ~ 40%）
· 低—高回声
· 边缘不明确
· 闭塞性黄疸
肝外胆管扩张（枪征，shotgun sign）
肝内胆管扩张（平行管征或双筒枪征，
parallel channel sign）
· 浸润型、结节型、乳头型
· 发生率：结节型>浸润型>乳头型

●乳头部癌（参考病例）

能够追踪至扩张的胆总管末端（Bi）附近，但是未显示肿瘤，此时推荐内镜检查，观察Vater乳头部。PTCD后造影检查，在Bi末端发现乳头部癌的缺损影（⇧）。

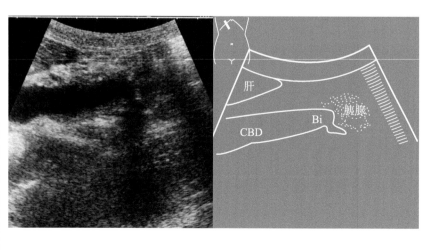

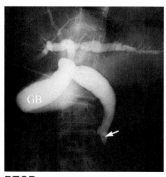

PTCD

9. 肝内胆管乳头状腺癌

62岁，男性，左侧肝管（LHD）的偏末梢侧，胆管呈囊状扩张，其内可见到乳头状的肿瘤（M）。肝左叶后外段（S₂）的胆管轻度扩张。CT检查也可见与扩张的肝左叶后外段（S₂）胆管相连续的囊肿影及其内部的实性肿瘤（M）。

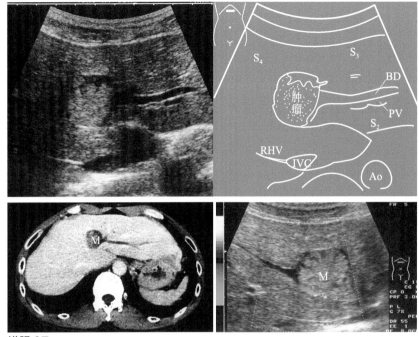

增强 CT

10. 胆管囊腺瘤（biliary cystadenoma）

82岁，男性，肝门部胆管呈囊状扩张，壁上可见乳头状高回声肿瘤，其末梢侧的肝内胆管也扩张。

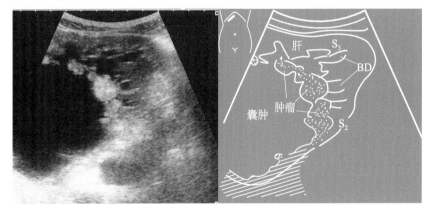

第6章 胰腺

一、超声解剖与分区

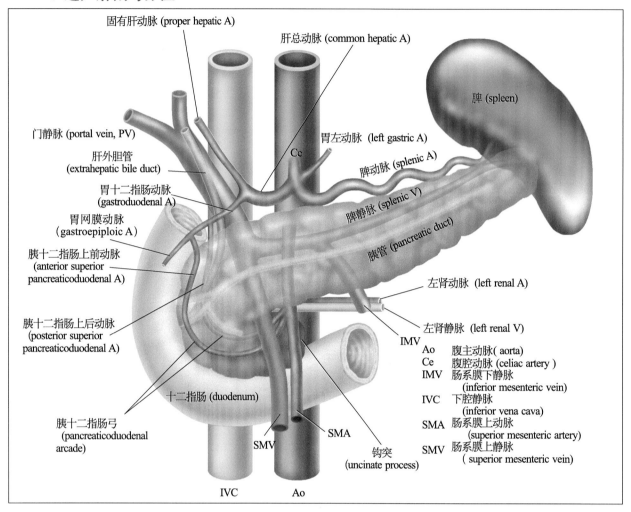

固有肝动脉 (proper hepatic A)
肝总动脉 (common hepatic A)
脾 (spleen)
门静脉 (portal vein, PV)
胃左动脉 (left gastric A)
肝外胆管 (extrahepatic bile duct)
脾动脉 (splenic A)
胃十二指肠动脉 (gastroduodenal A)
脾静脉 (splenic V)
胃网膜动脉 (gastroepiploic A)
胰管 (pancreatic duct)
胰十二指肠上前动脉 (anterior superior pancreaticoduodenal A)
左肾动脉 (left renal A)
胰十二指肠上后动脉 (posterior superior pancreaticoduodenal A)
左肾静脉 (left renal V)
十二指肠 (duodenum)
胰十二指肠弓 (pancreaticoduodenal arcade)
钩突 (uncinate process)

IMV
Ao 腹主动脉 (aorta)
Ce 腹腔动脉 (celiac artery)
IMV 肠系膜下静脉 (inferior mesenteric vein)
IVC 下腔静脉 (inferior vena cava)
SMA 肠系膜上动脉 (superior mesenteric artery)
SMV 肠系膜上静脉 (superior mesenteric vein)

SMV SMA
IVC Ao

胰腺主要位于第12胸椎至第2腰椎的后腹膜腔内，是横行于十二指肠内缘至脾门部的手枪状的脏器。手枪状的柄部称为钩部，属于胰头部。胰腺的长度约为15cm，重量为75g左右。

胰腺分为胰头（head）、胰体（body）和胰尾（tail）3个部分（portion），并将各部分以乏特（vater）乳头为起点，通过上下二等分的假想线分为上、下区域，通过前后二等分的假想线分为前、后区域，而钩突在胰头部，属于后部。

每个部分被分为上、下、前、后4个区域，胰头、胰体和胰尾总共分为12个区域（segment）。

胰头部被十二指肠下行部包围着，胰体部向前腹壁方向走行，胰尾部位于脾门部和左肾上极附近。胰体部和尾部的腹侧邻接着胃。胰腺整体形态呈弓形，其体部位于最前方。

与胰体部和尾部比较，一般胰头部厚度较厚。

胰腺的大小根据年龄、体格的不同而异，特别是随着年龄的增长其厚度变薄。

胰腺肿大是指胰头部和体尾部的厚度分别大于3cm和2.5cm；胰腺萎缩是指在不考虑年龄的情况下其厚度小于1cm。

胰腺周围的脉管对胰腺确定起着重要的作用。比如，胰腺正中附近、走行于胰腺背侧的脾静脉，脾静脉头侧可见脾动脉，脾动脉于体、尾部的分界附近类似横切胰腺一样横向走行。

在胰头部背侧可观察到胃十二指肠动脉。在胰腺的背面可见肠系膜上动脉的纵、横切面声像图。

肠系膜上静脉走行于胰头部和体部的分界（胰颈部）。连续于胰头部的钩突部围绕肠系膜上动静脉的背侧，位于腹主动脉的前方。

主胰管横向走行于胰体尾部的中心部位，其分支无扩张的情况下很难显示。在胰头部，主胰管（维尔桑管，

Wirsung 管）朝向其与胆总管的汇合部，稍靠背侧走行，开口于十二指肠大乳头（乏特乳头，Vater 乳头）。副胰管（桑托里尼管，Santorini 管）与主胰管相交通，开口于十二指肠小乳头。

胰管先后在胰体部、胰头部清晰地显示，而在胰尾部因其走行急速地倾斜，胰管壁的反射较弱，难以显示。

胆总管从门静脉的腹侧向外背侧方向斜切而行。作为胰腺内胆管可在胰头部背侧 1/3 处显示清晰。

胰实质的回声与肝回声相同或偏高，分布均匀。但是，胰腺位置的深度根据体格不同而异，因此很难进行定量评价。随着年龄增长，胰腺实质的回声逐渐增强。

胰腺的分区

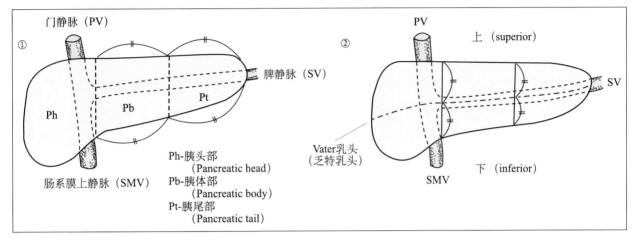

文献：日本膵臓学会编：膵癌取扱い規約，金原出版．

正常胰腺的扫查法

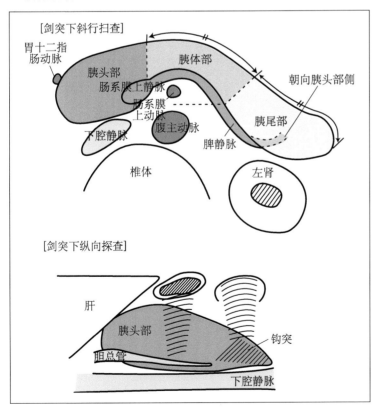

用探头压迫剑突下避开消化管内的气体，能够清晰地显示胰体部。当胰体部位置较深时也可加压探头清晰地显示胰体部。此时，解剖学指标是肠系膜上静脉（SMV）和脾静脉（SV）。这些脉管像蝌蚪的头部和尾巴，其腹侧紧邻胰体部。其次，因为胰头部和胰尾部的回声与胰体部相同，追踪时可把胰体部回声作参照物，胰头部解剖学的指标为下腔静脉和胃十二指肠动脉（GDA）。GDA 的外侧无胰头部。即使无彩色多普勒，采用 B 型超声法也可以充分地观察到 GDA。超声检查很难清晰显示胰尾部全貌。判断观察到什么程度的指标有左肾（LK）和脾静脉（SV）。在深部显示左肾，脾静脉偏离胰腺的长轴方向、朝向胰头侧而显示欠清时，应考虑显示了胰尾部一半的程度。肠系膜上动脉（SMA）和腹主动脉（Ao）之间的水平线与脾静脉的交接点处是胰腺体尾部的分界区，以此也可以判断胰尾部的显示程度。胰腺钩突部（腹侧胰）是沿其长径位于足侧，因此需要向足侧方向注意探查类似于胰腺回声的部分。

二、断层模式图

胰头部扫查

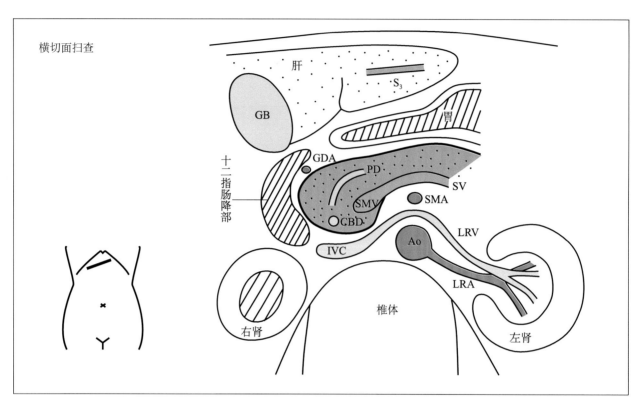

横切面扫查

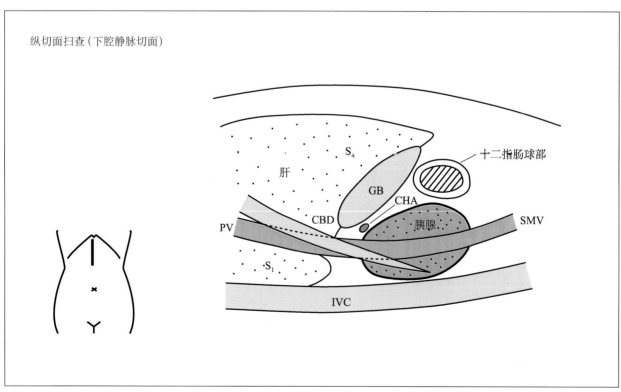

纵切面扫查（下腔静脉切面）

胰体部—胰尾部扫查

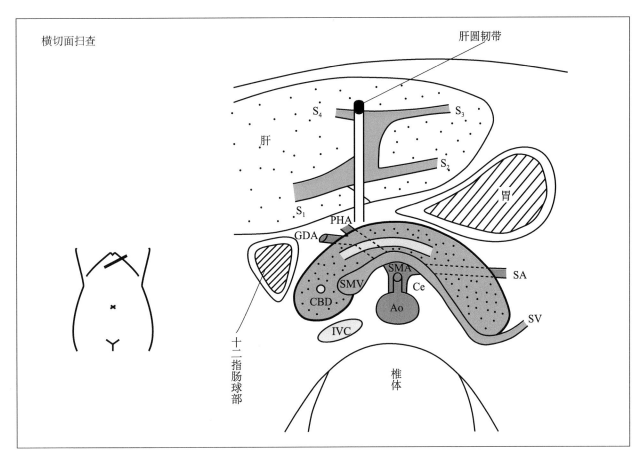

横切面扫查

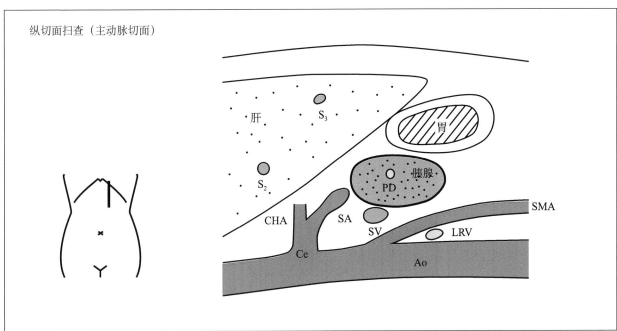

纵切面扫查（主动脉切面）

Ao. 腹主动脉；CBD. 胆总管；Ce. 腹腔动脉；CHA. 肝总动脉；GB. 胆囊；GDA. 胃十二指肠动脉；IVC. 下腔静脉；LRA. 左肾动脉；LRV. 左肾静脉；PD. 主胰管；PHA. 肝固有动脉；PV. 门静脉；SA. 脾动脉；SMA. 肠系膜上动脉；SMV. 肠系膜上静脉；SV. 脾静脉

三、扫查方法

1. 胰头部扫查

横切面扫查

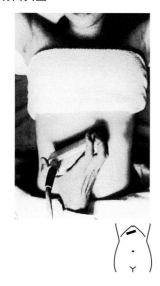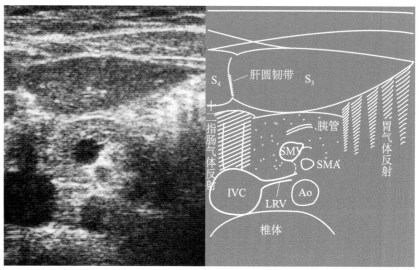

纵切面扫查（下腔静脉切面）

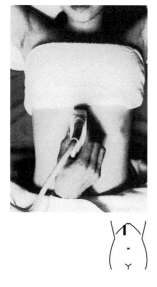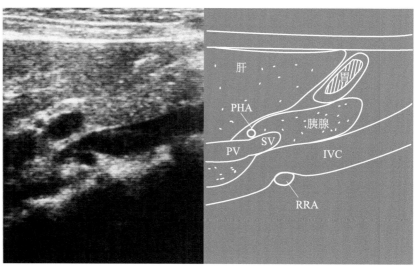

一般情况下，仰卧位深吸气时剑突下横切面扫查（transverse）胰腺时，肝左外叶（S_2，S_3）成为声窗（acoustic window），显示胰体部至胰尾部的超声图像。

腹主动脉腹侧的轮状肠系膜上动脉（SMA）和横向走行于其腹侧的脾静脉（SV）是显示胰腺的参照指标。

探查胰头部，尤其钩突部（uncinate process），最好把探头略向反时针方向转动。如果仔细观察，在胰头部背侧 1/3 处可见轮状的胆总管。纵向扫描（longitudinal scan）也可清晰地显示胰头部，并同时显示胰头部和胆总管的长轴。

消化管内气体的干扰影响胰头部和胰尾部的显示，此时嘱被检者取坐位或半坐位进行扫描，或者用探头压迫腹壁以排出胃或横结肠内气体等。

有的被检者，有时呼气时比吸气时更容易显示胰腺。

有时于被检者的背侧或左肋间部扫描能够显示胰尾部。

2. 胰体部扫查

横切面扫查

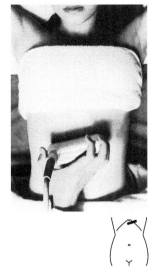
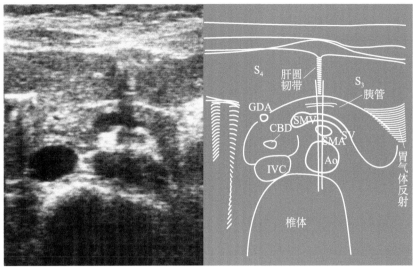

纵切面扫查（下腔静脉切面）

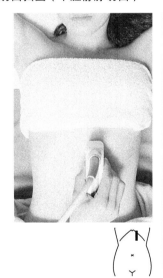
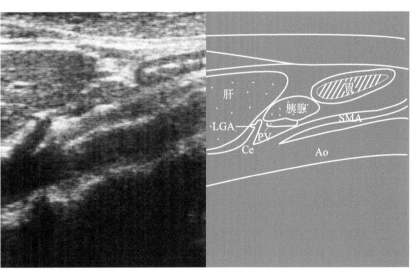

　　Ao. 腹主动脉；Ce. 腹腔动脉；GDA. 胃十二指肠动脉；IVC. 下腔静脉；LGA. 左胃动脉；LRV. 左肾静脉；PHA. 肝固有动脉；PV. 门静脉；RRA. 右肾动脉；SMA. 肠系膜上动脉；SMV. 肠系膜上静脉；SV. 脾静脉

　　用上述方法仍难以显示胰腺时或者以精查胰腺为目的时，也可嘱被检者饮用适量的脱气水后进行扫查，这种方法称 fluid-filled stomach 法，是一种用脱气水置换胃或者十二指肠内气体，把消化道当作声窗的方法。如果给予镇静药可起长效作用。

　　由于扇形和凸型探头的超声波束是扇状放射，能够显示深而广的视野，从而避开消化道气体，能够显示胰头部和尾部。

　　当遇瘦者、剑突下不平坦而探头难以紧密接触皮肤时，或者胰体部位置比较表浅时，最好使用声波耦合器（acoustic coupler）作为声窗，效果更佳(参见 P9)。

3. 胰腺超声解剖

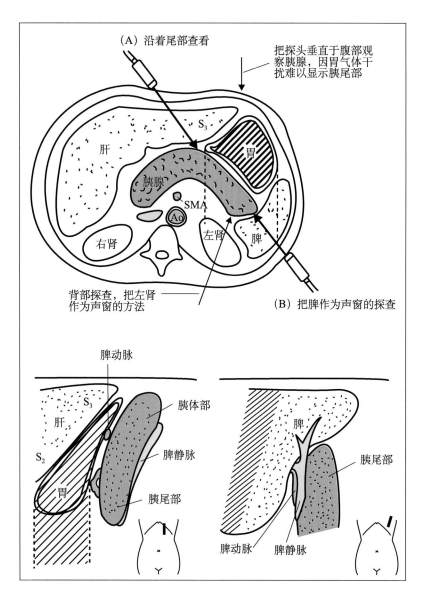

Down the tail view是指在剑突下正中央偏左侧进行纵向扫查时，沿着胰体部的倾斜方向把探头倾斜、扇形探查而观察胰尾部的方法。

把胰体部作为声窗（acoustic window），就可以避开胃内气体干扰。探查胰尾部方法还有把脾作为声窗的左肋间探查，或者把左肾作为声窗的背部探查。年轻人正常胰腺的尾部可延伸至脾门部，因此能透过脾观察胰尾部。

● 正常胰腺（透过脾观察）

正常胰腺尾部延伸至脾门部，透过脾探查可以显示回声比脾略高的胰尾部。

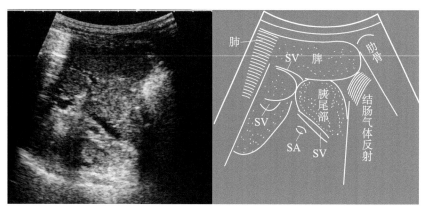

四、胰腺的形成、正常胰腺声像图及测量

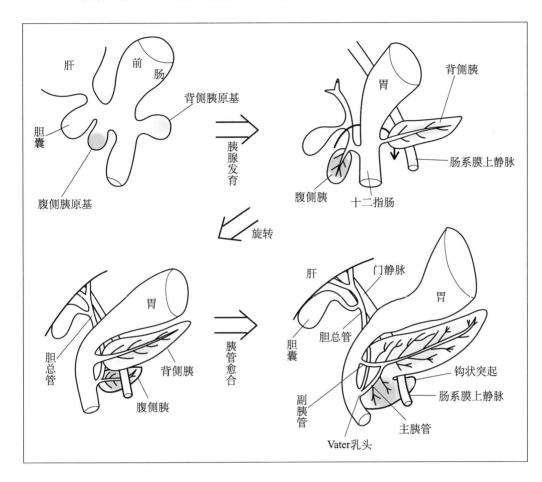

腹侧胰腺与胆总管一起顺时针方向旋转，朝向背侧胰腺的背侧下方。腹侧胰腺和背侧胰腺以夹住肠系膜上静脉及门静脉的形式愈合。在胰头部，背侧胰腺的导管与腹侧胰腺的导管汇合成主胰管，与胆总管汇合，开口于Vater乳头（乏特乳头）。从而，腹侧胰腺形成胰头部的下半部和钩突，背侧胰腺形成胰头部的上半部和胰体尾部。

●正常腹侧胰腺（normal ventral pancreas）

59岁，女性。在胰头部的背侧可见不同于背侧胰腺回声的低回声腹侧胰腺。正常的胰内胆管（CBD，Bi）走行于低回声区域，故能够确定不是肿瘤。

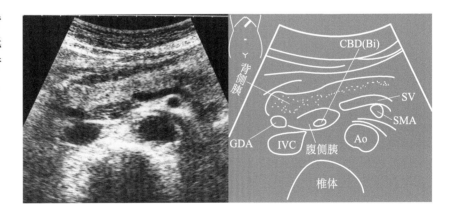

1. 胰管径测量及动态变化

胰腺的大小具有很大的个体差异，随着年龄的增大逐渐萎缩，然而因萎缩的胰腺实质被脂肪置换，超声测值中往往难以确定萎缩。这是由于脂肪与萎缩的胰实质之间的分界成为多数回声源，测量时萎缩的胰实质类似于无萎缩的高回声胰实质。一般胰腺厚度（腹背径、前后径）的大致指标为头部2.5cm、体部2.0cm、尾部1.5 ~ 2.0cm，如果厚度大于3cm就判定是肿大，厚度小于1cm就判定是萎缩。胰腺的回声强度类似于肝或略高一点。胰腺回声增强是由腺体组织萎缩和脂肪置换引起，常见于高龄者和糖尿病患者。胰腺回声减低累及整个胰腺者考虑为急性胰腺炎引起的水肿或者胰腺全体癌，而累及局部者几乎均为肿瘤，尤其胰腺癌，因此扫查是否患有胰腺肿瘤时，最好观察是否存在回声减低的部分。一般认为，主胰管径小于2mm是正常，大于3mm为扩张。但是，胰管径可动态变化，即使大于3 ~ 4mm，也可变为2mm以下而判定为正常的病例也不少。因此，如果直径大于3mm，有必要进行动态观察。相反，急性胰腺炎仅仅有3mm的轻度扩张时，动态观察发现无直径的变化。

胰腺的正常值

长轴长度		12 ~ 15 cm
宽度	头部（钩突部）	6 cm 左右
	体—尾部	3 ~ 4 cm
厚度	头部	2.5 cm 左右
	体部	2 cm 左右
	尾部	1.5 ~ 2 cm
主胰管径		小于2mm

●正常胰腺：胰管径的动态变化

超声检查能够实时观察到正常胰腺是以分钟为单位反复扩张和收缩的。由于胰管径细而无法确认时，先观察其他脏器，然后观察胰管时能够清晰地显示出胰管。通常胰管径小于2mm为正常，而即使达到3mm，若实时动态观察中显示正常值就是正常。相反，患胰腺炎等疾病时，胰管径大小为2mm以下而无动态变化，也可认为是有意义的表现。

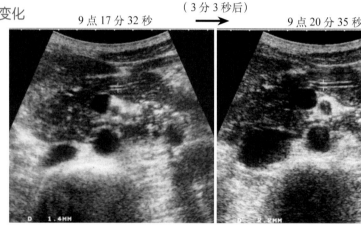

9点17分32秒 →（3分3秒后）→ 9点20分35秒

胰管的走行

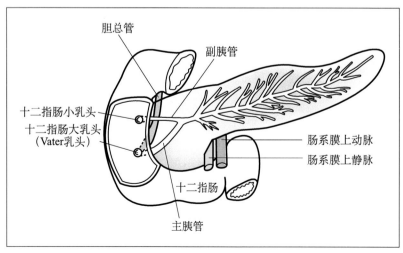

胰腺具有2支导管，主导管称为主胰管（Wirsung管，腹侧胰管），另一支导管称为副胰管（Santorini管，背侧胰管）。主胰管从胰腺尾部向胰腺头部方向走行，于胰腺头部与胆总管汇合后开口于十二指肠下行部的Vater乳头。副胰管是单独入口于位于胆总管、主胰管的开口部上方的小十二指肠乳头。

胰管愈合不全，有时慢性胰腺炎只累及背侧胰管和腹侧胰管中的一方，分别称为慢性背侧胰腺炎和慢性腹侧胰腺炎，并把仅累及其中一方引流系统的胰腺炎叫孤立性胰腺炎（isolated pancreatitis）。背侧胰腺炎多见。腹侧胰腺炎很少见并局限于胰头部，因此与胰腺肿瘤难以鉴别诊断。

2.胰腺大小的测量法

胰管径的测量法

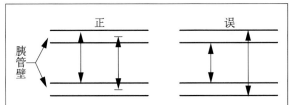

　　边界回声（这里指的是胰管壁）也有一定的宽度，因此应注意测量方法的一致以确保胰管径测定值的稳定。

超声波幅与水和硅片界面宽度之间的关系

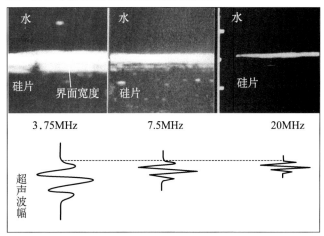

　　随超声波幅变短，即频率增高，其边界回声也变窄。本来界面的宽度应该是 0，但是由于超声波幅有长短，因而其边界回声也有宽度。

测量胰腺厚度的误差

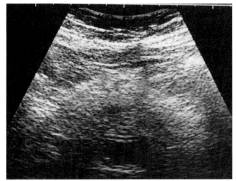 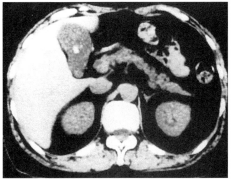 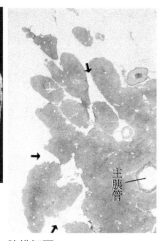

　　应注意到萎缩的胰腺超声表现为正常。本病例的 CT 显示胰腺明显萎缩，而超声检查表现为胰体部厚度达 1cm 以上。组织病理学发现胰体部的横切面上脂肪组织置换了胰实质间隙，认为多数脂肪和胰实质之间的边界产生了回声。

胰横切面

五、后腹膜的解剖

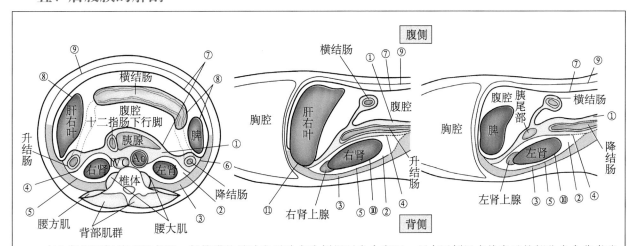

　　左右肾周围间隙不相交通。肾筋膜的前叶和后叶在头侧相互愈合牢固，而在尾侧用点线表示的部分愈合非常疏松。①肾旁前间隙；②肾周间隙；③肾旁后间隙；④肾前筋膜；⑤肾后筋膜；⑥外侧圆锥筋膜；⑦壁侧腹膜；⑧脏侧腹膜；⑨腹横筋膜；⑩肾真性被膜；⑪肝无浆膜区

六、胰腺疾病的超声诊断

1. 急性胰腺炎（acute pancreatitis）

（1）胰体尾部肿大，厚度2.5cm，表面凹凸不平。内部回声变得很低。左肾前间隙由于炎症所致渗出液的潴留而存在低回声区。在CT结果中具有明确的左肾前间隙液体潴留的解剖学位置关系。

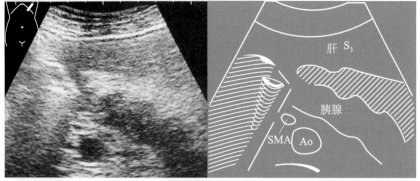

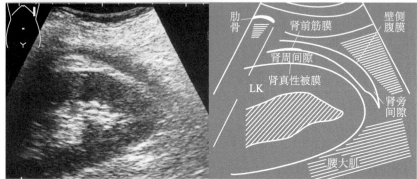

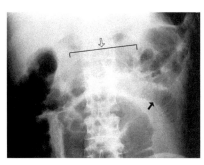

腹部单纯X线片

与胰腺部位一致的区域能够确认结肠气体影的消失（colon cut off sign, ⇩）和空肠气体影（麻痹性肠梗阻, ↗）。

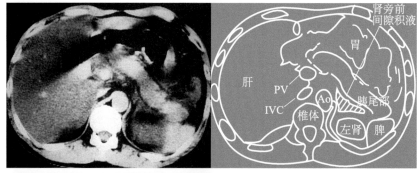

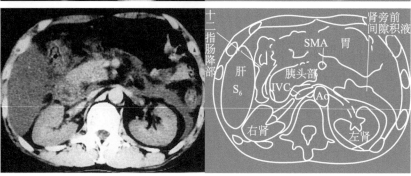

CT

急性胰腺炎的主要原因

- 胆石症
- 过量饮酒
- 药物
- 腹部手术
- 腹部外伤
- 胰管造影
- 病毒感染
- 寄生虫（蛔虫、肝吸虫）
- 妊娠
- 自身免疫性疾病
- 甲状旁腺功能亢进症

（2）

（a）胰体部可见不规则低回声区，考虑患者的年龄（75岁），可认为胰腺总体上轻度肿大。

（b）1个月后，在胰体部出现了假性囊肿。

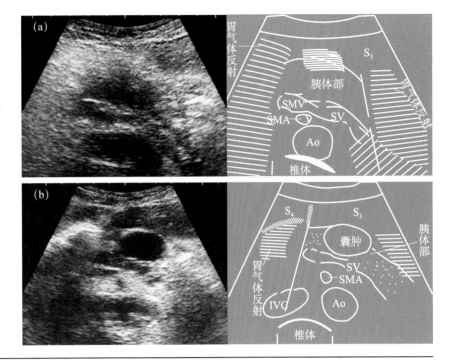

急性胰腺炎的超声表现

30～50岁男性的急性胰腺炎发生率较高，其原因为胆结石、乙醇及病毒等，几乎均为轻度急性水肿型胰腺炎。初始症状为心窝部的疼痛，其疼痛多为持续性的，也可出现背部的放射痛。仰卧位时疼痛加剧，坐位时疼痛减轻。胰腺炎可局限于背侧胰腺或腹侧胰腺，尤其是腹侧胰腺炎有时被误诊为胰头部肿瘤。这种胰腺炎是由于胰管愈合不完全、背侧或腹侧胰管引流区域内发生的孤立性炎症，又称"孤立性胰腺炎"。由于主胰管被细小的副胰管压迫，因此背侧胰腺炎多见。腹侧胰管很少见而且局限于胰头部（钩突部），此处局限性炎症与胰腺肿瘤难以鉴别诊断。

急性胰腺炎的超声表现是胰腺肿大（弥漫性、局限性）和水肿所致的胰腺实质回声减低。重症病例因出血和坏死导致胰腺实质呈强弱不均匀的回声。急性胰腺炎很少有胰管扩张，即使有胰管扩张，也是轻度的。如果观察到胰管的不规则扩张，可考虑为慢性胰腺炎的

急性发作。即使根据腹部症状及胰蛋白酶值的增高而强烈地怀疑急性胰腺炎，但影像诊断表现提示其可能性仅为1/10左右。急性胰腺炎轻症病例的超声检查往往无明显异常表现，这是因为初诊时难以发现胰腺肿大、回声减低。如果胰腺的厚度大于3cm、回声水平低于肝实质，就可断定为异常。但是如果发病前已经存在胰腺萎缩倾向或回声水平增高，就很难断定异常。根据随时间推移病情有所缓解而出现胰腺厚度变小、回声增强等表现也可确诊。

胰腺周围少量的液体潴留是诊断急性胰腺炎的重要的间接表现。重症病例中，可观察到后腹膜腔的大量液体潴留，进一步出现腹水、左胸腔积液。另外，还可见胆道扩张或脾静脉、肠系膜上静脉受压迫的表现。炎症进一步加重，炎症波及消化道导致麻痹性肠梗阻，胰腺周围消化道内气体干扰进一步严重而难以显示满意的胰腺。急性胰腺炎定期随访时可观察到胰腺假性囊肿。

急性胰腺炎的超声声像图

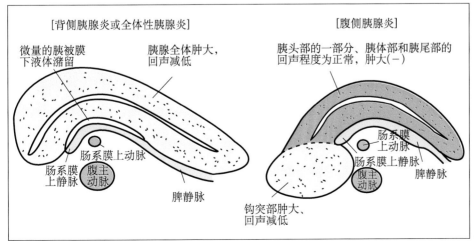

急性胰腺炎的病理学分类

① 水肿型：胰腺实质轻度变化，间质水肿、细胞浸润。病变未累及血管。

② 出血型
③ 坏死型 ｝ 胰腺实质被胰酶溶解坏死。大部分出血灶和坏死灶混合存在于同一组织内，称为出血性坏死性胰腺炎。

（3）胰腺体尾部的回声减低，而胰腺头部呈高回声，胰管未见扩张。胰腺周围积液（－）。

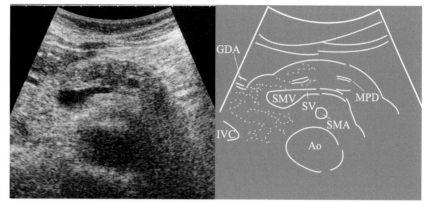

●**孤立性胰腺炎**（isolated pancreatitis）

可见局限于腹侧胰腺的低回声区域，内见后伴彗星尾征的钙化灶。胰管轻度扩张，但无屈曲蛇行。

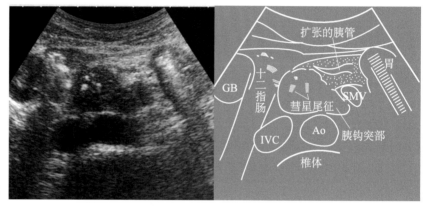

急性胰腺炎的超声表现

① 直接表现
- 胰腺肿大（通常弥漫性肿大）
- 胰腺轮廓不清晰
- 胰腺实质的异常
  （出血型、坏死型内存在高低不均的混合性回声）

② 间接表现
- 胰腺周围低回声区域或液体潴留
- 胰腺假性囊肿
- 胸腔积液、腹水
- 胆道疾病（胆结石、胆囊炎）
- 门脉受压、闭塞、血栓

文献：日本超声波医学会编，超声波诊断（第二版），医学书院，1994

伴随胰腺炎的胰腺假性囊肿

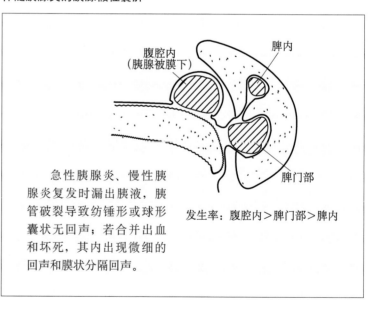

急性胰腺炎、慢性胰腺炎复发时漏出胰液，胰管破裂导致纺锤形或球形囊状无回声；若合并出血和坏死，其内出现微细的回声和膜状分隔回声。

◉**胰腺假性囊肿**（pancreatic pseudocyst）

（1）脾内可见不规则的囊肿，慢性胰腺炎急性发作、加剧的病例。囊肿内并不是完全的无回声，大部分可见因出血或残片（debris）引起的点状回声。本例囊肿后方增强程度不是很高，内部见点状回声。

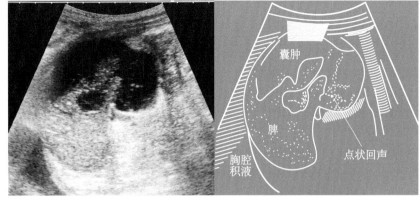

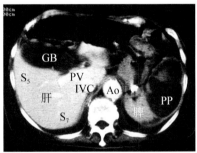

增强 CT

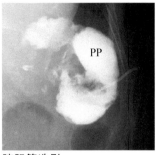

胰胆管造影

（PP：胰腺假性囊肿）

（2）急性胰腺炎，从脾门部至脾内存在分叶状的囊肿。每个囊肿后方均略增强。脾门部囊肿内见点状回声或线状回声，在造影 CT 中显示沉淀物存在（△）。

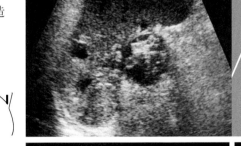

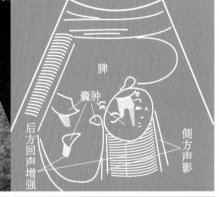

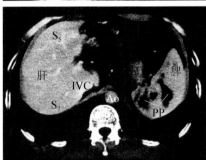

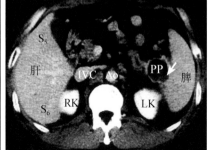

增强 CT　（PP：胰腺假性囊肿）

2. 慢性胰腺炎（chronic pancreatitis）

慢性胰腺炎是指胰腺组织的持续性炎症或炎症后的变化，通常把胰腺炎临床表现持续6个月以上的病理现象称慢性胰腺炎。多发于30～60岁，其原因与急性胰腺炎相同。酒精性多发于男性，胆石性多发于女性。胰腺实质萎缩，外分泌和内分泌功能降低，一般为进行性，治疗困难。临床症状主要是心窝部痛和腹泻，但是也有完全无痛的患者，类似于糖尿病的症状，缺乏特异性。

典型的超声声像图特征是胰腺萎缩或局限性肿大、胰腺边缘凹凸不平、胰实质回声不均匀。但是，实际上临床怀疑是慢性胰腺炎而无明显异常的情况也很多。当胰腺纤维化明显时，胰实质内的超声反射反而变少，实质变为均匀的低回声。因此，胰腺实质的回声程度不一定是特征表现。慢性胰腺炎的确诊表现是胰管不规则扩张或胰腺结石。有时观察到胰腺假性囊肿，可作为异常表现的诊断标准。有时也可见胰腺假性囊肿穿破于脾。慢性胰腺炎引起局限性胰腺肿大时称为肿瘤样胰腺炎，需要与胰腺癌进行鉴别诊断，其典型的超声表现：①肿瘤和非肿瘤的分界不明显；②边缘规整；③内部回声低而均匀；④肿瘤内可见强回声钙化灶；⑤尾侧胰管的扩张属于轻度而不规则；⑥肿瘤内可见管腔构造；⑦胰管贯穿于肿瘤内部（penetrating duct sign）；⑧随访观察发现有时肿瘤自然消失，症状加重时肿瘤增大。

慢性胰腺炎的超声声像图

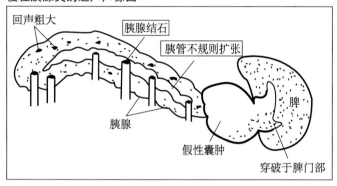

慢性胰腺炎的病型分类

①胰石症：发生于饮酒多的人群，胰管内多发结石
　胰腺癌的发生率高
②遗传性胰腺炎：显性遗传
　胰腺炎初次发作多见于年轻时期
③无痛性胰腺炎：疾病的发展过程中几乎无明显症状
④肿瘤样胰腺炎：与胰腺癌难以鉴别

慢性胰腺炎的超声诊断标准（日本胰腺学会，1995）

A. 确诊表现
胰腺结石
B. 准确诊表现：①～③中一个以上
①胰腺内粗大的高回声
②胰管不规则扩张
③轮廓不规则、凹凸不平
注释：
- ①胰腺囊肿；②胰腺肿瘤或胰腺肿大；③胰管扩张（内径超过2cm，除不规则扩张）作为胰腺病变的检测指标虽然重要，但是作为慢性胰腺炎的诊断指标特异性差。因此，若发现①～③的表现，以ERCP（内镜逆行胰胆管造影术）为主，根据各种检查结果进一步明确诊断十分必要
- 不符合确诊或准确诊表现的慢性胰腺炎症：①慢性闭塞性胰腺炎；②胰管缩小型慢性胰腺炎；③肿瘤样胰腺炎

（1）虽然胰腺的大小、形状及内部回声无明显的变化，但是胰管扩张到3～4mm，胰管壁也变成不规则。

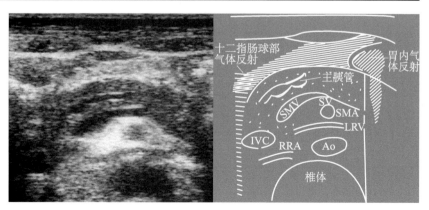

（2）萎缩的胰腺实质内可见多个胰腺结石回声（点状高回声、彗星尾征），部分伴有声影。腹部X线片上胰腺区显示较细小的钙化灶。

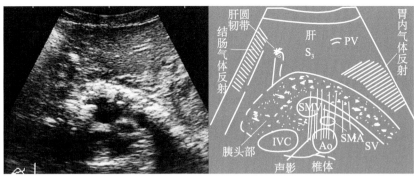

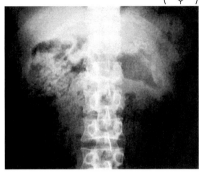

腹部X线片

（3）扩张的胰管（直径2cm）内可见伴有声影的粗大胰管内结石。胰实质完全萎缩。在腹部X线片上胰腺区可见到粗大的钙化灶。

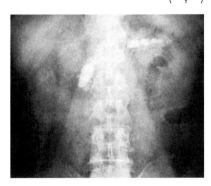

腹部X线片

（4）胰实质回声较粗，胰头部可见点状高回声钙化灶。主胰管不规则扩张，直径3mm。CT检查清晰地显示胰头部的钙化灶。

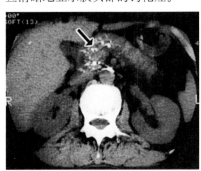

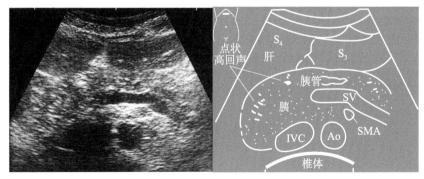

CT平扫

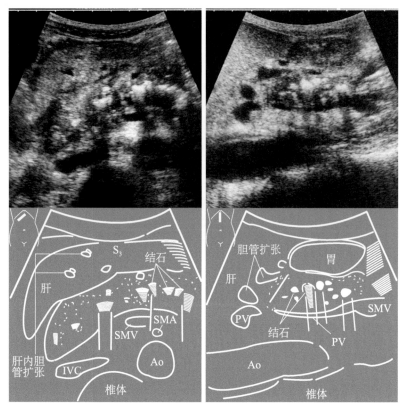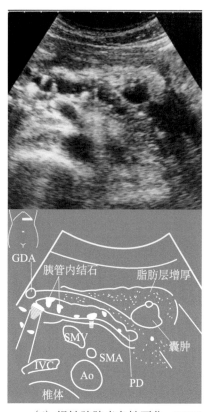

（5）整个胰腺实质内可见多个彗星尾征，伴有或不伴有声影者均为胰腺结石。肝内外胆管扩张。肠系膜上静脉至门静脉的移行部位受胰腺压迫，门静脉呈扁平状。

（6）慢性胰腺炎急性恶化。WBC 11.4×10⁹/L，AMY 700 IU/L，FBS 242 IU/L，CRP 12.6 mg/L。主胰管扩张，最大内径10 mm，其内可见多个结石。胰腺尾部探及假性囊肿，因炎症导致周围脂肪组织肥厚，回声增强。

3. 肿瘤样胰腺炎

（1）因阻塞性黄疸而入院。T-Bil 19.8 mg/dl，D-Bil 10.8 mg/dl，AST 154 IU/L，ALT 232 IU/L，ALP 1127 IU/L。胰头部肿大，与胰尾部比较回声程度稍微降低，但作为肿瘤，边界不明显。主胰管径为4mm，呈轻度扩张，胰头部可见纤细的贯穿肿瘤内部的主胰管影（penetrating duct sign）。

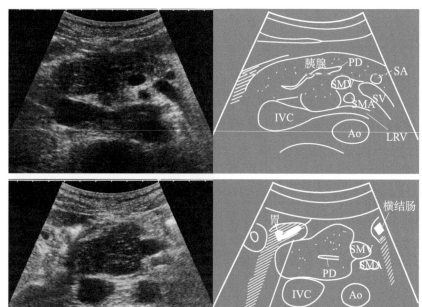

（2）胰头部可见略高于胰腺实质回声的直径约4cm的肿块。胰管（PD）扩张，胰管壁呈断续的高回声。实时的超声检查可发现贯穿于肿块内部的胰管影（penetrating duct sign）。胆总管未见扩张。

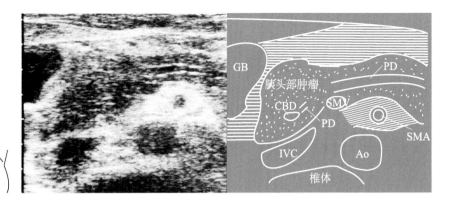

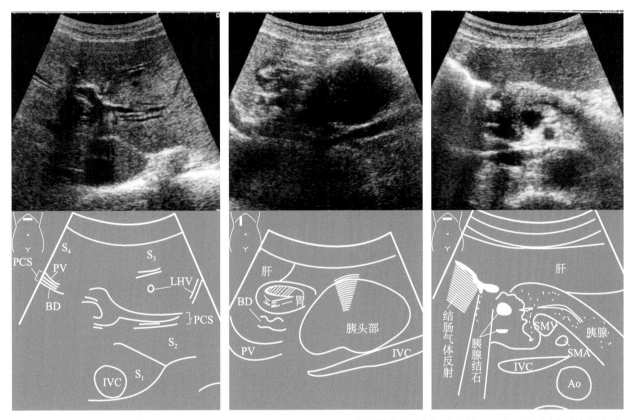

（3）肝内胆管呈双筒枪征(parallel channel sign，PCS)，肝内胆管轻度扩张（直径3mm）。胰头部可见大小为5cm×3.6cm的低回声肿块，与胰体部分界不清晰，但是回声明显不同。肿瘤内部可见斑状和线状高回声，是伴随慢性胰腺炎的胰腺结石。无扩张的主胰管贯穿于肿瘤内部。

肿瘤样胰腺炎和胰腺癌的鉴别诊断

	肿瘤样胰腺炎	胰腺癌
肿瘤	边缘部规整 大多数边界欠清 内部的回声略低，粗糙的点状回声（＋） 内部有管腔结构	边缘可以规整，也可不规则 大多数边界清晰 大多数内部呈低回声 内部无管腔结构
胰管	尾侧胰管轻度扩张，呈断续的高回声、不规则扩张 贯穿肿瘤内部的胰管（＋）	尾侧胰管明显扩张，数珠状平滑地扩张

4. 胰腺外伤（trauma）

胰腺体部可见低回声区域，是胰腺断裂部，胰腺被膜下、后腹膜腔和腹腔内可见呈无回声的血肿。增强CT上清晰地显示胰腺体尾移行部附近的断裂影（⇧）。

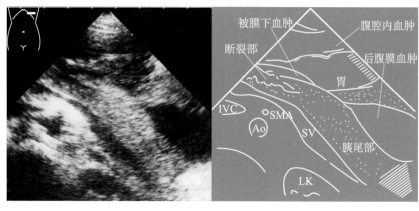

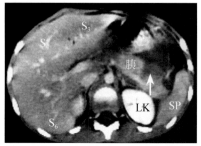

增强CT

5. 囊肿性疾病及鉴别

（1）多囊肾（polycystic kidney）合并直径8mm的胰腺囊肿的病例，属于单纯性囊肿（simple cyst）。

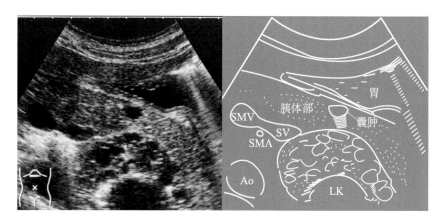

（2）胰尾部可见直径5mm的囊肿，后场增强。本例有急性胰腺炎的症状，考虑为潴留囊肿（retention cyst）。

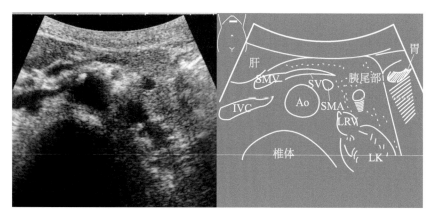

真性囊肿的分类

- 先天性囊肿：单纯性囊肿，多发性囊肿，囊肿纤维症，皮样囊肿
- 潴留囊肿
- 寄生虫性囊肿

● von Hippel–Lindau 病

胰腺区探及无数个大小不同的囊肿，正常胰腺实质几乎无法显示。根据解剖学的位置关系可确定胰腺，首先脾静脉腹侧显示胰体部。脾动脉紧邻胰体尾部的头侧走行，也有利于确定胰腺。

von Hippel-Lindau 病 是一种伴随小脑血管母细胞瘤、脊髓血管瘤、视网膜血管母细胞瘤和先天性多发性胰及肾囊肿、肾癌的常染色体显性遗传性疾病，其发病率为1/5万～1/4万。大多数患者20～30岁时因突发眼球内出血、脑内压升高和小脑症状而检查出视网膜肿瘤和小脑肿瘤。随着年龄的增长，大多数脏器也显示出症状并进行性发展。

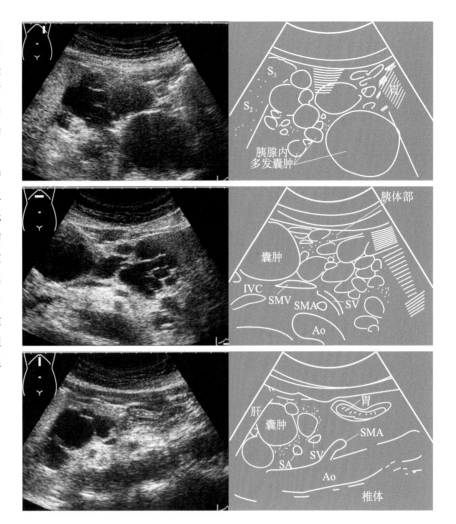

主要胰腺囊肿性疾病的分类

A 肿瘤性
　a) 良性
　　1) 浆液性囊腺瘤
　　2) 黏液性囊腺瘤
　　3) 囊实性肿瘤（solid and cystic tumor）
　　4) 分泌黏液的胰腺瘤
　b) 恶性
　　1) 黏液性囊腺癌
　　2) 分泌黏液的胰腺癌

B 非肿瘤性
　a) 假性囊肿
　　1) 胰腺炎
　　2) 外伤
　b) 真性囊肿
　　1) 先天性
　　　① 单纯性囊肿（simple cyst）
　　　② 多发囊肿病（polycystic disease）
　　　③ 纤维囊性病（fibrocystic disease）
　　　④ 皮样囊肿（dermoid cyst）
　　2) 后天性
　　　潴留囊肿
　　　① 炎症性；② 外伤性；③ 肿瘤性

胰腺囊肿性疾病的超声表现

大体上分为肿瘤性和非肿瘤性。非肿瘤性囊肿可分为具有可分泌黏液的上皮的真性囊肿和无上皮而具有纤维被膜的假性囊肿。胰腺囊肿大多数是由胰腺炎或外伤所致的假性囊肿和由胰腺产黏蛋白肿瘤的分支胰管型所致的潴留囊肿（retention cyst）。一般容易检出直径5mm左右的单发性小囊肿，但是仅靠影像表现很难确定其原因。囊肿型肿瘤主要有囊腺瘤（cystadenoma）、囊腺癌（cystadenocarcimoma）、胰腺产黏蛋白肿瘤、囊实性肿瘤（solid and cystic tumor）。浆液性囊腺瘤（serous cystadenoma, microcystic）来源于腺房细胞，由直径数毫米以下的微细囊肿集合在一起，超声检查呈强回声，不像囊肿样。但是，若囊肿的大小达到5mm左右，就可辨认为囊肿。另外，肿瘤内可见由中心向外的放射状纤维性瘢痕组织，还可见钙化灶。恶性化罕见。另外，黏液性囊腺瘤（mucinous cystadenoma, macrocystic）来源于胰管上皮，单房或多房性，表现为囊肿，有时囊肿壁钙化，有时囊肿壁呈乳头状增殖，有较高的恶化可能性（malignant potential），因此发现实性肿瘤部分就考虑恶性肿瘤。黏液性囊腺瘤或腺癌考虑是胰腺产黏蛋白肿瘤的亚型，与胰管无明显的交通是其特征。囊腺瘤或腺癌多见于女性，而且常发生于胰腺体尾部。

◉胰腺产黏蛋白肿瘤（mucin producing pancreatic tumor）

（1）分支型：主胰管平滑地扩张，内径达4.8mm，其内无肿瘤。胰头部可见分叶状囊肿，后场轻度增强，其内可见点状回声，表示含有黏液。部分囊肿壁内见实性肿瘤。造影CT上显示胰腺钩部可见多房性囊肿（⟁），无明显实性部分。本病例是胰管内乳头状腺瘤（intraductal papillary adenama）。内镜检查确认是由Vater乳头流出的黏液，并进行了细胞学诊断和K-ras基因（癌基因）检查等遗传学诊断。

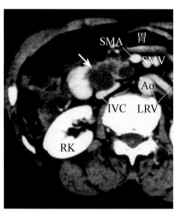

增强CT

（2）主胰管型：主胰管明显扩张，最大直径达5cm，管内见实性肿瘤，胰腺实质完全萎缩而难以辨认。确认主胰管内肿瘤，需要把握胰腺的解剖学位置关系。本病例是胰管内乳头状腺癌（非浸润性）。局限于胰管内者为非浸润性，略超过胰管壁者为微小浸润性。与胰管癌（浸润性）比较，其预后非常良好。

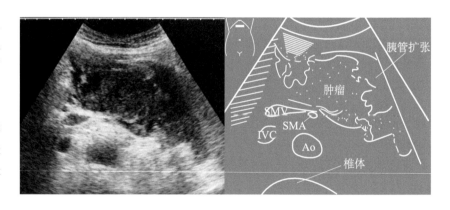

胰腺产黏蛋白肿瘤

胰腺产黏蛋白肿瘤广义上是指胰管、腺腔、囊肿（与胰管无交通）或间质内分泌和潴留黏液的腺瘤或腺癌，狭义上是指主胰管内有多量的黏液潴留、主胰管扩张的腺瘤或腺癌。一般，产黏液的胰腺癌预后较胰管癌好，为胰管内生长，呈乳头癌形态。内镜检查可见乳头部膨隆及由Vater乳头流出的黏液等特征。胰腺产黏蛋白肿瘤大体分为胰管内乳头状腺癌（intraductal papillary adenocarcinoma）、黏液性囊腺癌（mucinous cystadenocarcinoma）、黏液腺癌（mucinous adenocarcinoma）或黏液性结节癌（muconodular carcinoma）。胰管内乳头状腺癌根据肿瘤的位置分为主胰管型、分支胰管型、复合型三类。主胰管型是主胰管明显扩张和管内实性肿瘤。黏液性囊腺癌是指与胰管无交通的腺癌，并且分为巨房型（megacystic type）和胰管扩张型（ductectatic type）。黏液腺癌是指癌细胞分泌较多的黏液、腺腔内及间质中潴留大量黏液的肿瘤，常常癌细胞浮游于黏液内。

（3）巨房型：胰尾部可见5.7cm×4.5 cm大小的囊肿，其内可见实性肿瘤。本例是黏液性囊腺癌（mucinous cystadenocarcinoma）。通常好发于中年女性的胰腺体尾部，大多数为大小10mm以上、多房性。中心部可见较大的囊腔，腔内见实性肿瘤。腺瘤和腺癌往往难以鉴别，但是本例可见向胰体部的浸润，能够诊断为腺癌。

（4）胰管扩张型：胰腺体部扩张的分支胰管类似于囊肿。主胰管正常。

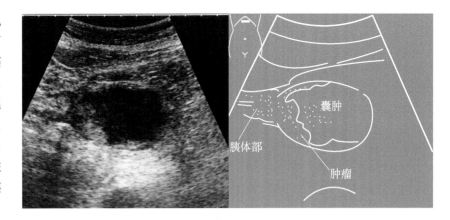

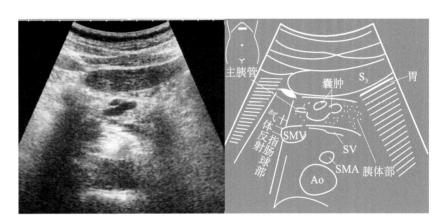

胰管内乳头状腺瘤及腺癌的分类（黑田分类）

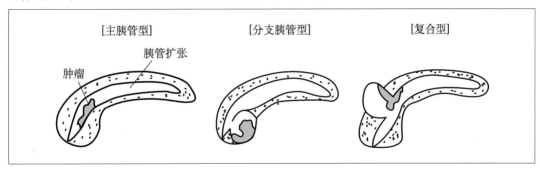

黏液性囊腺瘤及腺癌的分类

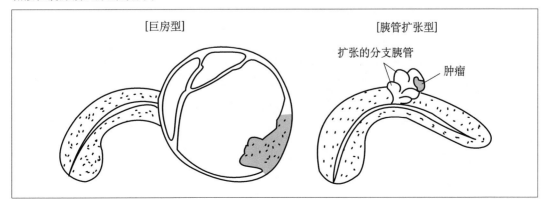

6. 胰岛细胞瘤（islet cell tumor）

胰头部可见边界清晰、边缘光滑的类圆形（直径2.8cm）低回声肿瘤，内部回声均匀，远场增强，尾侧胰管未见扩张。ERCP显示胰头部主胰管轻度受压（△）。胆总管末端附近也受压（△）。胃十二指肠动脉（GDA）造影显示主要胰头部位新生血管生成。

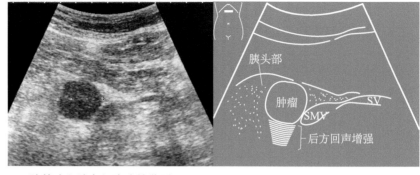

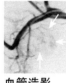

ERCP（1）　ERCP（2）　血管造影（GDA）

胰管癌和胰岛细胞瘤的鉴别

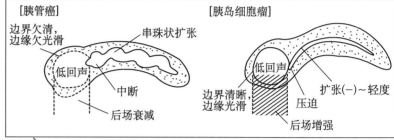

[胰管癌]　边界欠清，边缘欠光滑　低回声　串珠状扩张　中断　后场衰减

[胰岛细胞瘤]　低回声　边界清晰，边缘光滑　扩张（−）～轻度　压迫　后场增强

●囊实性肿瘤（solid and cystic tumor）

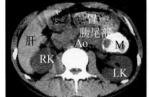

CT平扫

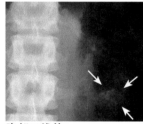

腹部X线片

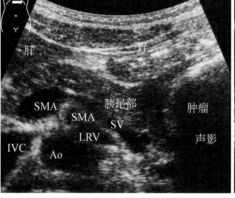

（1）无症状。腹部平片上偶然发现左上腹部钙化灶，进一步检查发现胰尾部直径3cm的弧形高回声肿瘤，伴有声影。CT显示肿瘤边缘至内部均有钙化，腹部平片也发现同样表现。

（2）左上腹部可见直径7.8cm类圆形肿瘤，边缘呈线状高回声，但是超声检查难以判断其发生部位是胰腺、胃，还是肠系膜。CT检查清晰显示其与胰尾部的连续性。

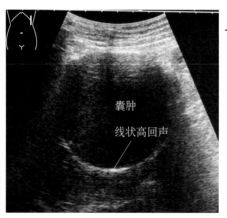

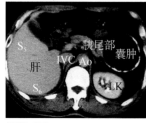

增强CT

胰腺肿瘤的诊断

A.确诊
　①胰腺内明显的异常回声区域*
　②胰腺的异常回声区域伴随以下表现之一
　　a.尾侧胰管的扩张
　　b.胰内或胰腺区域胆管狭窄或闭塞
　　c.胰腺局限性肿大
B.疑诊
　①胰腺内异常回声区域
　②胰腺区的异常回声区域
　③胰腺局限性肿大
C.需要进一步检查
　①胰管扩张
　②胆管扩张或胆囊肿大
*异常回声区域指的是与周围胰腺组织比较具有不同的辉度及分布，并且具有边界的区域。

参考文献：超声波医学23卷7号，1996.

7. 胰腺癌

◉ 胰头部癌（pancreatic head cancer）

（1）胰头部可见 4cm×3cm 大小的稍低回声肿瘤，边界不均匀，内部回声也不均一。胰管呈串珠状扩张，最大直径为 8mm。

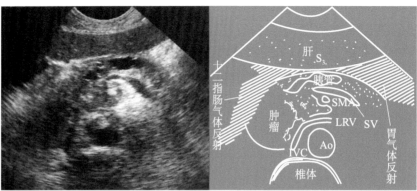

（2）胰腺炎症状就诊。黄疸（－）。相当于与胰头钩突部一致区域发现直径 5cm 的形状不规则的低回声肿瘤。主胰管被肿瘤中断，呈轻度串珠状扩张（直径 4mm）。胰头部的钩突部肿瘤不容易导致胆管闭塞。

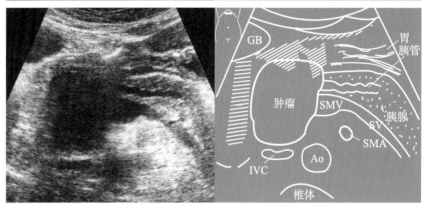

胰腺癌的鉴别诊断

（1）肿瘤表现

	边界、边缘	内部回声	
		辉度	分布
胰管癌	略欠清 平滑—凹凸不平	低回声和相对高回声混合	均一—不均一
胰岛细胞癌	明显 平滑	小肿瘤很低，大肿瘤高低混合（包括钙化、小囊肿的回声）	比较均一
肿瘤样胰腺炎	不明显[1]	低回声	比较均一

（2）肿瘤外表现

	肿瘤的尾侧胰管		
	扩张	形态	与肿瘤的关系
胰管癌	高度扩张的病例多[2]	平滑—串珠状	中断
胰岛细胞癌	无—轻度	平滑—数珠状	很少受压
肿瘤样胰腺炎	无—轻度[3]	平滑或宽窄不均匀	PDsign[4]时中断

注：1）露出的肿瘤表面清晰而平滑

2）大于 5mm

3）合并胰腺结石的病例显示重度扩张

4）Penetrating duct sign

*动脉闭塞、狭窄等及肿瘤周围的淋巴结肿大是诊断胰管癌有用的表现。

参考文献：超声波医学 23 卷 7 号，1996

胰腺癌的超声表现

胰腺癌根据组织学可分为导管细胞癌（duct cell carcinoma）、胰岛细胞癌（islet cell carcinoma）、腺泡细胞癌（acinar cell carcinoma）；根据发生部位可分为头部癌、体部癌、尾部癌、全体癌和钩部癌。胰腺癌几乎均为胰管癌，大多数为边界欠清的低回声肿瘤，浸润性强，直径超过 2cm 时就向胰腺外浸润。另外，大多数肿瘤间质的结缔组织增生显著使得肿瘤内部反射减少而呈低回声，同时由于较强的纤维组织的声衰减使得肿瘤后方回声减低。直径超过 3cm 时因肿瘤变性导致内部回声不均匀，部分呈高回声。另外，虽然极少见，但是在扁平细胞癌（squamous cell carcinoma）或腺鳞癌（adenosquamous carcinoma）易囊性变，因此高到低回声的囊肿混合存在导致肿瘤远场增强。

胰岛细胞癌是来源于 Langerhans 细胞的胰腺内分泌肿瘤。临床上大致分为功能性肿瘤和非功能性肿瘤。功能性肿瘤大多比较小，超声表现为边界清晰、内部回声均匀的低回声肿瘤。非功能性肿瘤大多数巨大，因出血、坏死导致囊肿形成、内部回声不均匀，其超声表现类似囊实性肿瘤（solid and cystic tumor），难以进行鉴别。

腺泡细胞癌来源于腺泡细胞，间质较少而显示髓样癌的超声表现，肿瘤的边界清晰，边缘平滑，内部回声均匀。

胰腺癌的直接表现是低回声的局限性肿大，超声显示率胰体部者较高，头部者较低，尾部者最差。间接表现是肿瘤尾侧的胰管呈串珠状显著扩张，但尾部癌和钩部癌不易见到。胆管扩张见于胰头部癌，但是钩部癌少见。胰钩部长径方向是头尾方向，检查钩部时充分探查尾侧方向以防漏检。综上所述，胰腺超声检查的盲点是钩突部和尾部。

需要与胰腺癌鉴别诊断的良性疾病是肿瘤样胰腺炎，其超声表现是边界不清的低到中等回声的肿瘤，尾侧胰管轻度扩张，可见贯穿肿瘤内部的胰管影（penetrating duct sign）。难以鉴别的病例较多。

（3）主诉为黄疸。胰头部见最大直径2.5cm的形态不规则、边界欠清的低回声肿瘤，内部回声不均匀，后场略衰减。胆总管扩张至11mm。PTCD造影显示胰腺内胆管呈V字形，尖部变细（△），是典型的胰头部肿瘤表现。本例肿瘤直径超过2cm，胰头部被肿瘤取代，向周围浸润，不是手术的适应证。T-Bil 5.8 mg/dl, D-Bil 2.8 mg/dl, AST 144 IU/L, ALT 112 IU/L, AMY 968 IU/L, CA19-9 84000IU/ml, Elastase 17400IU/mg。

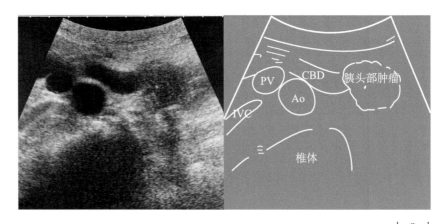

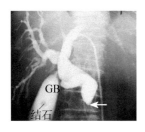

PTCD

（4）胰头部可见1.8cm×1.2cm的低回声肿瘤，末梢胰管未见扩张，胰腺整体形状无变化，考虑肿瘤局限于胰腺内。本例无淋巴结转移，适合手术治疗。诊断为胰腺癌时肿瘤小于2.0cm者（TS 1）占4%，大于2.0cm、小于4.0cm者（TS 2）占20%，大于4.0cm、小于6.0cm者（TS 3）占20%，大于6.0cm者（TS 4）占30%。由此可见绝大多数患者诊断时肿瘤>2cm，不适合手术治疗。另外，即使肿瘤<2cm，大约40%发生淋巴结转移，被膜浸润、胰后方浸润和门静脉浸润分别约占20%，因此有必要检查出不伴有胰管外浸润、直径小于1cm的上皮内癌。

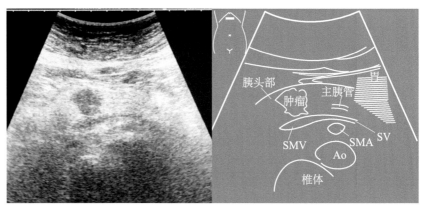

胰腺癌和肿瘤样胰腺炎的鉴别诊断

		胰腺癌	肿瘤样胰腺炎
肿瘤	边缘	凹凸不平	比较规整
	内部回声	低回声	低—中等—（高）回声
	后方回声	减弱	不变
主胰管		串珠状扩张 中断像	不规则扩张 贯穿于肿瘤内部的胰管
超声声像图			

◉胰体部癌（pancreatic body cancer）

因糖尿病急性恶化而入院精查。CA19-9 为 790 IU/ml（正常值小于 37 IU/ml），胰体部可见 3cm×2cm 大小的不规整、局限性低回声区域。

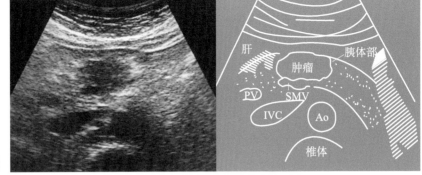

◉胰尾部癌（pancreatic tail cancer）

（1）因急性肾功能不全（肾后性）而入院。胰尾部的肿瘤最大直径大于 3.8cm，与周围组织分界欠清，内部回声不均匀。脾静脉闭塞。肿瘤直接浸润于周围组织，导致癌性腹膜炎和左侧肾积水。本病例还有右侧肾积水、腹主动脉旁淋巴结转移和肝转移。胰尾部癌无黄疸等症状，解剖学位置较深，因此超声检查很难检查出有手术适应证的 TS 1 小肿瘤。

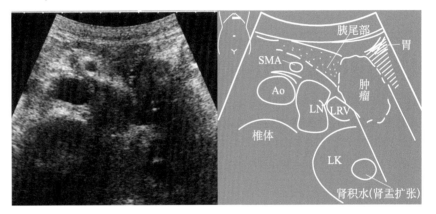

（2）胰腺尾部可见直径 5.5cm×3.5cm（TS 3）的形态不规则的低回声肿瘤，其周围的脂肪组织回声增高、增厚，提示胰腺被膜外浸润。本病例无手术适应证，同时发现肝转移。

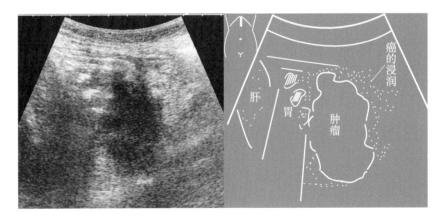

（3）饮水500ml后：胰尾部可见5.5cm×3.5cm的低回声肿瘤。主胰管直径为2mm，无扩张。肿瘤与胰体部正常回声部分之间边界凹凸不平。

正常胃壁和胰腺之间存在低回声的脂肪层。像本例，肿瘤大于2.0cm时一般合并胰腺被膜外浸润，表现为该低回声脂肪层消失，与肿瘤低回声融为一体。

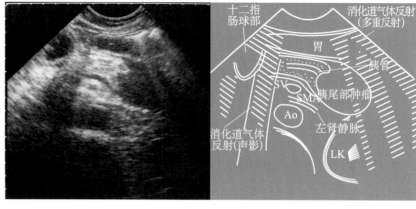

●全胰腺癌

（1）胰腺整体肿大，类似于低回声肿瘤。脾静脉闭塞而难以显示。肠系膜上静脉至门静脉主干受肿瘤的压迫而狭小。胰腺短轴面上肿瘤的边缘不规整。紧邻肿瘤尾侧淋巴结（肠系膜根部淋巴结No.146）肿大。另外，胆总管扩张，淋巴结（肝十二指肠系膜内淋巴结No.12b₂）肿大。

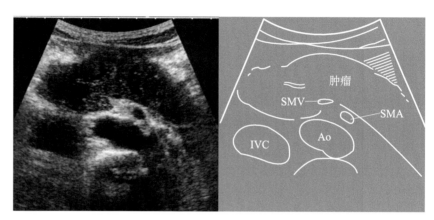

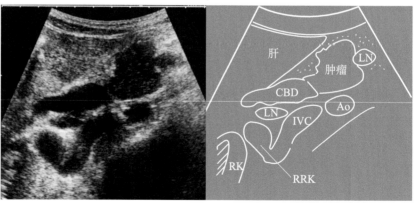

（2）主诉黄疸。胰腺整体呈不规则的低回声肿瘤，脾静脉、肠系膜上静脉因闭塞而难以显示。

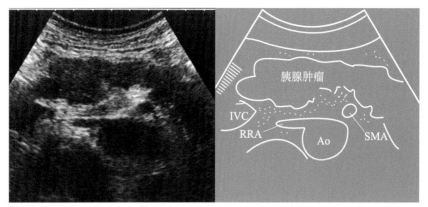

●胰腺囊腺癌（cystadenocarcinoma of pancreas）及其鉴别诊断

发生于胰腺体部到尾部的巨大的胰腺囊腺癌（8cm×6cm）。囊性部分和实性部分混合存在，肿瘤整体呈高回声。

本例是一位中年女性，在胰体部到尾部发现比较大的肿瘤。

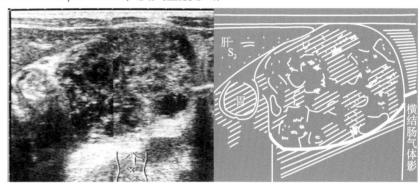

胰腺囊腺瘤的鉴别诊断

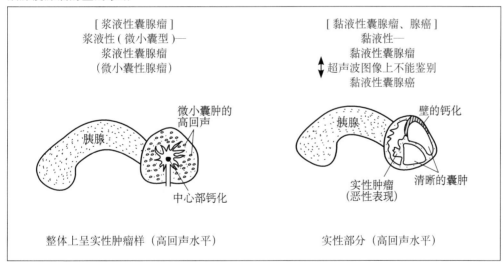

第 7 章　消化道

一、超声解剖

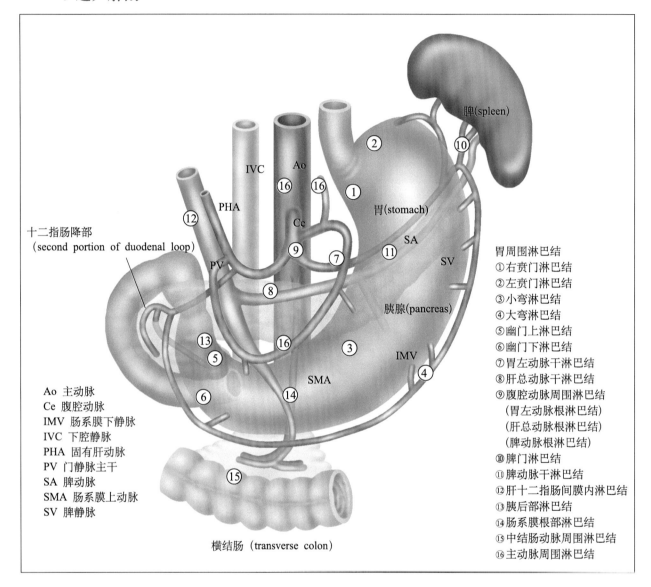

十二指肠降部
(second portion of duodenal loop)

脾(spleen)
胃(stomach)
胰腺(pancreas)

Ao　主动脉
Ce　腹腔动脉
IMV　肠系膜下静脉
IVC　下腔静脉
PHA　固有肝动脉
PV　门静脉主干
SA　脾动脉
SMA　肠系膜上动脉
SV　脾静脉

胃周围淋巴结
①右贲门淋巴结
②左贲门淋巴结
③小弯淋巴结
④大弯淋巴结
⑤幽门上淋巴结
⑥幽门下淋巴结
⑦胃左动脉干淋巴结
⑧肝总动脉干淋巴结
⑨腹腔动脉周围淋巴结
　（胃左动脉根淋巴结）
　（肝总动脉根淋巴结）
　（脾动脉根淋巴结）
⑩脾门淋巴结
⑪脾动脉干淋巴结
⑫肝十二指肠间膜内淋巴结
⑬胰后部淋巴结
⑭肠系膜根部淋巴结
⑮中结肠动脉周围淋巴结
⑯主动脉周围淋巴结

横结肠 (transverse colon)

　　通常，上腹部超声检查中胃比较容易被显示。代表一部分胃壁（肌肉层）的环状低回声厚度一般为3～5mm，其厚度由胃底部至幽门方向逐步增厚，幽门环部厚度可达8mm左右。除幽门环区外，厚度超过5mm时，多为胃炎、良性溃疡、肿瘤等病变。如果无肿瘤形成而全周性增厚，厚度约1cm时，胃炎或者4型胃癌的可能性高；如果超过1.5cm，不管是否肿瘤形成，考虑进行性癌或胃黏膜下肿瘤。

　　超声波检查对进行性癌和胃黏膜下肿瘤的鉴别诊断特别有帮助，此时有必要采用饮水法进行仔细检查。

　　给予300～700ml水能够消除消化道内的气体影响。为了使胃蠕动停止，可给予解痉药。

　　胃壁的超声声像图一般显示为五层结构，从黏膜侧依次为高回声、低回声、高回声、低回声和高回声，相对应的组织结构依次为第一层的边界回声、第二层的黏膜、第三层的黏膜下层、第四层的固有肌肉层和第五层的浆膜以及边界回声。

　　另外，采用饮水法更容易观察十二指肠壁。同样的，采用水灌肠（脱气水1L左右）能够仔细观察大肠壁。

二、胃的各部位名称和胃壁的构造

通常很难观察到小肠壁，但是腹水或肠梗阻引起的小肠内液体潴留时能够观察到小肠壁的构造（壁的厚度、Kerckring皱襞等），特别是诊断肠梗阻变得更容易。

超声检查也可用于胃周围淋巴结的检查。编号为3,5,7 ~ 13,16的淋巴结比较容易做到，而与胃相邻的1 ~ 6号淋巴结通过超声内镜能够更清晰地显示。

胃的各部位名称

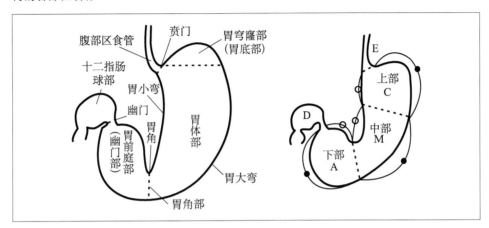

出典：胃癌取扱い規約，金原出版より引用・改変

胃壁的构造（前庭部）和超声声像图

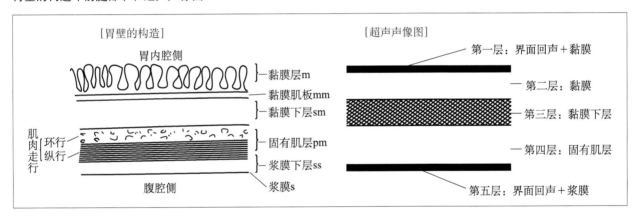

胃壁超声声像图的五层结构

第一层：边界回声＋黏膜（高回声）　　*固有肌层：胃壁肌层呈内层、中层和外层共三层结构，前庭部没有内层。内层
第二层：黏膜（低回声）　　　　　　　　　被称为斜纤维，是薄的食管轮状肌的连续。中层最厚，接着食管轮
第三层：黏膜下层（高回声）　　　　　　　状肌而环行，胃底部薄，其余部位均等，幽门处形成厚的幽门括约
第四层：固有肌层*（低回声）　　　　　　肌。外层续于食管的纵行肌，在胃底部发育较弱，前庭部变厚。体
第五层：边界回声＋浆膜（高回声）　　　　外式超声检查所观察到的胃壁低回声部位是固有肌层，而在胃充盈
　　　　　　　　　　　　　　　　　　　　法或超声内镜检查中胃壁至少呈现为五层结构。

正常胃壁的厚度*

胃食管接合部　　　＜5 mm　　　*：需要注意测定固有肌层的低回声部分。如果不采用饮水法使胃充盈，很难检
胃底部　　　　　　2 ~ 3 mm　　　　测胃内腔侧的黏膜及黏膜下层。另外，由于胃底部到胃体上部的皱襞较厚，
胃前庭部　　　　　＜5 mm　　　　　有时会误认为是低回声肿瘤，因此超声检查很难判断是否存在病变。
幽门环　　　　　　＜8 mm

三、胃的扫查方法和超声声像图

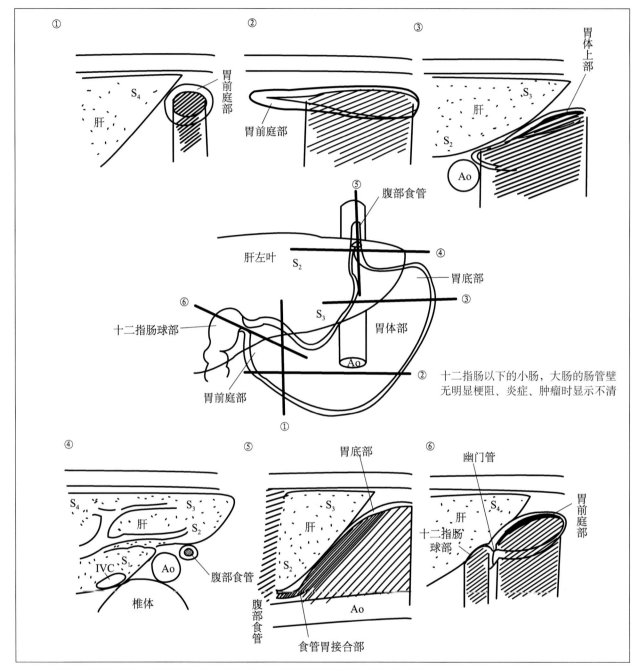

①剑突下到右季肋下的纵行扫查可显示胃前庭部的圆形或椭圆形的短轴声像图。

②然后，把探头回转90°进行横向扫查，可获得胃前庭部的长轴声像图。

③使探头向右侧平行移动，就可依次显示从胃角部到胃体部、胃底部的胃壁，可见胃壁固有肌层的低回声逐步变薄。另外，胃体上部的观察采用经左肋骨弓下的扇状扫查。尽管通过剑突下到左季肋部的扫查也很难显示整个胃底部，因此胃底部全面显示存在困难。

④经剑突下的横行扫查在肝左叶外侧区和腹主动脉之间偏在腹主动脉的左侧，可显示腹部食管的环状短轴声像图（食管胃接合部）。

⑤在此位置旋转探头，就能够显示腹部食管的长轴声像图。

⑥显示前庭部的长轴声像图后直接把探头向右侧移动，固有肌层的低回声渐渐地变厚，突然低回声部消失，只见气体影，此气体影存在部位就是十二指肠球部。一般情况下其内腔里无液体潴留，就不能显示壁构造。幽门环相当于此前显示的低回声区最厚的部位。

四、胃的正常超声声像图

1. 正常胃壁的超声声像图

剑突下探查容易显示中心呈高回声（黏膜＋胃内容物）、边缘呈低回声（胃肌层）的管腔构造，此是胃体部或前庭部。当胃液较多时，如本病例一样中心变成低回声，实时超声检查能观察到胃液的流动情况。如果注意观察就能探及胃皱襞。肌层由胃体部向幽门侧方向逐渐变厚。

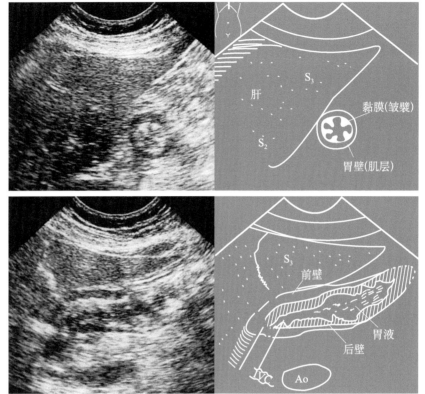

2. 采用饮水法可观察到的正常胃壁结构

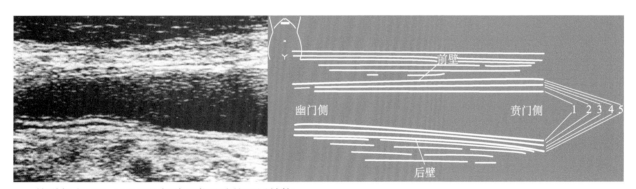

饮脱气水 500ml 后可观察到正常胃壁的五层结构。

饮水法

饮水法是指给被检者饮用脱气水后，把潴留于胃十二指肠的脱气水当作声窗（acoustic window）来对胃壁和胰腺施行超声检查的方法。脱气水是采用煮沸 5min 后冷却的自来水或市售的饮用水（如茶、矿泉水等）。如果饮用未脱气水，经数分钟后气泡就会消失，因此也能进行超声探查。首先让被检者坐位饮水，胃十二指肠内充盈 300～700ml 水以排除气体而成为声窗，然后采用胃透视检查的要领改变体位，如卧位、斜位、侧卧位等使水移动并进行扫查。另外，为了使水尽量潴留在胃里，有必要保持左侧卧位。在体外扫查时只能显示胃壁固有肌层的低回声，但是在饮水法中可显示胃壁的五层结构。

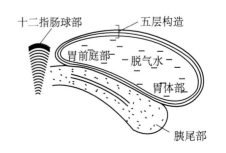

五、胃和小肠疾病的超声诊断

1. 胃溃疡（gastric ulcer）

（1）胃前庭部的后壁厚度约13.2mm。增厚的后壁内见点状高回声，相当于溃疡底部。

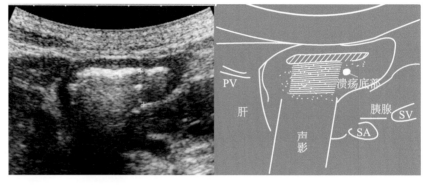

（2）连续几天喝日本酒2000～3000ml，上腹部痛发作而入院。AMY值正常。超声检查示胃前庭部呈全周性肥厚（1～2cm）。换成7.5 MHz线阵探头进行胃前庭部的扫查，固有肌层的厚度正常（3～5mm），增厚的是黏膜至黏膜下层。经胃镜检查发现胃体部具有伴出血的多发性糜烂，前庭部前后壁见到 A_1 溃疡。

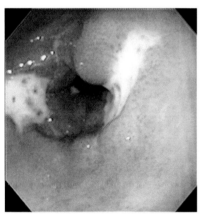

胃镜图像

消化性溃疡的内镜病期分类（崎田·三轮分类）

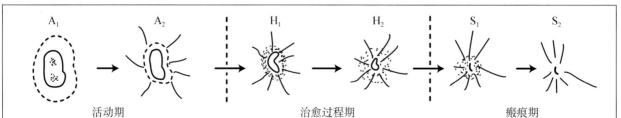

	活动期	治愈过程期	瘢痕期

A_1：在溃疡底部具有厚的白苔，边缘呈水肿状肿胀。观察不到再生上皮，但是可见到出血和血凝块附着。

A_2：在溃疡底部观察到白苔，溃疡边缘水肿状肿胀减退，可观察到微量再生上皮。

H_1：溃疡缩小，边缘可见再生上皮的发红带。

H_2：溃疡明显缩小，发红带扩大，可见微量再生上皮。

S_1：溃疡消失，发红带留下的红色瘢痕。

S_2：发红带消失后的白色瘢痕。

2. 胃溃疡穿孔（perforation of gastric ulcer）

胃小弯侧的胃壁轻度增厚，肝下面和胃之间存在游离气体影（free air）。扩大窗宽（500）的CT检查观察到多个粒状气体影（△）。游离气体的检出最好是扩大窗宽（500）的CT，其次是超声、腹部平片（可辨认1ml气体）。然而，超声易受检查者水平的影响。

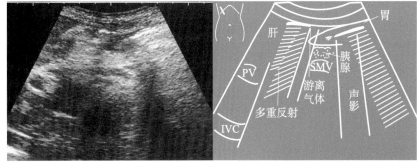

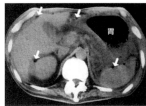

CT 平扫

胃溃疡、十二指肠溃疡的临床表现

胃溃疡在40～50岁男性中发生率较高，而十二指肠溃疡在30～40岁发病率较高。二者常表现为空腹时心窝部痛。饭后痛是胃溃疡，夜间空腹痛是十二指肠溃疡，各自具有特征性表现

①急性溃疡—急性胃病变（acute gastric lesion，AGL）

　　具有药物、刺激、乙醇等明显的诱因，消除原因就会治愈，不复发。不会从急性溃疡转变为慢性溃疡

②慢性溃疡—消化性溃疡（peptic ulcer）

　　治愈和复发不断反复，病程长，又称溃疡症

急性胃黏膜病变

急性胃黏膜病变（acute gastric mucosal lesion，AGML）是急性糜烂、急性溃疡、出血性胃炎以及这些混在的疾病，通常以突发性上腹部痛、恶心、呕吐、出血等症状发病，在内镜检查结果中能够确认到胃壁黏膜的急性炎症性变化（发红、水肿）、出血、溃疡性变化（糜烂、溃疡）等病理特征

原因：

①刺激：心因性刺激、肉体性刺激（烫伤、手术后等）

②药物：非甾体抗炎药、激素类药物、抗生素、抗癌药等

③食物：乙醇、香辛料

④寄生虫：异尖线虫（anisakis）

⑤其他疾病的合并症：肝硬化、门静脉高压、胃血管闭塞性变化、慢性呼吸系统疾病、肾功能不全、脑血管障碍

⑥其他：上消化管内镜检查（幽门螺杆菌感染）、肝动脉栓塞术、胃食管静脉瘤硬化疗法等的术后

十二指肠各部位的名称

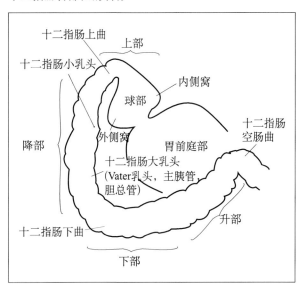

3. 十二指肠溃疡穿孔（perforation of duodenal ulcer）

（1）早晨突发上腹部痛和频繁呕吐而入院。WBC 17.3×10^9/L。腹部呈板状腹。腹腔内有液体潴留，肝表面和液体潴留上面可观察到由游离气体引起的多重反射。肝内侧也存在少量空气引起的点状强回声。

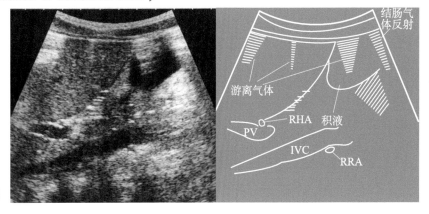

（2）肝表面的线状回声稍增厚、回声增强，同时出现多重反射或彗星尾征，均为游离气体的超声表现。肝右叶后下段（S₆）下面也探及来源于少量空气的彗星尾征或点状强回声。

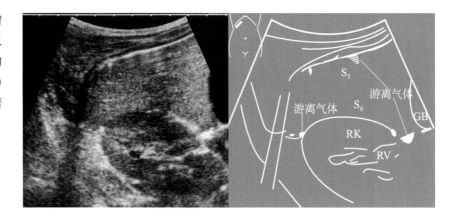

（3）分娩后第二周突然出现心窝部的剧烈疼痛。肝表面可见多重反射（气体影）。多重反射周围肝内脉管构造显示欠清，回声减低。胸部平片上能观察到右横隔膜下的微量游离气体。

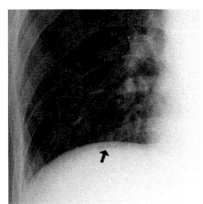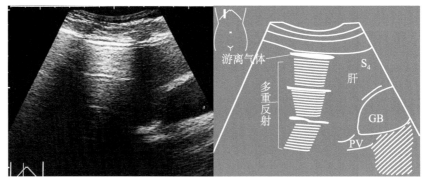

胸部 X 线片

游离气体的超声声像图

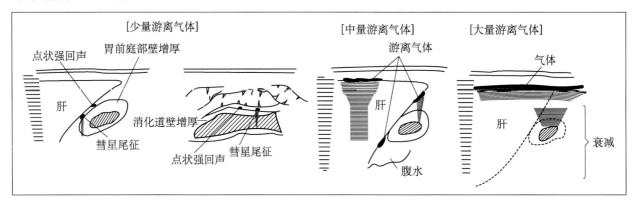

消化道穿孔的超声表现

腹腔内游离气体在立位胸部平片上约 1ml 就能检查出。游离气体的检出能力方面，CT 最好，其次是超声检查。但是超声的检出能力因检查者不同而有很大差异，是临床上的难点。尽管少量游离气体在穿孔的消化道附近可显示为点状强回声和彗星尾征，但当气体紧邻肝下面时更容易被显示。如果仔细观察，在肥厚的消化管壁外侧也可探及游离气体影。随着游离气体的增加，在肝表面出现伴有多重反射的强回声，并随着体位的变换而移动。如果游离气体进一步增加，向体内发射的超声波就被游离气体吸收，声像图全体呈低回声而显示不清。骨盆腔、脾周围、Morison 窝和肝表面探及由消化道穿孔而流出的液体也具有参考价值。

4. 肥厚性幽门狭窄症（hypertrophic pyloric stenosis）

（1）1岁男孩以喷射样吐乳为主诉入院。胃幽门明显增厚（最大径线约10mm），呈球状低回声，其中央部内容物和黏膜呈强回声，超声特征是幽门部整体呈靶子样。

本病例是发病非常迟缓的病例，一般出生后2周开始出现呕吐，逐渐频繁，是由幽门部环状肌的肥厚引起的，其发病率为1/1000～1/500，男女比率为4：1。

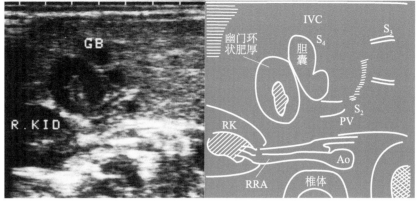

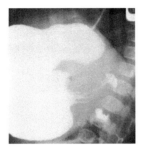

上消化道造影

超声波检查结束后立即施行了上消化道造影。可见到幽门部的狭窄和延长，称线样征（string sign）。但是，如果硫酸钡达不到十二指肠球部，胃前庭部呈现鸟嘴征（角征，beak sign）。

（2）出生后1个月的男孩。出生后3周开始出现频繁呕吐。授乳后立即施行超声检查，因母乳的声窗作用清晰地显示肥厚的幽门。幽门的横切面直径为17mm，肌层的厚度为7mm。通常，分别超过15mm、5mm，就可诊断为肥厚性幽门狭窄症。

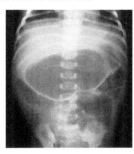

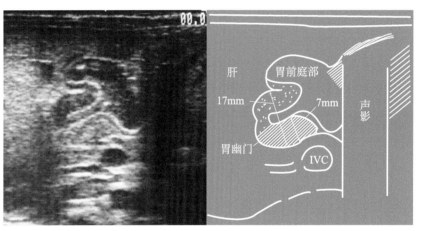

腹部X线片

腹部X线片中没有十二指肠球部的气体图像是其特征（单气泡征，single bubble sign）。

肥厚性幽门狭窄症的超声表现

因肥厚的幽门环横切面呈靶状，称为靶环征（target sign）。幽门的长轴声像图显示夹着线状高回声内腔的2层呈低回声的肥厚肌层，即超声双轨征（ultrasonic double track sign），而且肥厚的幽门肌向胃前庭部突出，幽门长径类似子宫颈部（uterine cervix），因此又称超声子宫颈征（ultrasonic cervix sign）。本症的超声诊断标准是幽门直径大于15mm、幽门肌（低回声的部分）厚度大于4mm和幽门长度大于18mm。

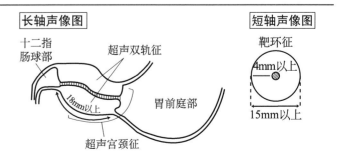

长轴声像图　　短轴声像图

5. 胃炎

◉急性胃炎（acute gastritis）

胃壁以胃前庭部为中心增厚，厚度达1cm。急性胃炎有外因性（单纯性：饮食疏忽；腐蚀性：自杀或误用腐蚀性药物）和内因性（感染性：流感、伤寒；化脓性：大肠菌、链球菌）。本病例是单纯性胃炎。急性发作并具有严重胃黏膜病变者称急性胃黏膜病变（acute gastric mucosal lesion, AGML）。

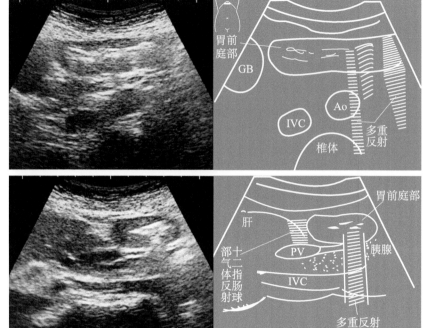

根据超声声像图判断胃癌的浸润深度	判断胃癌浸润深度的正确率

判断胃癌浸润深度的正确率

超声检查对胃癌浸润深度的评估具有高估倾向，其原因是肿瘤后方衰减导致肿瘤后方各层结构消失。

显微镜观察	超声检查				正确率
	m	sm	pm	s	%
m	3	0	1	1	60
sm	0	3	2	1	50
pm	0	0	5	1	83
s	0	0	0	12	100
					79

m: 黏膜内病变

sm: 黏膜下的浸润

pm: 固有肌层的浸润

s: 浆膜的浸润

根据超声声像图判断胃癌的浸润深度

黏膜内病变

黏膜下的浸润

固有肌层的浸润

浆膜的浸润

胃癌浸润深度的超声标准

文献：Yukio Miyamoto,MD.et al:Ultrasonographic Findings in Gastric Cancer:In Vivo Studies, J Clin Ultrasound 17:309-318,1989.

胃癌的肉眼分类

0型 表浅型：病变的肉眼形态只显示轻度的隆起或凹陷

1型 肿块型：形态上明显隆起，与周围黏膜具有明确的分界

2型 溃疡局限型：形成溃疡，围绕溃疡的胃壁肥厚并形成环堤。环堤与周围黏膜的分界比较明确

3型 溃疡浸润型：形成溃疡，围绕溃疡的胃壁肥厚并形成环堤。但是环堤与周围黏膜的分界不明确

4型 弥漫浸润型：无明显的溃疡和环堤，具有胃壁肥厚和硬化的特征，病灶和周围黏膜的分界不明确

5型 不能分类：无法归入0～4型的

6. 胃癌（gastric cancer）

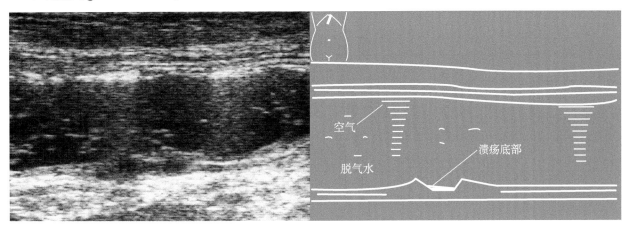

（1）3型：饮用脱气水后，胃体部附近的后壁可见向腔内轻度隆起的低回声肿瘤，其中心部存在溃疡，溃疡底部呈线状高回声，胃壁的五层结构完全消失。

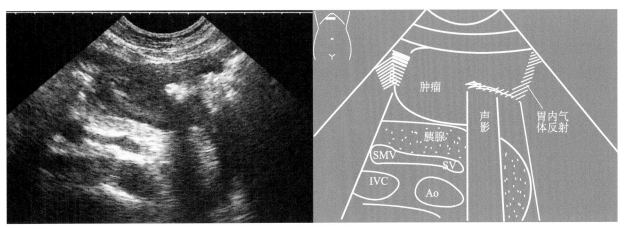

（2）4型：全周性的胃壁肥厚（2cm），胃整体呈低回声肿块。胰腺与肿块具有明确的分界。4型胃癌多见于30～35岁的女性。

◎胃黏膜下肿瘤（submucosal tumor）——恶性淋巴瘤（malignant lymphoma）

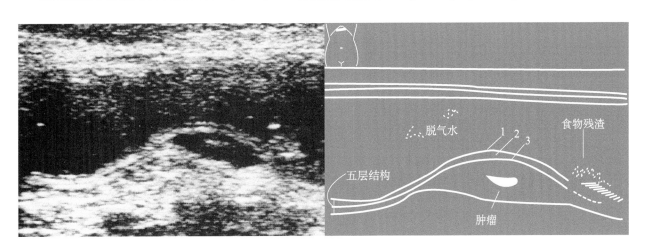

胃后壁的五层结构中第1～3层保持正常，肿瘤存在于其外侧，判断是黏膜下肿瘤。

7. 肠梗阻

●癌性腹膜炎（peritonitis carcinomatosa）

卵巢癌复发病例。Douglas窝区探及肿瘤。因肿瘤小肠闭塞，扩张的小肠内可见液体潴留。由于扩张的小肠内皱襞类似于钢琴键盘，称为琴键征（key board sign）。

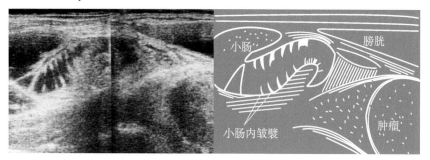

●小肠异尖线虫病（anisakiasis of small intestine）

小肠的黏膜及黏膜下层明显水肿，低回声的壁和高回声黏膜面呈网状，在相当于内腔的部分见线状高回声的异尖线虫。固有肌层表现为位于最外层的低回声。口侧的小肠扩张，但是壁无增厚。小肠的内腔消失。

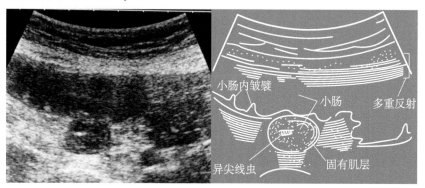

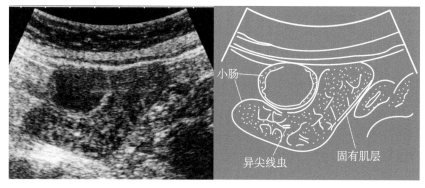

肠梗阻的分类

机械性肠梗阻：肠道内腔的机械性闭塞
  ①单纯性肠梗阻：只有闭塞而无血供障碍
    [原因]先天性、肠道内异物，肠道壁的炎症、瘢痕、粘连、屈曲，肠管外的压迫、肠肿瘤
  ②绞窄性肠梗阻：伴有肠壁血供障碍，容易导致消化道壁坏死
    [原因]肠扭转、肠套叠、疝肠嵌顿
动力性肠梗阻（功能性肠梗阻）：肠管本身无器质性病变，仅仅是肠管的运动能力降低
  ①麻痹性肠梗阻：炎症，肠系膜血管的血栓和栓塞
    [原因]腹膜炎、开腹术后、外伤、脑病、肠系膜血管的闭塞
  ②痉挛性肠梗阻：由于肠管的一部分持续痉挛导致肠内容物不能运行
    [原因]铅中毒、歇斯底里、阑尾炎、胆石症、尿道结石症

◉小肠梗阻（ileus of small intestine）

闭孔疝（obturator hernia）

79岁，女性，主诉：腹痛，恶心，呕吐。现病史：突然出现从右下腹部至右大腿部内侧的疼痛。第二天仍然持续疼痛，难以止痛。入院时恶心、呕吐。身高136cm，体重34 kg，从右下腹部至右大腿部自发性疼痛，右大腿部有压痛。右下肢的外转及内旋加重右大腿的自发性疼痛。腹部X线片观察到小肠内气体影像。CT显示耻骨肌和闭孔肌之间存在椭圆形肿瘤。超声检查可见小肠扩张，右侧腹股沟韧带的下方、内旋肌群的背侧探及液体潴留的管腔构造，考虑为嵌顿于闭孔的伴有壁肥厚的小肠。

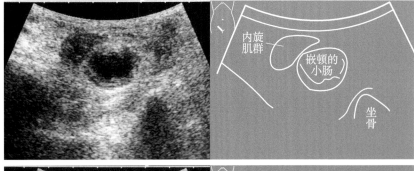

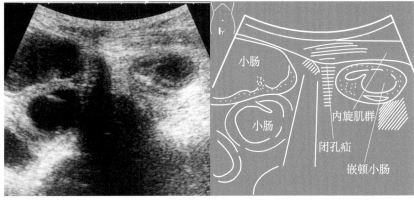

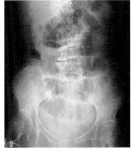

腹部X线片

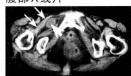

CT平扫

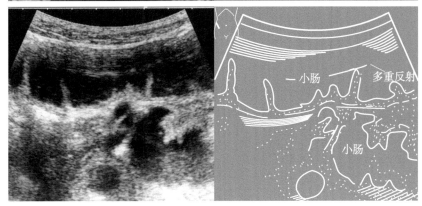

闭孔疝（obturator hernia）

- 多见于高龄偏瘦的多产女性：在日本平均年龄为71.5岁，男女比例1∶25，而女性分娩次数平均约5次
- 略多见于右侧：在日本左右比例为70 ∶ 93
- 有时可在不同时间发生于两侧
- 症状：
  疝嵌顿引起的肠梗阻症状（腹痛、恶心、呕吐、便秘）
  闭孔神经刺激症状（从大腿内侧至膝关节的放射痛、麻木感、知觉异常）
  Howship-Romberg征（豪-罗二氏征：当大腿屈曲时疼痛变弱，大腿外转和内旋时疼痛加重

闭孔附近的解剖和闭孔疝

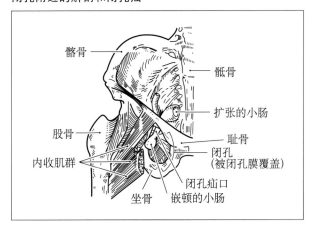

8. 肠套叠（intussusception）

（1）回肠结肠套叠：11个月的女婴，以草莓果冻样血便为主诉而入院。右侧腹部可触及软包块。超声检查由回盲部至心窝部探及管腔结构样包块，与大肠的走行一致，是肠套叠典型的超声表现。因肠管壁水肿而增厚的低回声横结肠内探及壁呈低回声增厚的回肠。

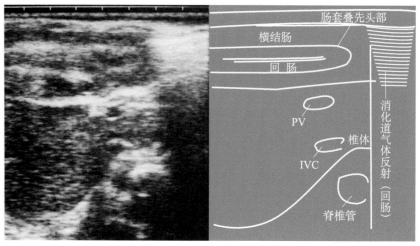

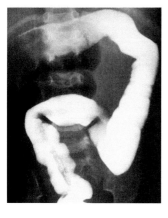

灌肠造影

以整复为目的施行灌肠造影，由回盲部向横结肠有肠套叠，套入部充盈缺损，呈蟹足样。

（2）回肠结肠套叠：6个月的女婴，就诊前日开始呕吐，也出现血便。右季肋部触及包块。超声检查在肝右叶下面探及横切面呈靶征（target sign）、纵切面呈假肾征（pseudokidney sign）的典型肠套叠声像图，其中央是进入肛门侧肠管（外筒）内的口侧肠管（内筒），呈低回声水肿状态。肠套叠一般多发于出生后3个月至2岁小儿，男女比为2：1，几乎均发生于回盲部，表现为回肠～结肠、回肠～回肠～结肠、回肠～盲肠之间的套叠，而小肠与小肠、结肠与结肠之间的套叠很罕见。

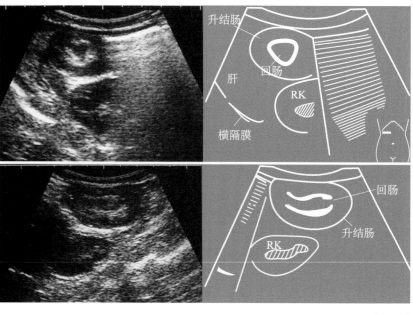

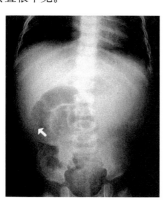

腹部X线片

腹部平片发现季肋部的肿块（⇧）。横结肠至降结肠附近几乎无结肠内气体影。

（3）小肠恶性淋巴瘤（malignant lymphoma of small intestine）：回肠末端附近探及直径3cm的靶样结构，是回肠套叠。本病例套入部为恶性淋巴瘤。

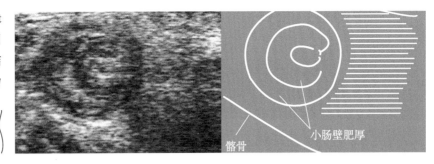

髂骨　　小肠壁肥厚

（4）结肠肠套叠（invagination of the colon）：38岁，女性，成年人肠套叠，降结肠内探及典型的多层同心环征（multiple concentric ring sign）。本病例的病因是脂肪瘤（lipoma）。90%的肠套叠发生于小儿，很少发生于成年人。大多数小儿肠套叠的病因不明确，而成年人肠套叠的病因主要有息肉、肿瘤、肠炎、憩室及瘢痕等。另外，小儿的发生部位几乎均为回盲部，而成年人无特定部位。

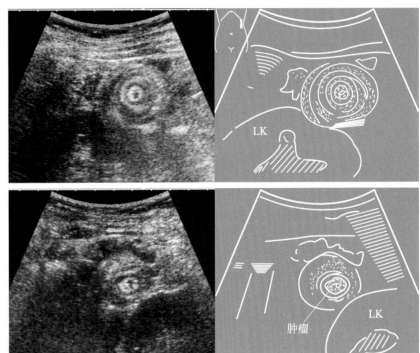

LK

肿瘤　　　　　LK

肠套叠的超声声像图（多层同心环征，multiple concentric ring sign）

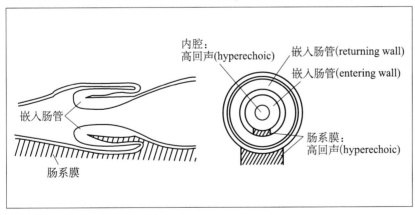

内腔：高回声（hyperechoic）
嵌入肠管(returning wall)
嵌入肠管(entering wall)
嵌入肠管
肠系膜：高回声（hyperechoic）
肠系膜

套入部（intussusceptum）肠管进入邻接的肠套叠鞘部（intussuscipiens），套叠的肠管在横切面示高回声层和低回声层相间的环状排列。中心部的管腔呈高回声，套入部（intussusceptum）肠管因血供障碍导致水肿，其肠管壁肥厚、呈双层低回声，其间存在高回声的肠系膜，称为靶征（target sign），也可用于肥厚性幽门狭窄症的描述。

六、结肠的扫查法及结肠淋巴结

结肠的扫查法

首先在右下腹盲肠末端确认盲肠内气体，然后沿长轴方向扫查确定结肠袋（haustra of colon）。如果结肠内的气体量较多，其后方出现声影；如果结肠内气体量较少，其后方出现多重反射所致的带状高回声。通常难以确定结肠壁回声，但在高龄者中由于缺血导致固有肌层显示为最外层的低回声。由于升结肠和降结肠固定于后腹膜，比较容易显示其长轴及短轴声像图。横结肠和乙状结肠具有肠系膜，在腹腔内具有可移动性，并且走行不定，因此仅沿着长轴方向扫查就难以追踪，而沿着短轴方向扫查较容易追踪。膀胱未充盈的状态下难以显示直肠，而且直肠内便块干扰易导致假阳性，因此认为超声检查不适合于直肠疾病的诊断。由于结肠脾曲位于左肋弓内，易成为盲点，但是经左肋间扫查可以显示。扫查消化管时一般不采用扇状扫查，而是慢慢移动探头，有时候停顿并注意观察消化管

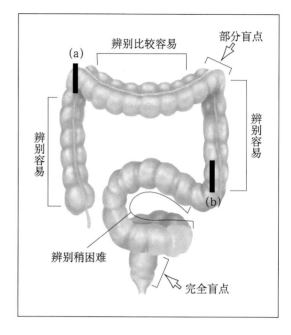

的蠕动。高回声不一定均为病变，黏膜及黏膜下层的肥厚也表现为高回声。为了在气体影等高回声中检查出高回声的病变，扫查时停顿探头使眼睛习惯于辨别是检出病变的技巧。

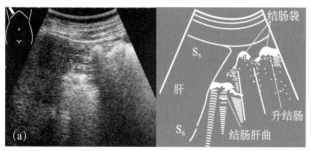 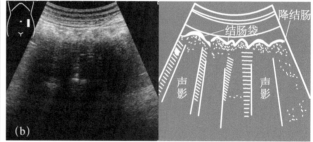

结肠淋巴结

结肠淋巴回流始于结肠壁淋巴结和结肠旁淋巴结。横结肠至回盲部的淋巴回流经回结肠淋巴结、右结肠淋巴结和中结肠淋巴结汇入肠系膜上淋巴结；降结肠、乙状结肠的淋巴液经左结肠淋巴结至肠系膜下淋巴结，最终汇入腹主动脉旁淋巴结。

结肠淋巴结的表示法

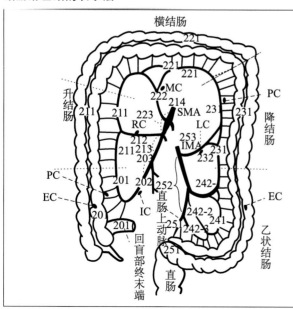

数字 200 ～表示大肠淋巴结的编号。

在肠系膜上、下动脉系中，个位数字表示淋巴液回流位置，结肠上淋巴结和结肠旁淋巴结表示为 2*2，主淋巴结表示为 2*3。十位数字表示主干动脉，从右侧开始顺时针方向依次为回结肠动脉 200、右结肠动脉 210、中结肠动脉 220、左结肠动脉 230、乙状结肠动脉 240、直肠动脉 250。由于肠系膜上淋巴结在胃癌时规定为 14 号，故在结肠癌时则为 214 号。肠系膜下淋巴结重点收集直肠动脉的淋巴回流，因此编号 253

EC. 结肠上淋巴结；IC. 回结肠淋巴结
IMA. 肠系膜下动脉；LC. 左结肠淋巴结
MC. 中结肠淋巴结；PC. 结肠旁淋巴结
RC. 右结肠淋巴结；SMA. 肠系膜上动脉

七、结肠疾病的超声诊断

1. 结肠癌（colon cancer）

（1）横结肠癌、闭塞性结肠炎：沿横结肠长轴扫查，可见结肠袋中途消失，壁肥厚。向肛门侧进一步扫查发现假肾征（pseudokidney sign）肿瘤。本病例是结肠完全性闭塞。因闭塞近端肠内压升高导致闭塞性结肠炎（缺血性结肠炎），所以较长节段结肠壁明显肥厚。因此，肿瘤所在区域结肠壁的多层结构消失，而单纯性缺血所致结肠壁水肿表现为最外层固有肌层的低回声。

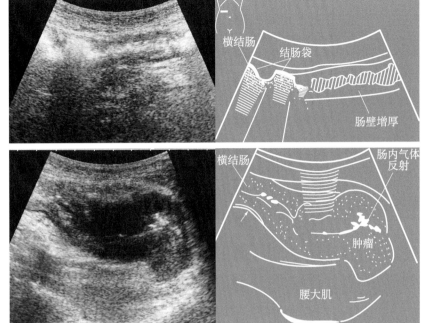

（2）乙状结肠癌：主诉沥青样便及贫血。CEA 292.9ng/ml，Hb 71g/L。左下腹部触及肿块，怀疑是结肠癌，超声检查在乙状结肠区发现肿瘤。因同时探及结肠旁淋巴结（PC），进一步检查发现直径6mm的腹主动脉旁淋巴结（No.216）肿大，淋巴结的形状接近圆形，可确定淋巴结转移阳性。与肠系膜上动脉区域比较，肠系膜下动脉区域较短，腹主动脉旁淋巴结容易受累，扫查时应该予以关注。

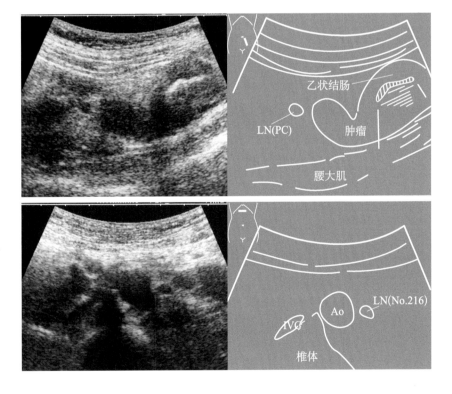

（3）盲肠癌：48岁，男性。右下腹部疼痛，盲肠内存在肿瘤。增强CT显示肿瘤向回肠末端部（TI）进展，结肠壁上淋巴结（LN）也肿大，怀疑为恶性淋巴癌或者盲肠癌，CT检查难以进行进一步的鉴别诊断。超声检查显示回肠末端部呈低回声，而肿瘤自身的回声程度较高，怀疑为纤维形成性反应（desmoplastic reaction）癌肿的表现。

增强CT

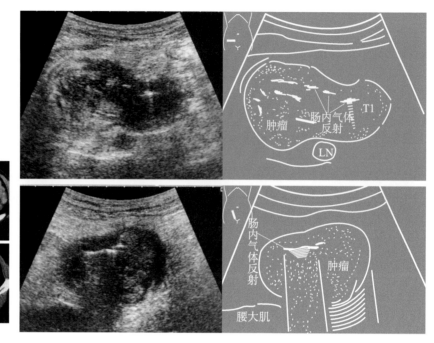

2. 恶性淋巴瘤（malignant lymphoma）

伯基特淋巴瘤 Burkitt lymphoma

增强CT

肠系膜上动脉造影

病理图像

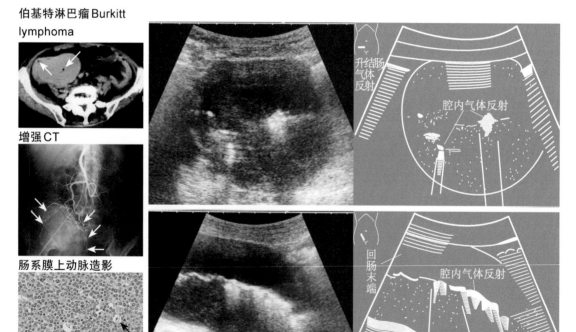

75岁，女性。主诉全身倦怠感。持续发热37℃而就诊。在右下腹部可触及质软、有压痛的球形肿块。超声检查在回盲部发现几乎无回声的消化管来源肿块。依据几乎无回声的超声表现就可判断是恶性淋巴瘤。CT显示肥厚的消化管壁呈均匀增强。消化管内腔（⇩）非常狭窄而无肠梗阻表明肿瘤质地比较软，与触诊所见一致。病理显示在回肠末端部发现大小约8cm×10cm×11cm的切面为乳白色的均质性肿瘤，肿瘤性淋巴球样细胞呈弥漫性增殖，可见满天星现象(starry sky pattern, ⬥)，是伯基特淋巴瘤（Burkitt lymphoma）。如同本病例，若肿瘤由均匀的肿瘤细胞组成，通过肿瘤内部的超声波几乎不能反射，肿瘤呈现为几乎无回声，是恶性淋巴瘤的特征性超声表现。

3. 结肠肠管重复症（duplication of colon）

4 岁，女孩，因腹痛、恶心就诊。在右上腹部发现肿块，是升结肠球状型肠管重复症。在囊肿内壁发现黏膜层，可判断不是单纯囊肿而是肠管重复症。

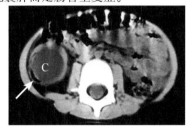

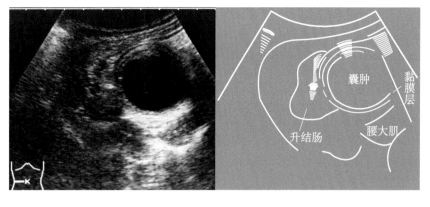

CT平扫

肠管重复症

在消化道中形成具有与消化道相同特性的球形或管形空腔肿物，部分紧邻消化道。大部分是以肠梗阻而发病。内侧存在黏膜，外侧共有固有肌层。一般附着于消化管的肠系膜侧，有与消化道交通的交通型及不交通的非交通型。好发部位依次为小肠（尤其是回肠末端）、回盲部、结肠及直肠、食管及纵隔内。另外，发生于结肠及直肠的多为管型，而管型多为交通型。

邻近肠管的压迫和肠套叠及扭转导致肠梗阻症状，重复肠管内残渣导致炎症，进一步形成脓肿或黏膜出血，引发血便、腹部肿块和腹痛等症状。部分病例也可能不出现症状。

---

4. 纱布瘤（gauzeoma or gossypiboma）

24 岁，男性。主诉：右侧腹部痛，发热。现病史：某年 2 月 25 日，因右下腹部痛和发热 39℃ 到附近医院外科就诊，诊断为阑尾炎而手术。虽然创口愈合顺利，但是发热不退，3 月 4 日起从右季肋下至右下腹部出现疼痛。由于持续存在 39℃ 的弛张热，3 月 9 日转院到本院外科。入院现病史：体温 38.1℃，血压 96/60 mmHg，从右季肋下至右下腹部出现自发痛和压痛，尤其在右季肋下有反跳痛。入院时，WBC 14.3×10^9/L，ESR 80/114 mm/h，Hb 122 g/L，CRP 40 mg/L（＋），PLT 47.1×10^4/μl。在肝肾隐窝（Morison 窝）发现内部回声强弱不均匀的肿块，伴声影。不同于单纯性脓肿内气体反射，本病例肿块内不甚强的回声后方探及强声影，是纱布及其内所含空气引起的典型声像图。

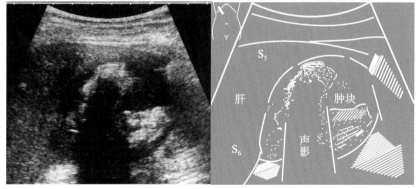

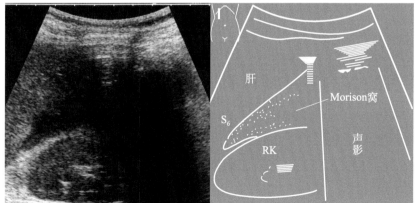

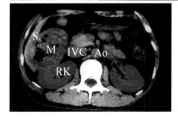

增强CT

5. 药源性结肠炎（drug induced colitis）
●假膜性结肠炎（pseudomembranous colitis）

53岁，女性。按附近医院处方使用抗生素近9个月，出现腹痛、腹泻，具有沥青样便。WBC 16.0×10^9/L。CT、超声检查发现横结肠（Tr）、升结肠（As）和降结肠（Ds）的壁肥厚。超声细查发现壁肥厚主要是黏膜和黏膜下层呈高回声增厚。

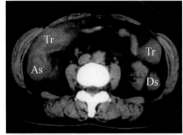

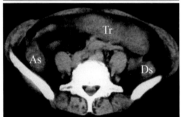

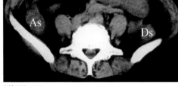

增强CT

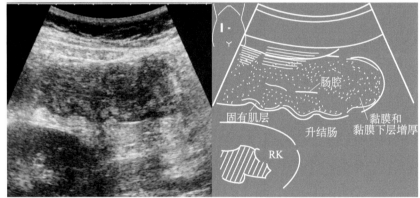

药源性结肠炎

众所周知，各种药物尤其是抗生素可引起结肠炎。药物直接损伤结肠黏膜的情况极少，几乎都是药物改变肠内菌群而引起的继发性黏膜损伤，称为抗生素相关性结肠炎。

抗生素相关性结肠炎

	出血性结肠炎	假膜性结肠炎
原因	与过敏有关	艰难梭状芽孢杆菌（clostridium difficile）产生的菌毒素
好发年龄	无	高龄者
起因抗生素	半合成青霉素	林可霉素类、头霉素类抗生素
潜伏期	3～5d	7～30d
症状	伴有腹痛、水样腹泻和鲜血便的突然发作	主诉腹部钝痛、腹泻、腹部膨满感等，慢慢发作
病变部位	好发于横结肠	好发于直肠、乙状结肠（全结肠）
病理所见	黏膜的急性浅表性出血	形成半球状或者膜状、岛状

缺血性结肠炎（ischemic colitis）

突发性腹痛、腹泻和便血是缺血性结肠炎的三个主要特征。多发生于患有动脉粥样硬化症的高龄患者。多数为一过性，有时会导致坏死穿孔。因为缺血性结肠炎的炎症的主要部位是黏膜下层，所以超声检查观察到的肠管壁的肥厚主要是黏膜下层的低回声水肿所致。

缺血性结肠炎的原因

血管性	多发于左侧结肠，症状往往是突发性左下腹痛。有黏膜水肿、黏膜下出血、纵行溃疡，出现腹泻和血便，大多数白细胞增多
肠管性	肠内压增高（癌症等引起）——闭塞性结肠炎
全身性	多血症、SLE[1]、DIC[2]

1. SLE: systemic lupus erythematosus（全身性红斑狼疮）

2. DIC: disseminated intravascular coagulation（弥散性血管内凝血）

6. 缺血性结肠炎（ischemic colitis）

（1）88岁，女性。主诉为左上腹痛和血便。在结肠脾曲至降结肠区发现长度大于10cm的肠壁肥厚。本病例在横结肠至回盲部、乙状结肠至肛门侧没有病变。通常容易发生缺血的结肠部位是血流供应的分界区，即脾曲（肠系膜上动脉和肠系膜下动脉供血分界区）、乙状结肠和直肠分界部（肠系膜下动脉和髂内动脉供血分界区）。

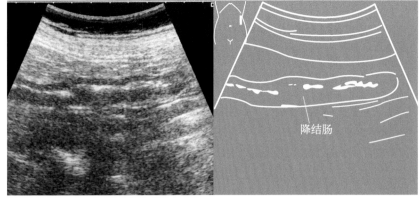

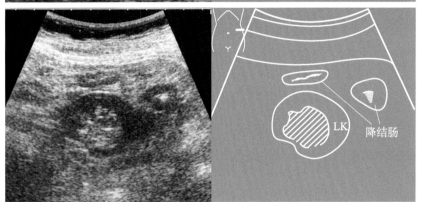

（2）67岁，男性。以血便为发病症状。发现乙状结肠壁肥厚。本病例的炎症主要在黏膜下层，但超声无法区分黏膜和黏膜下层。固有肌层具有轻微的肥厚，表现为最外层的低回声区域。

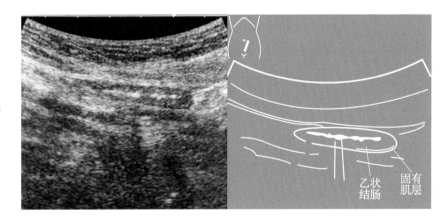

缺血性结肠炎的病型分类

急性缺血性结肠炎	③ 一过性型缺血性结肠炎

急性缺血性结肠炎

Ⅰ 动脉型
　①坏疽型缺血性结肠炎
　　血栓、栓塞、非闭塞型
　②狭窄型缺血性结肠炎
　　血栓、栓塞、非闭塞型、动脉硬化型、bypass后
　　药物（除NSAIDs以外）
　　血管炎（过敏性紫癜、结节性多动脉炎，过敏性血
　　　管炎）
　　慢性风湿性关节炎、胶原病

　③ 一过性型缺血性结肠炎
　　特发性、药物、细菌性
Ⅱ 静脉型
　　肠系膜上静脉血栓症
　　门静脉血栓症

慢性缺血性结肠炎

动脉型：动脉粥样硬化症、动脉瘤
静脉型：静脉硬化症、静脉血栓症、门静脉血栓症

7. 克罗恩病（Crohn's disease）

（1）

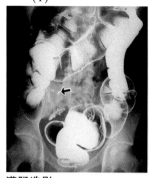

灌肠造影

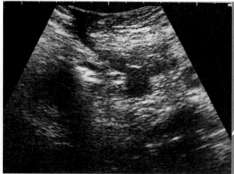

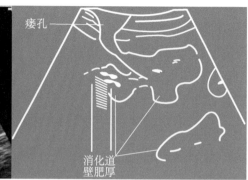

结肠克罗恩病：肥厚的消化管壁和皮肤形成瘘管，皮肤表面有脓液渗漏。另外，本病例肠管和膀胱连续而形成了结肠膀胱瘘。灌肠造影检查确定了朝向皮肤（▲）和朝向膀胱（△）的瘘管。

克罗恩病是非特异性炎症性肠道疾病，由口腔至肛门的全消化道均可发生，好发部位为回肠末端部。病变同时累及小肠和结肠的占一半，仅累及小肠的占25%，仅累及结肠的占25%。于肠系膜附着侧形成纵向性溃疡和因黏膜下层的炎症和水肿引起的呈鹅卵石样外观（cobble stone appearance）是克罗恩病的特征。病灶多呈非连续性和多发性，可形成瘘管。本病例的病变部位是回盲部。

克罗恩病和其他结肠炎的超声声像图差异

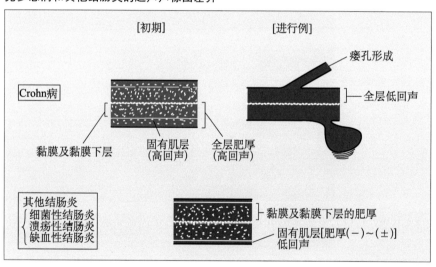

克罗恩病

克罗恩病是一种好发于20～30岁年轻人的原因不明的非特异性炎症性疾病。其病变可累及整个消化道，回盲部是最常见的发生部位，其次是小肠和结肠。多以轻度腹痛和微热为发病症状，以后出现腹泻，当发展成慢性时出现低蛋白血症和体重降低。克罗恩病的症状与溃疡性结肠炎相似，但是很少出现血便。病理学上具有消化道的全层病变、壁的严重肥厚、由纵向溃疡和瘢痕所包围的黏膜隆起呈鹅卵石样外观（cobble stone appearance）是克罗恩病的特征。克罗恩病的病变不同于溃疡性结肠炎的连续性，而是非连续性的。本病容易与消化管、皮肤、膀胱形成瘘管。

克罗恩病和溃疡性结肠炎的区别点（典型例）

	克罗恩病	溃疡性结肠炎
罹患部位	由口腔至肛门全部消化管	结肠
病变		
连续性	非连续性	从直肠连续性
对称性	非对称性	对称性
肛门部病变	一般的	（－）
炎症的深度	全层性	以黏膜为主
溃疡	深	浅
纵向溃疡	（＋）	重症病例（＋）
狭窄	（＋）	（－）
瘘管	（＋）	（－）

（2）十二指肠克罗恩病：49岁，男性。由十二指肠球部至钩突部发现最大厚度10mm的全层性肠壁肥厚，为疾病初期，壁回声较高，在壁内探及相当于纵向溃疡的线状高回声。

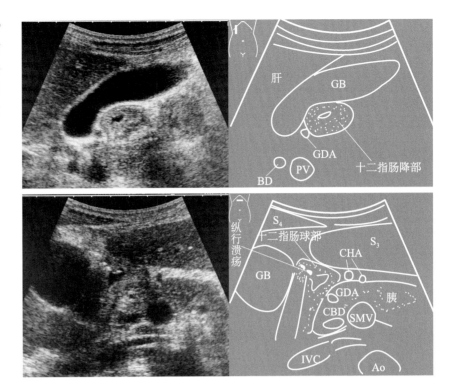

（3）小肠克罗恩病：扫查有自发痛和压痛的部位，发现该部位小肠扩张和壁明显肥厚。内腔破裂，在腹腔内形成了直径3cm的脓肿。因为克罗恩病是慢性炎症性疾病，可探及脾大。本病例RBC 4.5×10^9/L，Hb 147g/L，Ht 43%，本病例无贫血。

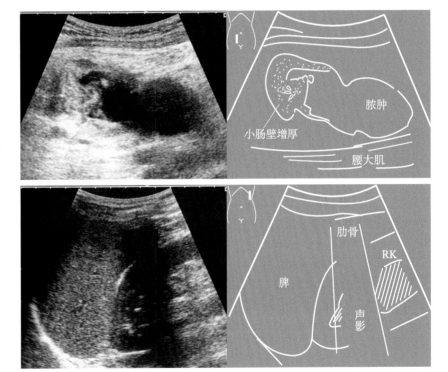

8. 结肠憩室炎（diverticulitis of colon）

（1）42岁，男性。主诉：右下腹痛。腹部X线片在回盲部发现含硫酸钡的憩室（△）。超声检查中发现，盲肠壁肥厚，并且向内侧突起、疑似憩室的壁更肥厚。憩室周围脂肪组织回声稍微增强，考虑为周围脂肪组织炎。

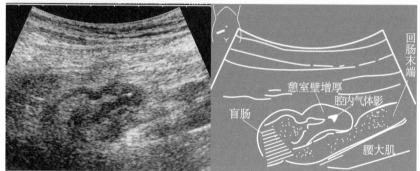

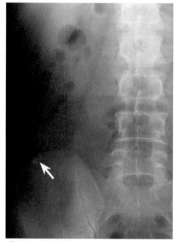

腹部X线平片

（2）53岁，女性。右下腹痛，触诊发现该部位的肿块和压痛。超声检查探及盲肠及回肠末端的壁肥厚，周围脂肪组织的回声增强，淋巴结肿大（直径8mm）。把探头固定于该部位仔细观察可发现囊状扩张的部分与盲肠连续，内部见气体反射（彗星尾征），从而可诊断为憩室。根据淋巴结肿大及表明周围脂肪组织炎的脂肪组织回声增强可以诊断为憩室炎。

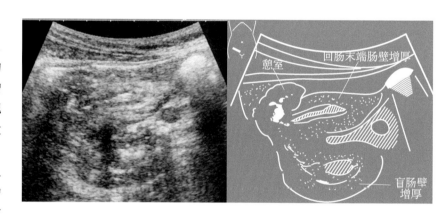

结肠憩室炎的超声声像图

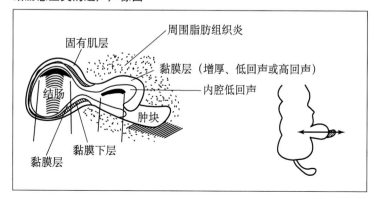

结肠憩室炎的超声表现

· 向肠管外突出的肿块
· 肿块内的高回声（＋）（气体回声、粪石等）
· 大肠壁的肥厚
· 脓肿形成
· 憩室周围脂肪组织炎——高回声的脂肪组织

●憩室炎（diverticulitis）

乙状结肠膀胱瘘

59岁，男性。因主诉下腹部痛、排尿痛而就诊于某医院泌尿科。经静脉滴注肾盂造影（IVP）检查发现膀胱左侧有损伤（▲）而就诊于本院。超声检查显示壁肥厚的消化管与膀胱左前壁间形成了瘘管，实时超声检查能够观察到消化管内空气反射被剥离并浮游于膀胱内。灌肠造影显示乙状结肠憩室和同一部位的狭窄、变形和瘘管。

乙状结肠膀胱瘘的病因有其他克罗恩病、结肠癌、外伤、医源性及其他盆腔脏器的恶性肿瘤。

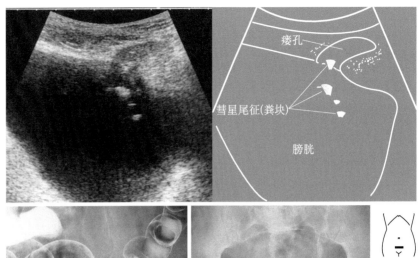

瘘孔　彗星尾征(粪块)　膀胱

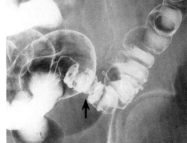

灌肠造影

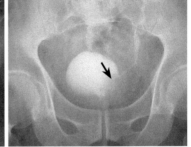

IVP

肠憩室（intestinal diverticulum）

憩室是指包括黏膜肌板的黏膜向浆膜侧突出的状态。因血管贯通肠壁区的肌肉层变软，若肠管内压持续增高，就形成压出性憩室或内压性憩室（pulsion diverticulum）（②、③、④）。压出性憩室最多见，随着年龄的增长而增加。憩室的炎症导致壁肥厚（呈低回声）。可观察到憩室内气体反射（彗星回声、多重反射）

① 麦克尔憩室（Meckel diverticulum）：是在胎生期卵黄管尚未完全退化而以憩室的形式残留于回肠的肠系膜对侧的囊状物，可导致肠套叠或约50%因异位性胃黏膜所致的出血、溃疡，成为小儿急腹症的原因

② 十二指肠憩室：在消化管憩室中发生率最高，多发生于降部内侧，其原因是胰十二指肠动脉、胆总管和胰管在十二指肠内侧贯穿管壁。罕见于外侧或球部。大多数无症状

③ 小肠憩室：少见。常发生于肠系膜侧

④ 大肠憩室：发生于结肠带和结肠带间大血管贯穿肠管壁的部位。年轻人中可见于乙状结肠和右侧结肠。在日本多发生于右侧结肠，但是与欧美一样，左侧结肠憩室发生率也在增加。乙状结肠憩室中因便块较硬，容易引起憩室炎等症状

大肠憩室的合并症

①出血
②狭窄、肌层肥厚
③穿孔
④急性憩室炎
　憩室周围脓肿
⑤膀胱结肠瘘

憩室的发生部位

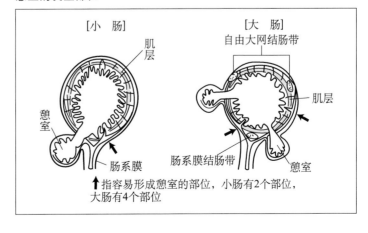

第8章 淋巴结

一、腹部淋巴结系

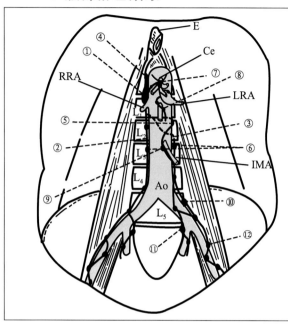

①乳糜池 cisterna chyli
②右腰淋巴主干 right lumber trunk
③左腰淋巴主干 left lumber trunk
④胸导管 thoracic duct
⑤肠淋巴主干 intestinal trunk
⑥腰淋巴结（腹主动脉旁淋巴结）paraaortic lymphnode
⑦腹腔淋巴结 celiac lymphnode
⑧肠系膜上淋巴结 superior mesenteric lymphnode
⑨肠系膜下淋巴结 inferior mesenteric lymphnode
⑩髂总淋巴结 common iliac lymphnode
⑪髂内淋巴结 internal iliac lymphnode
⑫髂外淋巴结 external iliac lymphnode
Ce　腹腔动脉
E　　食管
IMA　肠系膜下动脉
LRA　左肾动脉
RRA　右肾动脉

　　腹部淋巴系由一对腰部淋巴主干、腹腔淋巴结及由肠系膜上、下淋巴结汇合的肠淋巴主干汇集而成，于第一腰椎的右前面主动脉处，即主动脉裂孔处成为胸导管。胸导管距起始部约6cm处有膨大部分（径约1.5cm），称为乳糜池。胸导管上行于椎体右前面奇静脉与主动脉之间，约第3胸椎水平处离开脊椎向腹侧走行，通过左侧颈总动脉和左侧锁骨下动脉之间，汇入左侧颈总静脉与左侧锁骨下静脉汇合处。

　　左右腰淋巴结主干收纳来自双下肢、盆腔及腹壁淋巴结输出的淋巴液。浅、深腹股沟淋巴结收纳来自双下肢、前腹壁下部及会阴部的淋巴液后汇合成髂外淋巴管，沿髂外动脉上行；髂内淋巴管收纳来自盆腔内脏器和盆壁的淋巴液，与髂内静脉伴行。髂内、外淋巴管各持有髂内、外淋巴结，于髂总动脉处汇入髂总淋巴结，成为髂总淋巴管。左右髂总淋巴管上行于腹主动脉外侧壁，收纳腰淋巴结，汇合成左右腰淋巴主干，还收纳来自双肾及腹主动脉前淋巴结输出的淋巴液。

　　肠淋巴主干收纳来自小肠、大肠、肝及胰腺的淋巴液。来自小肠的淋巴液通过肠系膜淋巴结，汇入肠系膜上淋巴结（肠系膜根淋巴结）。

二、淋巴结肿大的鉴别

	形　状	内回声均匀性	回声强度	
正常	扁平状	均匀	低 （淋巴结门呈高回声）	淋巴结门
炎症	椭圆形	均匀	低 （淋巴结门呈高回声）	淋巴结门
恶性淋巴瘤	球形，椭圆形 边界清晰 融合（－）	均匀	低 （有时呈囊肿样）	后场增强
恶性肿瘤淋巴转移	不规整 （球形，椭圆形） 边界清晰 融合（＋）	均匀或不均匀 有时中央液化坏死 钙化灶：卵巢癌， 大肠癌，骨肉瘤	由低至高	钙化灶 融合 中央液化坏死 （仅限恶性）

胆管淋巴结的分类

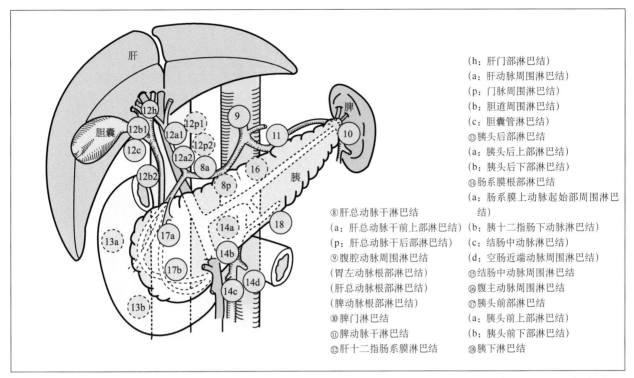

(h：肝门部淋巴结)
(a：肝动脉周围淋巴结)
(p：门脉周围淋巴结)
(b：胆道周围淋巴结)
(c：胆囊管淋巴结)
⑬胰头后部淋巴结
(a：胰头后上部淋巴结)
(b：胰头后下部淋巴结)
⑭肠系膜根部淋巴结
(a：肠系膜上动脉起始部周围淋巴结)
(b：胰十二指肠下动脉淋巴结)
(c：结肠中动脉淋巴结)
(d：空肠近端动脉周围淋巴结)
⑮结肠中动脉周围淋巴结
⑯腹主动脉周围淋巴结
⑰胰头前部淋巴结
(a：胰头前上部淋巴结)
(b：胰头前下部淋巴结)
⑱胰下淋巴结

⑧肝总动脉干淋巴结
(a：肝总动脉干前上部淋巴结)
(p：肝总动脉干后部淋巴结)
⑨腹腔动脉周围淋巴结
(胃左动脉根部淋巴结)
(肝总动脉根部淋巴结)
(脾动脉根部淋巴结)
⑩脾门淋巴结
⑪脾动脉干淋巴结
⑫肝十二指肠系膜淋巴结

引用 "胆管癌的诊疗规范．金原出版"

腹主动脉及下腔静脉纵断面上淋巴结

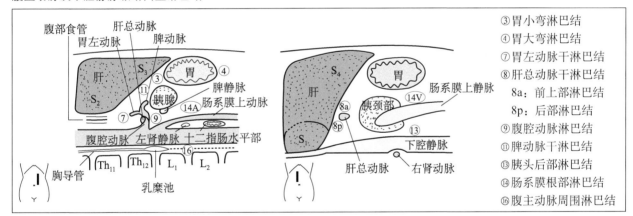

③胃小弯淋巴结
④胃大弯淋巴结
⑦胃左动脉干淋巴结
⑧肝总动脉干淋巴结
　8a：前上部淋巴结
　8p：后部淋巴结
⑨腹腔动脉淋巴结
⑪脾动脉干淋巴结
⑬胰头后部淋巴结
⑭肠系膜根部淋巴结
⑯腹主动脉周围淋巴结

1. 反应性淋巴结肿大
◉腹股沟区反应性淋巴结肿大

因传染性单核细胞增生症全身淋巴结肿大，左侧腹股沟区淋巴结也肿大，形态扁平，淋巴结门部因含脂肪呈高回声，彩色多普勒（能量多普勒）检查显示由窦部向末梢部排列规则的正常血流分布，所以可考虑不是肿瘤性淋巴结肿大。

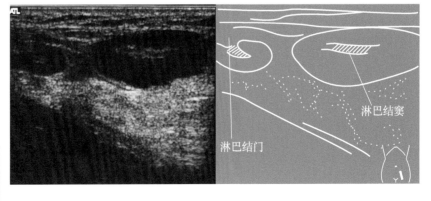

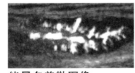

能量多普勒图像

2. 传染性单核细胞增多症（infectious mononucleosis）

26岁，男性，发热，颈部及腹股沟区淋巴结肿大，AST 253 IU/L，ALT 256 IU/L，有肝功能障碍，触诊肝脾大，超声检查探及肝总动脉干前上部淋巴结(No.8a)和肝十二指肠系膜内淋巴结中门静脉周围的淋巴结(No.12p)肿大，呈扁平状，可排除肿瘤性淋巴结。另外，门静脉周围回声增厚、增强，提示急性肝功能障碍，大多数病例AST，ALT值达1000 IU/L以上，本例的肝功能也表现出进行性恶化。

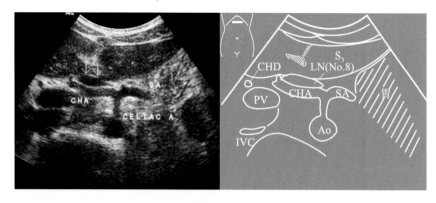

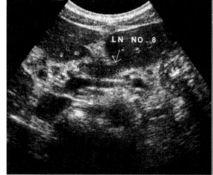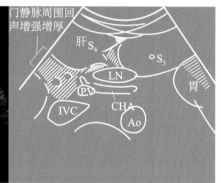

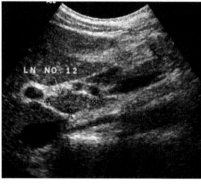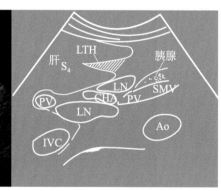

传染性单核细胞增多症的临床表现

- Epstein-Barr(EB)病毒感染所致
- 有传染性（主要以唾液为媒介）
- 具有弛张热、淋巴结肿胀、末梢血液异型淋巴细胞增加等3个主要特点
- 10 ~ 30岁的患者较多，好发于0 ~ 20岁的人
- 在日本，3岁以内的人约80%感染EB病毒并获得了免疫，因此成年人很少发病
- 婴幼儿是不显性感染，因此无症状或仅有轻度症状
- 潜伏期6 ~ 60d
- 前驱症状是全身不适感，食欲缺乏、恶寒、头重等持续数日
- 发病第一周主诉是弛张热和咽喉痛
- 发病第二周几乎全部病例出现颈部淋巴结肿胀
- 淋巴结肿胀累及腋窝、腹股沟
- 约50%脾大，10% ~ 20%肝大，5% ~ 10%起皮疹，10%出现黄疸聚集肝功能障碍
- 一般病程较短，1 ~ 3个月治愈
- 罕见的严重并发症：脾破裂、心肌炎、髓膜炎、吉兰-巴雷(Guillain-Barrw)综合征，因淋巴结肿大所致的气管闭塞、再生障碍性贫血、肝功能不全、肺炎、肾炎

3. 淋巴结转移

●咽喉癌淋巴结转移（lymphnode metastasis from laryngeal cancer）

72岁，男性，肝总动脉干前上部淋巴结(No.8a)肿大，虽然呈扁平状，但可见部分突出，符合恶性淋巴的表现(参照P41)。本部位淋巴结相互融合时也有可能呈扁平状。胰头后部淋巴结(No.13)近球形肿大，是典型的恶性表现。

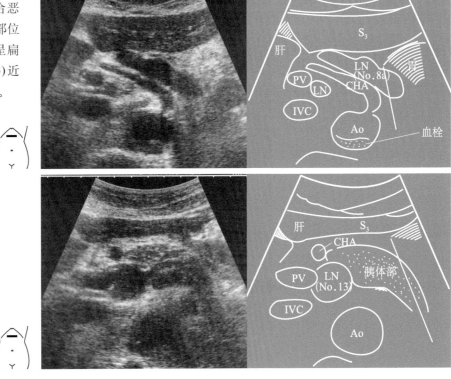

●胃癌淋巴结转移（lymphnode metastasis from gastric cancer）

(1)胃体部大弯侧前壁3型胃癌，直径约1.5cm的小弯淋巴结(No.3)和直径约1.0cm的大弯淋巴结(No.4)肿大，其内回声类似于肝回声。

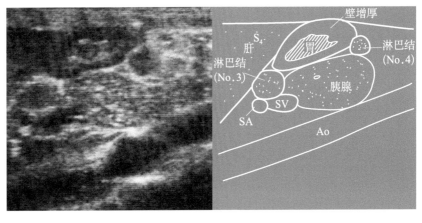

(2)75岁，男性，胃穹窿部至胃底部癌，3型胃癌，左侧贲门淋巴结(No.2)不规则，凹凸不平。肠系膜根部淋巴结(No.14)至胰头后部淋巴结(No.13)有淋巴结融合，整体上呈扁平状但凹凸不平。肝十二指肠系膜内淋巴结(No.12)和腹主动脉周围淋巴结(No.16)呈椭圆形至近圆形，部分凹凸不平。以上淋巴结均符合恶性淋巴结的表现。

淋巴性转移的初期图

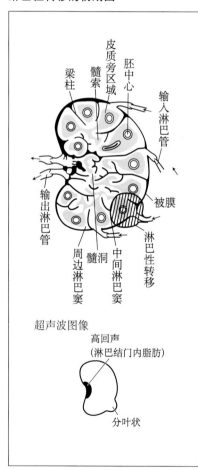

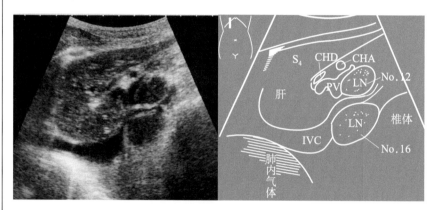

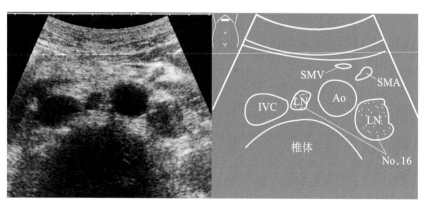

◉输尿管肿瘤淋巴结转移（lymphnode metastasis from ureter tumor）

右侧输尿管肿瘤(移行上皮癌)术后，发现腹主动脉旁淋巴结和右侧闭孔淋巴结肿大，特别是右侧闭孔淋巴结回声较高，内回声欠均匀。参照P333。

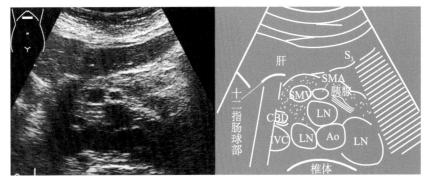

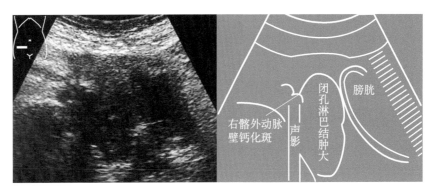

◉精原细胞瘤淋巴结转移（lymphnode metastasis from seminoma）- 主动脉漂浮征（floating aorta sign）

(1) 本例精原细胞瘤转移至腹主动脉旁淋巴结，腹主动脉被周围的肿大淋巴结包围，表现为主动脉似漂浮于肿大淋巴结前方，称为主动脉漂浮征（floating aorta sign），是精原细胞瘤等质地较软的肿瘤特征。增强CT上也表现腹主动脉被周围的肿大淋巴结包围，其管腔略变细（▲）。本病在睾丸生殖细胞肿瘤中发病率最高，好发于40岁左右者。

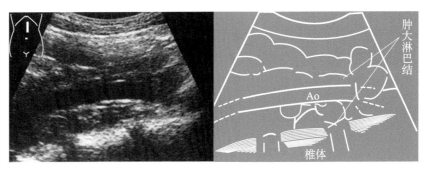

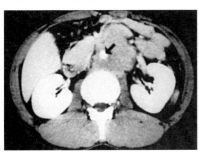

增强CT

(2) 26岁，男性，HCG 32 mIU/ml(正常0.5以下)，AFP(-)，CEA(-)。约1年前感觉阴囊肿胀但未治疗，后来渐渐增大。超声检查发现腹主动脉与下腔静脉之间有一个巨大肿大淋巴结。右侧阴囊内的睾丸几乎被实性均匀性低回声肿瘤占据，此肿瘤类似于腹主动脉周围肿大的巨大淋巴结(No.16)。一般精原细胞瘤在阴囊内无痛性肿大，因转移灶出现症状进行检查才被发现。如本例淋巴结转移最初出现于肾门部附近。

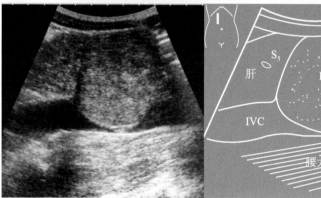

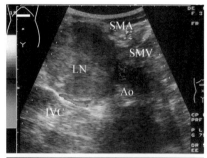

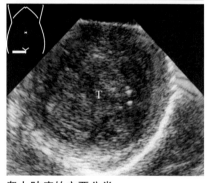

睾丸肿瘤及其肿瘤标记物

AFP	卵黄囊肿瘤
	畸胎瘤
	多胚胎瘤
HCG	绒毛膜癌
	胚胎癌(40% ~ 60%)
	精原细胞瘤(5% ~ 10%)

睾丸肿瘤的主要分类

Ⅰ. 生殖细胞瘤（germ cell tumor）
　①单一组织型
　　a. 精原细胞瘤（seminoma）(50% ~ 60%)：睾丸肿瘤最多，好发于20 ~ 40岁，多数为复合组织型，对放射线敏感，HCG(+)，AFP(-)
　　b. 非精原细胞瘤（non-seminoma）：放射线敏感性较低
　　　·胚胎癌（embryonal carcinoma）：好发于20多岁的人，几乎都为复合组织型，仅次于绒毛膜癌，预后不良，HCG(+)，AFP(-)
　　　·卵黄囊肿瘤（yolk sac tumor）：好发于3岁以下，几乎均为单一组织型，AFP(+)
　　　·绒毛膜癌（choriocarcinoma）：预后最差，HCG值高，AFP(-)
　　　·畸胎瘤（teratoma）：AFP(+)，CEA(+)
　　　·多胚胎瘤（polyembryoma）：AFP(+)
　②复合组织型
　　a. 胚胎癌＋畸胎瘤
　　b. 绒毛膜癌＋其他组织型
　　c. 其他组合
Ⅱ. 性腺基质细胞瘤（gonadal stromal tumor）：罕见
　　卵巢、睾丸间质细胞瘤(leyidg细胞瘤)，其他

◉ 恶性淋巴瘤（malignant lymphoma）

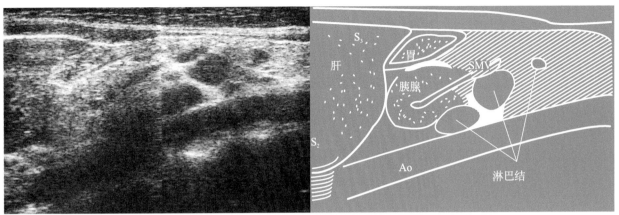

（1）主要是腹主动脉周围（No.16）淋巴结肿大，呈低回声。恶性淋巴瘤的回声特点是多数呈低回声，甚至呈囊肿样。

（2）72 岁，男性，恶性淋巴瘤是软质的肿瘤，下腔静脉和腹主动脉被周围的肿大淋巴结包围，表现为主动脉似乎被漂浮的征象，称为主动脉漂浮征（floating aorta sign）。彩色多普勒检查显示由腹主动脉分支并走行于下腔静脉后方的右肾动脉内血流信号呈五彩缤纷的湍流。

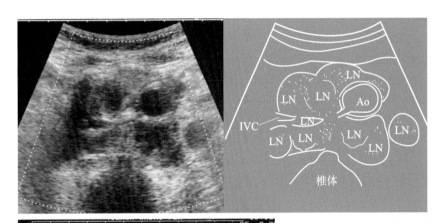

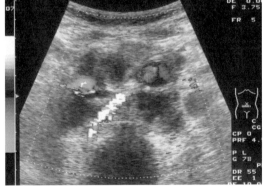

第 9 章　血管

一、超声解剖

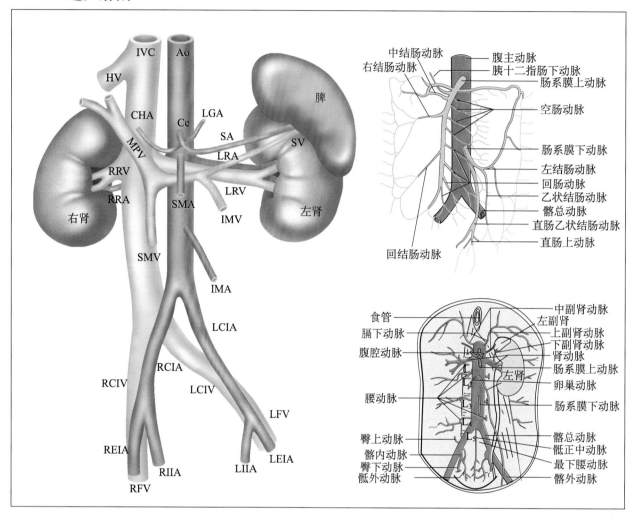

走行于实质脏器内的门静脉、肝静脉的管腔结构超声可以清晰显示。

走行于腹腔的实质脏器外的血管，尽管有肠管等干扰，但一定程度上可清晰显示，尤其是上腹部以肝左叶为声窗可以清晰显示腹主动脉的肠系膜上动脉和腹腔动脉分支、肝总动脉、胃左动脉、脾动脉、脾静脉，肠系膜上静脉、门静脉主干、腹主动脉和下腔静脉。左肾动静脉和肠系膜下动静脉的显示稍差。

血管可作为确定脏器的标志。肝静脉和门静脉对肝的区域划分很重要。根据门静脉主干可确定胆总管的位置，胆总管邻接门静脉腹侧，由上内侧至下外侧走行至门静脉主干的背侧。此外，脾动静脉位于胰腺的背侧，有利于确定胰腺的位置。

·动脉		·静脉	
Ao	腹主动脉	HV	肝静脉
Ce	腹腔动脉	IVC	下腔静脉
CHA	肝总动脉	RRV	右侧肾静脉
IMA	肠系膜下动脉	LCIV	左侧髂总静脉
LCIA	左侧髂总动脉	LFV	左侧股静脉
LEIA	左侧髂外动脉	LRV	左侧肾静脉
LGA	胃左动脉	RCIV	右侧髂总静脉
LIIA	左侧髂内动脉	RFV	右侧股静脉
LRA	左侧肾动脉	·门静脉	
RCIA	右侧髂总动脉	IMV	肠系膜下静脉
REIA	右侧髂外动脉	MPV	门静脉主干
RIIA	右侧髂内动脉	SMV	肠系膜上静脉
RRA	右侧肾动脉	SV	脾静脉
SA	脾动脉		
SMA	肠系膜上动脉		

肾静脉和降主动脉的发育

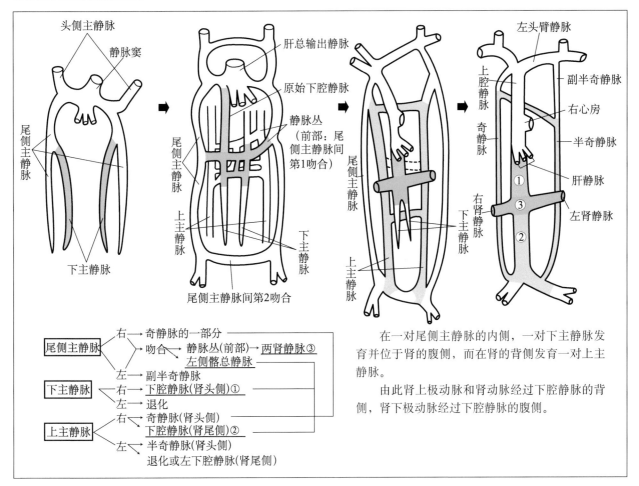

尾侧主静脉 ─┬─ 右 ── 奇静脉的一部分 ─────────┐
　　　　　　└─ 吻合 ── 静脉丛（前部）─ 两肾静脉③
　　　　　　　　　　　　　　左侧髂总静脉 ─────┐
　　　　　　── 左 ── 副半奇静脉　　　　　　　　　│
下主静脉 ─┬─ 右 ── 下腔静脉（肾头侧）①　　　　　│
　　　　　└─ 左 ── 退化　　　　　　　　　　　　　│
上主静脉 ─┬─ 右 ── 奇静脉（肾头侧）　　　　　　　│
　　　　　│　　　　下腔静脉（肾尾侧）② ─────┘
　　　　　└─ 左 ── 半奇静脉（肾头侧）
　　　　　　　　　　退化或左下腔静脉（肾尾侧）

在一对尾侧主静脉的内侧，一对下主静脉发育并位于肾的腹侧，而在肾的背侧发育一对上主静脉。

由此肾上极动脉和肾动脉经过下腔静脉的背侧，肾下极动脉经过下腔静脉的腹侧。

肾静脉和下腔静脉的变异

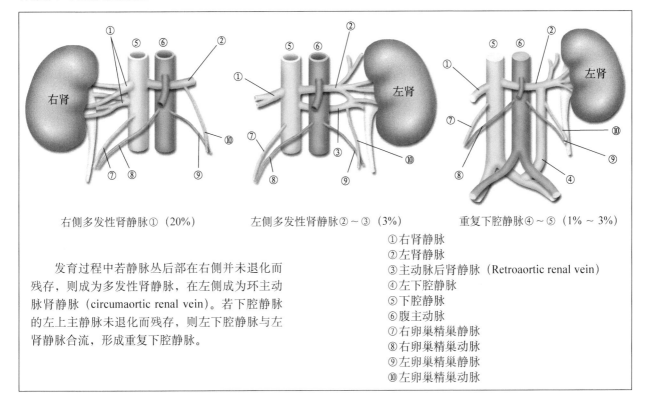

右侧多发性肾静脉①（20%）　　左侧多发性肾静脉②～③（3%）　　重复下腔静脉④～⑤（1%～3%）

发育过程中若静脉丛后部在右侧并未退化而残存，则成为多发性肾静脉，在左侧成为环主动脉肾静脉（circumaortic renal vein）。若下腔静脉的左上主静脉未退化而残存，则左下腔静脉与左肾静脉合流，形成重复下腔静脉。

①右肾静脉
②左肾静脉
③主动脉后肾静脉（Retroaortic renal vein）
④左下腔静脉
⑤下腔静脉
⑥腹主动脉
⑦右卵巢精巢静脉
⑧右卵巢精巢动脉
⑨左卵巢精巢静脉
⑩左卵巢精巢动脉

二、扫查方法

1. 上腹主动脉纵切面扫查

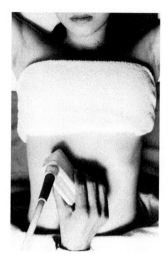

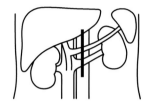

可清晰显示以肝左外叶（S_2和S_3）区作为声窗的部分血管，如肠系膜上动脉（SMA）、腹腔动脉（CA）、脾动脉（SA）、脾静脉（SV）。脾动静脉呈环状显示，其腹侧探及胰腺。

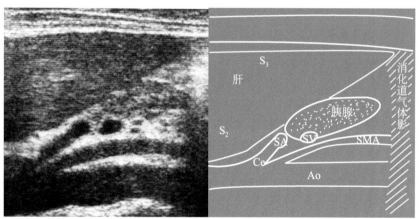

2. 上腹下腔静脉扫查

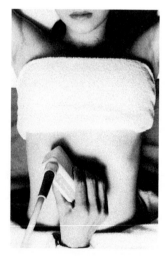

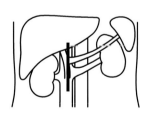

在此同一平面上同时显示下腔静脉（IVC）、肝中静脉（MHV）及胆囊（GB），此平面相当于肝功能性左右叶的分界线，即正中裂（major lobar fissure），是把胆囊和下腔静脉相连接的假想线，又称cantlie line。

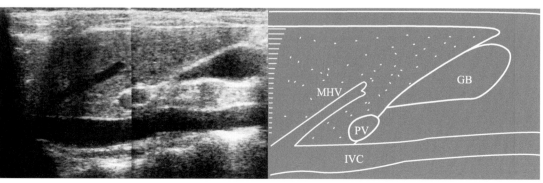

3.门静脉主干纵切面

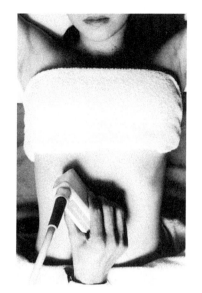

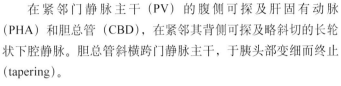

在紧邻门静脉主干（PV）的腹侧可探及肝固有动脉（PHA）和胆总管（CBD），在紧邻其背侧可探及略斜切的长轮状下腔静脉。胆总管斜横跨门静脉主干，于胰头部变细而终止（tapering）。

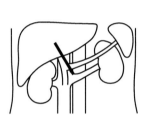

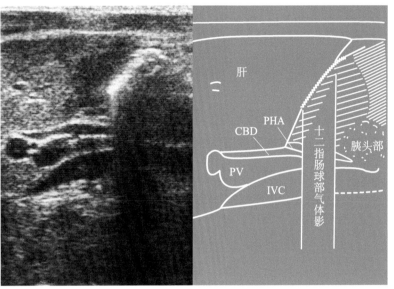

4.肝静脉横切面扫查

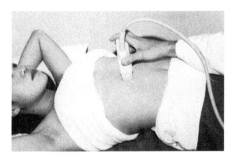

在剑突下把探头面向头侧倾斜扫查，可探及肝右静脉（RHV）、肝中静脉（MHV）和肝左静脉（LHV）汇入下腔静脉（IVC）的区域。如本例肝中静脉和肝左静脉汇合后流入下腔静脉的情况较多。因肝左静脉与超声束平行走行，其壁回声较弱而难以显示。

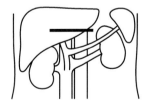

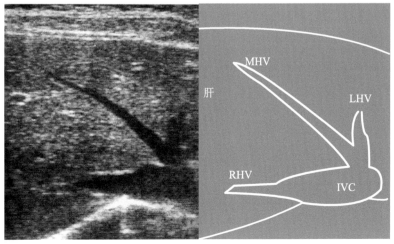

5. 腹腔动脉水平横切面扫查

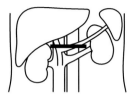

把探头垂直地置于心窝部，可探及腹主动脉（Ao）的分支腹腔动脉（Ce）及其左右分支肝总动脉（CHA）和脾动脉（SA）。肝总动脉可以追踪至肝固有动脉（PHA）。可探及脾静脉（SV）的末梢及胰腺尾部。

6. 脾静脉水平横切面扫查

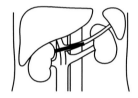

在腹腔动脉水平尾侧把探头略向反时针方向旋转，可观察到较长的脾静脉（SV）的长轴面，呈蝌蚪形，其头部为肠系膜上静脉（SMV），合流后成门静脉主干。

肠系膜上动脉（SMA）夹在腹主动脉（Ao）与脾静脉之间，呈轮状显示。左肾静脉（LRV）横行于腹主动脉和肠系膜上动脉之间。

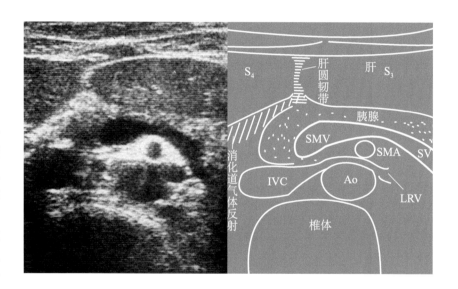

7. 肾静脉水平横切面扫查

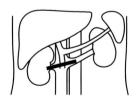

把探头从脾静脉水平再向尾侧移动，可观察到右肾静脉（RRV）及紧邻其后面的右肾动脉（RRA）。左肾动静脉因消化管内气体的干扰难以显示的情况较多。

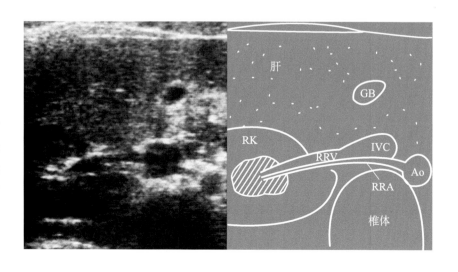

三、多普勒超声的检测原理

1. 多普勒效应及血流速度测定原理

多普勒效应

如急救车的笛声，声源越接近观察者，其声音越高，反之越弱，这就是多普勒效应。声波作为疏密波，其疏密间隔随着声源的相对运动而改变，声源越靠近，间隔越短（频率高），声源越远，间隔越长（频率低）。此种多普勒效果，即使声源静止，观察者移动也会引起同样效果。

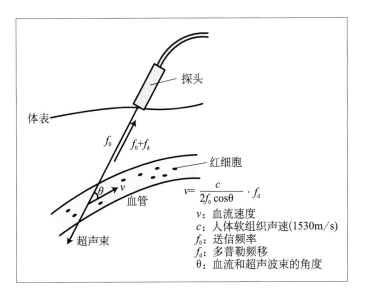

根据多普勒效应测定血流速度的原理

探头发射频率为 f_0 的超声波到达血管内流动的红细胞后，反射回的超声波频率因多普勒效应而发生变化，频率变为 $f_0 + f_d$，f_d 是多普勒频移，其关系 $f_d = (c + v\cos\theta)/(c - v\cos\theta \cdot f_0)$，在此音速 ≒ 1530m/s，$v$ 是血流速度，θ 是血流和超声束的角度。c 相对于 v 相差很大，所以多普勒频移为 $f_d ≒ 2v\cos\theta/c \cdot f_0$。血流速度 $v = c/f_0 2\cos\theta \cdot f_d$。若检测 f_d 后，测得 θ 就可算出血流速度。例如 $f_0 = 3.5$MHz，$\theta = 60°$，$v = 1$m/s，就可知 $f_d = 2.3$kHz，只要检出 f_d，就可通过扩音器直接听见其声音，即通过安装于多普勒机器的扩音器可听见的声音相当于 f_d。

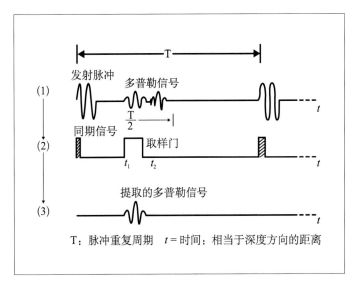

根据脉冲多普勒法检测出多普勒信号

多普勒法有连续性发射超声的连续多普勒法和间隔一定时间反复发射超声的脉冲多普勒法。

连续多普勒法中发射晶体和接受晶体不同，通过各自探头发射和接受。由于沿超声束轴上全部领域均可获得受信信号（多普勒频移），尽管不能确定血流信号的部位，但是因无流速限制，所以即使狭窄部位高速血流也能够检测出。

脉冲多普勒法，依据探测目标的距离设定时间即可只提取目标部位的血流信号。但是由于发射信号至目标反射体有一定的距离，如果探测深度超过脉冲重复周期的一半时间就难以检测出血流信号。

最大检测速度和最大检测深度

由于重复周期T和脉冲重复频率PRF的关系是PRF=1/T，可得出：$-PRF/2 \leq fd \leq PRF/2$，即最大检测频率限于PRF/2，而PRF/2被称为奈奎斯特（nyquist）频率。超过PRF/2的高速血流的多普勒信号于$-PRF/2$部分产生混叠现象（aliasing），此时观察到和真正血流方向相反的失真血流信号。

最大检出速度 $V_{\max} = \dfrac{C}{2f_0\cos\theta} \times \dfrac{PRF}{2}$

最大检出深度 $D_{\max} = C \times \dfrac{T}{2} = \dfrac{C}{2PRF}$

二者的乘积是一个常数，等于

$$V_{\max} \cdot D_{\max} = \dfrac{C^2}{8f_0\cos\theta}$$

$D_{\max}$的值(cm)

PRF	3kHz	4kHz	6kHz	8kHz	12kHz
$D_{\max}$	25.5	19.1	12.8	9.6	6.4

$V_{\max}$的值(θ=60°时)

		PRF			
		4kHz	6kHz	8kHz	12kHz
f_0	2.5MHz	1.28	1.86	2.46	3.82
	3.5MHz	0.96	1.40	1.86	2.86
	5.0MHz	0.64	0.94	1.24	1.92

PRF：脉冲重复频率　　f_0：发射频率

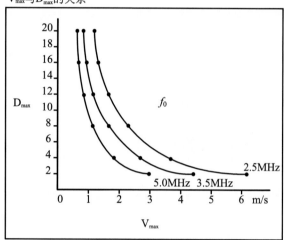

$V_{\max}$与$D_{\max}$的关系

多普勒信号的频谱

把所接收信号波形的多普勒信号频率成分利用快速傅里叶变换进行频谱解析而表示的方法称为频谱分析技术或FFT法等，把时间、频率以及频率成分分别用横轴、纵轴及辉度来表示。

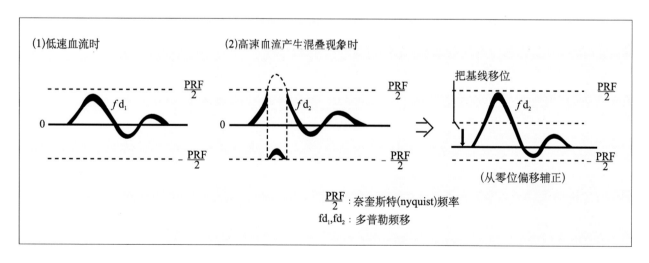

2. 彩色多普勒成像原理

MTI 法的原理

利用多普勒超声可以得到某个部位的血流速度，把二维断面的血流分布进行实时分析得出的分布图就是彩色多普勒断层法，把普通的 B 超断层图加上脉冲多普勒方法得到的血流情况叠加在一起，并用彩色表示即可获得。因为多数部位的血流速度有必要进行实时分析，所以利用雷达技术中移动目标指示技术（MTI）将流动的红细胞和其他组织分离开来，并数次发射脉冲波（一般 8~10 次）来获得流动红细胞反射回来的位相改变。这种变化最低需要通过 2 次脉冲发射可以测定声束中的血流分布。由于这种方法需要反复来回探测而必然导致帧频数下降、实时性差。

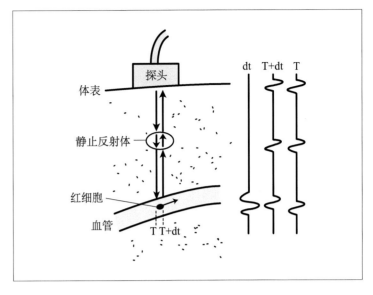

彩色多普勒断层装置示意图

接收的多普勒信号通过自相关法或 FFT 法进行频率分析，算出各部位的平均频率（平均速度）。

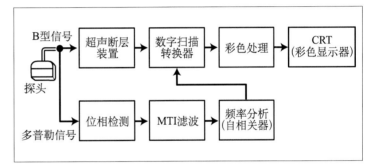

血流的彩色表示法

血流的方向用红色和蓝色表示，速度的大小用颜色的辉度来表示。紊乱的血流用带有绿色的混合色表示其速度的分散，例如，朝向探头的湍流表现为红、绿混合色的黄色，相反，背离探头的湍流表现为蓝、绿混合色的青色。但在腹部彩色表示时，血流速度的高低用混有绿色的色相表示，因此，朝向探头血流速度最快的显示为黄色，背离探头血流速度最快的显示为青色。另外，彩色多普勒表示法也可发生混叠现象，血管腔边缘和中心可呈现蓝、红不一致色调。

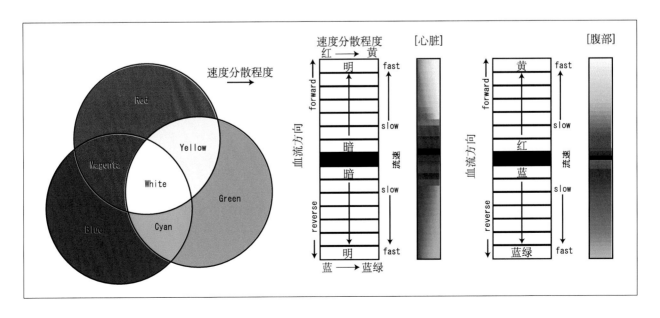

彩色多普勒的速度显示信号（a）和能量显示信号（b）

速度显示包括平均速度显示和分散（能量频谱的宽度）显示；能量显示代表能量频谱的积分等于面积，即平均信号强度，与血流中的红细胞数量相对应。

提高彩色多普勒帧频的方法

帧频指1秒内可获取超声断面图像的帧数，即获取1帧图像所需时间的倒数。获取1帧图像所需时间为（$T \times n \times N$），T为脉冲重复时间（即脉冲发射到下次脉冲发射之间的间隔时间），n为发射次数，N为1帧图像中扫描线数。当扫描深度为L、声速为c时，2L（往返距离）$=c \times T$。通常，B型超声n=1，但彩色多普勒n多为8~16。因此，帧频$=1/\tau =1/（T \times n \times N）=c/（2L \times n \times N）$（帧/秒，赫兹）

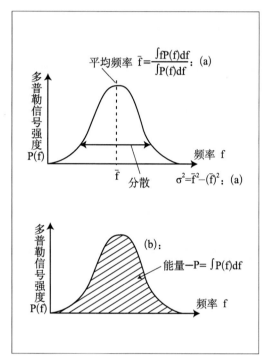

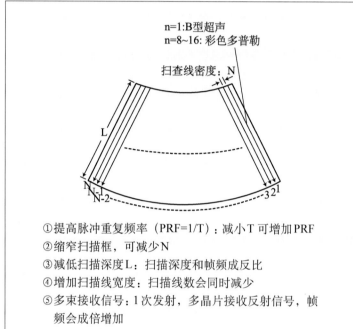

① 提高脉冲重复频率（PRF=1/T）：减小T可增加PRF
② 缩窄扫描框，可减少N
③ 减低扫描深度L：扫描深度和帧频成反比
④ 增加扫描线宽度：扫描线数会同时减少
⑤ 多束接收信号：1次发射，多晶片接收反射信号，帧频会成倍增加

应用彩色多普勒方法的注意事项

- 存在角度依赖性：和脉冲多普勒法一样，血流和声波的夹角接近90°时彩色显示困难
- 血流以外的管壁或瓣膜的回声也可产生彩色信号：尽管这些结构运动速度缓慢，但作为强的反射源可产生伪像，成为"闪烁"伪像。MTI滤波可将这种低频、高振幅伪像去除
- 采用MTI法的彩色多普勒成像至少需要发射2次。但一般发射和接受可达10次，因此信噪比很好
- 依据MTI法的彩色多普勒应用自相关技术计算血流速度，与FFT法相比更适合实时显示
- 混叠现象的产生原理和脉冲多普勒相同
- 超声束幅宽的影响和脉冲多普勒相同。彩色多普勒显示的是超声束内的平均流速
- 可以通过减低探测深度、提高脉冲重复频率来获取最大检测速度
- 缩窄视野角度可以提高帧频
- 血流紊乱时彩色多普勒图像显示为五彩镶嵌模式

3. 能量多普勒的原理及应用

在彩色多普勒成像中，依据自相关技术算出血流速度的平均频率 f 和其分散 δ^2 组成的彩色断层叫作彩色多普勒速度模式或简单称为彩色多普勒。与此相对应的是，对多普勒频谱的积分值（面积）辅以颜色表示能量者称为能量模式或能量多普勒。速度表示和能量表示均在同一彩色多普勒的相关器内计算处理。能量多普勒通过辉度表示多普勒频移成分，而频谱面积则和取样容积中的红细胞数量相关。

能量多普勒的最大特点是较少依赖于角度。当多普勒角度接近 90° 时，速度模式几乎不能检出血流信号，但能量多普勒不仅能够显示血流，而且低速血流检出，即能量多普勒不能检出血流的速度和方向，但可检出间断的血管走行，这与血管造影类似，叫超声波血管造影。当血流信号和噪声的平均血流速度相同时，速度表示不能区分血流和噪声信号，但能量多普勒可区分表示，这是能量多普勒对多普勒频谱的积分值即面积进行彩色显示，而噪声能量显著小于血流能量的缘故。另外，在能量多普勒，提高增益可以将噪声埋没在画面背景中，但仍能显示能量较大的血流信号；但在速度显示模式，增益过高导致红、蓝混叠，血流信号反而会被噪声信号埋没。能量多普勒的缺点是无法显示血流方向和血流速度，当然也不会发生彩色的混叠。另外，由于心跳和呼吸导致组织运动较大、能量较大时容易出现"闪烁伪像"（参见 P218）。

能量显示和速度显示中噪声出现水平的区别

在速度显示时，如果血流信号和噪声信号的多普勒频移平均值几乎相同，则二者无法区别；相反，在能量显示时，噪声的平均信号强度远小于血流信号，所以有可能识别。

能量显示和速度显示因多普勒夹角而影响血流的区别

能量显示时，能量 P=FP（fd），fd 与角度无关，因此多普勒角度即使在 90° 附近亦可显示血流。在速度显示时，平均频移 fd 接近零时血流不能显示。但由于血流取样区域具有一定体积，所以在 FFT 解析时，和声束同向或逆向的血流信号作为"伪像"被检出。

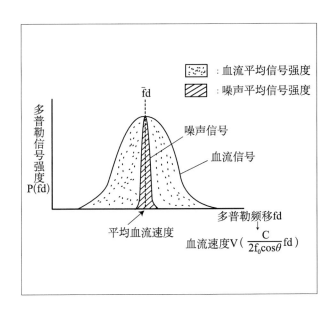

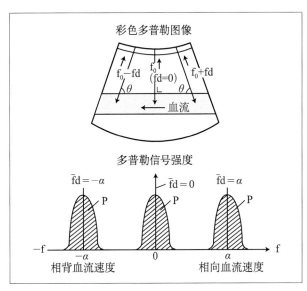

能量多普勒的特征

依据彩色多普勒法的血流能量显示
不是显示血流速度，而是显示血流反射强度
血流信号的检出率高，即使低速度也可表示
与速度显示不同，不出现彩色混叠
角度依赖性小
不能得到血流方向和血流速度信息
易受心搏、呼吸等组织运动的影响
易出现闪烁伪像

●能量多普勒的临床应用

　　能量多普勒的最大优点是能检测出低速、较细的深部血管内的血流信号。由于速度显示无法检出多普勒入射角接近90°时的血流信号，因此纡曲走行、断续可见的血管很难显示为连续完整的血管。能量多普勒能够检测B型超声断层像上难以显示的接近于实质灌流水平的细小血管或深部血管内的血流信号。能量多普勒对实质性脏器（肝、脾、肾、乳腺、甲状腺及其他）内血管的检出能力方面甚至优于血管造影。例如，能够显示肾血管中正常小叶间动静脉、直径1cm左右的肝细胞癌中流入和流出的血管等，特别是对检出门静脉滋养的高分化型肝细胞癌内血流信号有用。检测肿瘤内是否有血流对于评价肝动脉插管栓塞化疗（TAE）、经皮穿刺无水乙醇注射疗法（PEIT）、微波凝固疗法（MCT）等疗效非常有用。能量多普勒对检出血流信号方面比对检测血流速度方面更具有优势，因此更容易诊断治疗后复发。尤其重要的是三维超声技术能够显示连续的血流信号，根据显示肿瘤内外血管的连续性，能够把握肿瘤血管及其周围血管的立体构造。

4. 闪烁伪像（flash artifact）

　　胆囊腺肌症的胆囊壁内结石后方出现彩色信号，这是因握探头的手轻度运动(低频运动)产生的"闪烁伪像"(flash artifact，也称kurata伪像)，易出现于能量多普勒，可应用于泌尿系结石等的诊断。

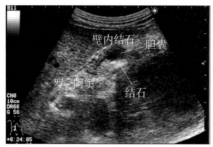

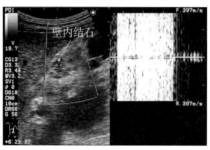

●能量多普勒确诊血流的有无

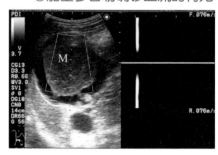

　　多囊肾患者出现急性右腰痛。肾内探及肿瘤样回声，但不是肿物而是囊肿内出血。检测其内是否有血流时，血流检出性能更好的能量多普勒更占优势。

5. 血流速度波形——动脉波形和静脉波形

　　多普勒法通过FFT分析得到的波形来表示血流速度的分布。彩色多普勒法显示血流的彩色信号的敏感度比通过FFT分析得到的血流波形差，所以血管或肿瘤内未检出彩色信号时，有必要采用多普勒法进一步分析。通过分析血流速度波形解析外周血管及肿瘤血流的血流动力学方面的研究还未完全阐明，在此仅讲述血流速度波形的基本知识。

　　动脉血流的波形呈搏动性，静脉血流若无呼吸影响，其波形呈无搏动性的直线状，速度的分布恒定，不随时间而变。但是接近胸廓的肝静脉、下腔静脉受呼吸影响而搏动。吸气时胸腔压变为负压，静脉回流增多，血流速度增快；呼气时处于相反状态，血流速度减慢（图1）。门静脉也随呼吸表现为轻微的血流搏动。接近右心房的肝静脉和下腔静脉表现为反映右心房压力曲线的搏动性血流。

　　指（趾）静脉、肾小叶间静脉等外周静脉因动脉搏动干扰表现为搏动性血流。另外受呼吸影响，呼气时静脉回流减少，静脉血流速度随之明显减慢，动脉侧的血流速度也随之降低。

反映动脉速度分布的波形内辉点随着心动周期其分布状态不同。收缩期血流速度非常快，血管中心与周边血流速度分布无明显差别而呈平均速度分布图（flat velocity profile），其内几乎无辉点。扩张期血流速度降低，流速分布是血管中心流速快，越向边缘流速越慢，呈抛物线型速度分布图（parabolic velocity profile），含不同的血流速度成分，其内辉点分布增多，换句话说，血流速度成分的分散变大。这些原理主要针对股动脉、颈动脉等比较粗大的动脉而言，然而接近外周侧的血流波形呈弹性腔模型（windkessel model），也就是急高峰后，扩张期形成缓缓下行波形，收缩期血管内血流速度分布接近抛物线型速度分布图（parabolic velocity profile），波形内出现辉点（图2）。

一般情况下，外周血管阻力增大时动脉的搏动性也增大（图3），但是肿瘤内血流（shunt，encasement，neovascularity）方面尚未得到充分阐明，在此不予以论述。

图1　动脉波形和静脉波形

动脉波形的特征是呈尖锐的高峰并随心动周期形成搏动性波形，其收缩期波形内辉点少，扩张期波形内辉点多。静脉波形内辉点量不受呼吸干扰时，不随时间而变。受呼吸干扰的静脉波形搏动化常见于下腔静脉、肝静脉

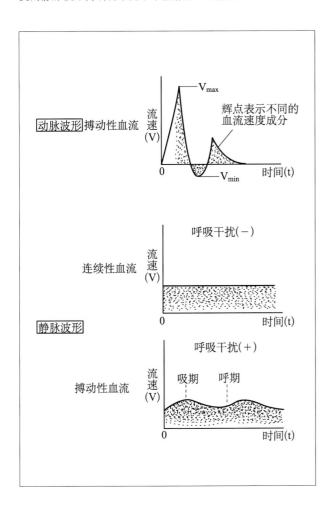

图2　搏动性动脉波的速度成分随心动周期的分散

粗大动脉（上）的收缩期血流几乎无血流速度成分的分散，波形内无辉点。扩张期血流速度降低，呈抛物线型流速分布图（parabolic velocity profile），出现不同的血流速度成分的分散，波形内辉点增多。细小动脉（下）也存在同样的倾向，但是收缩期也出现速度成分的分散，波形内显示辉点

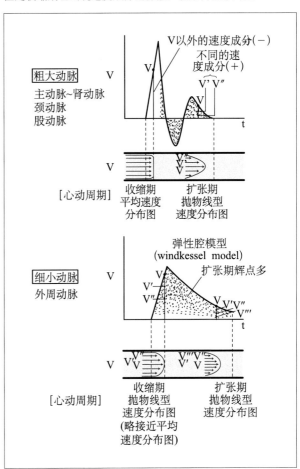

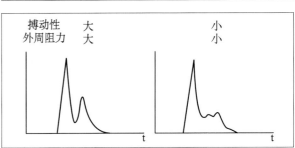

图3　动脉血流速度波形的搏动性与外周阻力关系

外周血管阻力增大时，动脉的搏动性也增大

6. 分析搏动性波形的指数（index）

为了简单表述搏动波形，迄今多采用各种指数，但均未能充分表述波形本身包含的全部内容，即这些指数仅考虑了瞬间最高流速而未考虑取样容积内存在的各种速度成分。

搏动系数（pulsatility index，PI）：由于计算出平均血流速度（V_{mean}）需要时间，加之算出的精确度较差，所以在临床上应用PI较困难。阻力系数（resistance index，RI）：由于仅测量最高流速（V_{max}）和最低流速（V_{min}）就可计算出其指数，所以在临床上RI所起作用较大。但是检查末梢血管时不仅无逆流性搏动，最低流速（V_{min}）也几乎为零，在这种情况下最高流速（V_{max}）无论高低，其阻力系数（RI）=（A−0）/A=1，因此作为表达搏动性波形的指数仍不够完善，期待开发新的指数。所有的指数均为流速除以流速所得，即使不明确流速的绝对值或者多普勒入射角也可以计算出，这是这些指数的优点。

图4　分析流速波形的各种指数（index）
①搏动系数（pulsatility index，PI）=（A−B）/ V_{mean}；
②阻力系数（resistance index，RI）=（A−B）/ A；
③ S/D 比值 =A/B；
④ B/A 比值 =B/A

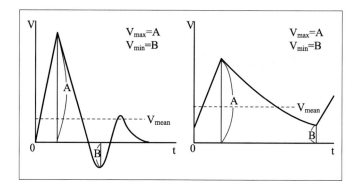

7. 血流紊乱时的血流波形变化

斑块形成导致动脉轻度狭窄后，狭窄远端血流速度和方向不均一，表现为最高流速减低，血流速度成分（辉点）分散增多。如果动脉进一步狭窄、出现逆向血流时，最高血流速度进一步减低，波形上显示出逆向血流成分（图5）。所谓逆向是指相对于超声波束的逆向，血管内顺向血流也可显示为逆向（图7）。在彩色多普勒法中紊乱血流表现为逆流成分和顺流成分混合在一起的状态，呈多彩镶嵌型（mosaic pattern）（图6），因此判断较大血管内是否有紊乱血流，无论动脉或静脉均较容易。另外，当静脉内由于血栓或肿瘤导致狭窄时，虽然存在最高流速降低和速度成分分散扩大，但如果无明显逆向血流，仅凭血流速度波形判断有无紊乱血流较困难（图8）。

紊乱血流状态下测定朝向多普勒入射方向的血流速度时，沿着血管长轴方向流动的血流测算速度比实际血流速度高，所以血流速度波形也向流速高的方向偏位（图9）。

图5　血流紊乱时动脉波形变化
轻度血流紊乱时，最高血流速度降低，速度分散较大。血流紊乱进一步严重时，出现逆向血流成分

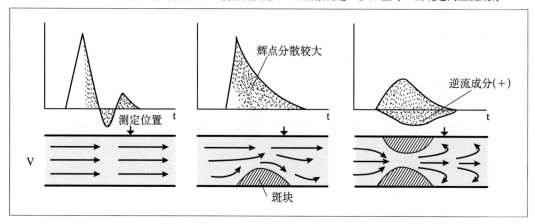

图6　湍流和高速血流的彩色多普勒超声表现

　　彩色多普勒断层声像图上，若血管内彩色血流信号呈顺流成分和逆流成分混合在一起的多彩镶嵌血流表示湍流；血流方向采用暖色系和冷色系表示时，高速血流表现为双色的混叠

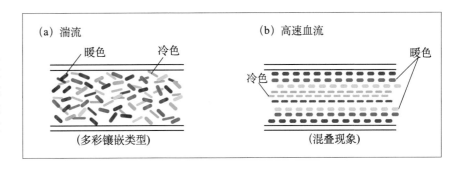

(a) 湍流　　　　　　　　　(b) 高速血流

暖色　　冷色　　　　　　　　　　　　　暖色

冷色

(多彩镶嵌类型)　　　　　　　(混叠现象)

图7　血管内血流方向和多普勒法显示的血流方向的区别

　　多普勒法显示的血流方向并不代表真正的血管内血流方向

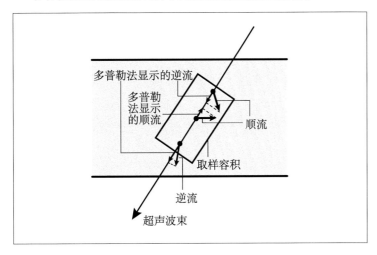

多普勒法显示的逆流

多普勒法显示的顺流

顺流

取样容积

逆流

超声波束

图9　湍流产生血流速度测定的误差

　　测定血流的取样容积内包含湍流所产生的各个方向的血流，朝向超声波束的血流速度 V 会被作为入射角 θ 的分解速度 V′来进行计算和表示，因而表现为比实际血流速度 V 高的血流波形

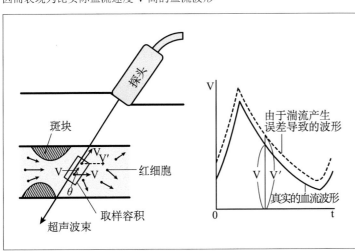

探头

斑块

红细胞

取样容积

超声波束

由于湍流产生误差导致的波形

真实的血流波形

图8　湍流引起的静脉波形的变化

　　在静脉波形中即使血流速度成分的分散很大，也很难判断是否是湍流，显示出逆流成分时才能识别出湍流

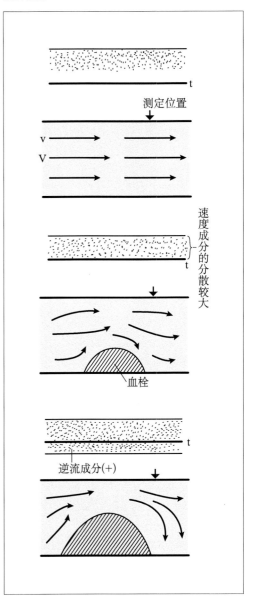

测定位置

v

V

速度成分的分散较大

血栓

逆流成分(+)

超声解剖图

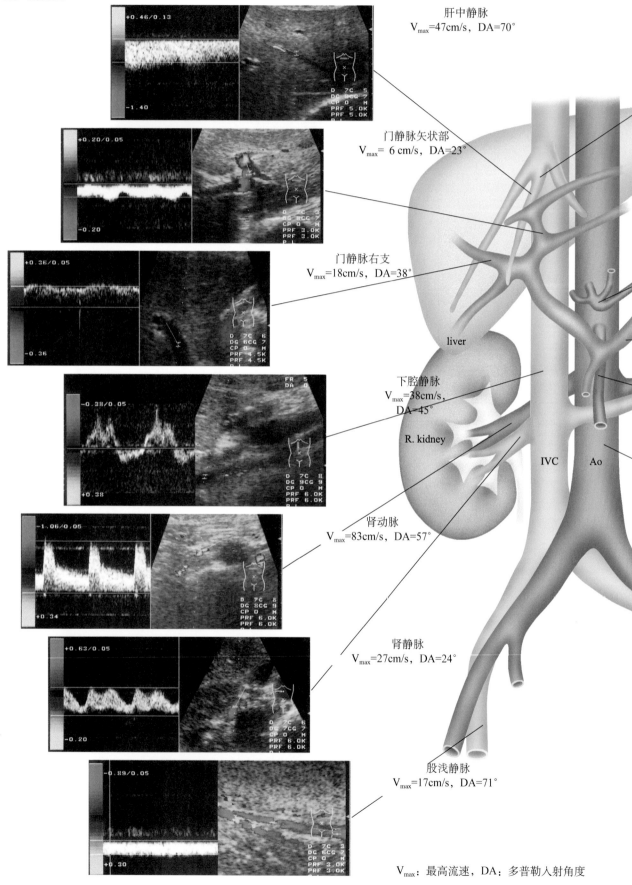

肝中静脉
V_{max}=47cm/s，DA=70°

门静脉矢状部
V_{max}= 6 cm/s，DA=23°

门静脉右支
V_{max}=18cm/s，DA=38°

下腔静脉
V_{max}=38cm/s，
DA=45°

肾动脉
V_{max}=83cm/s，DA=57°

肾静脉
V_{max}=27cm/s，DA=24°

股浅静脉
V_{max}=17cm/s，DA=71°

liver

R. kidney

IVC

Ao

V_{max}：最高流速，DA：多普勒入射角度

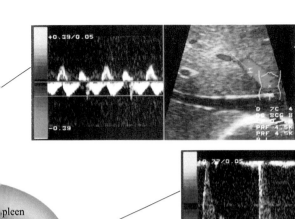

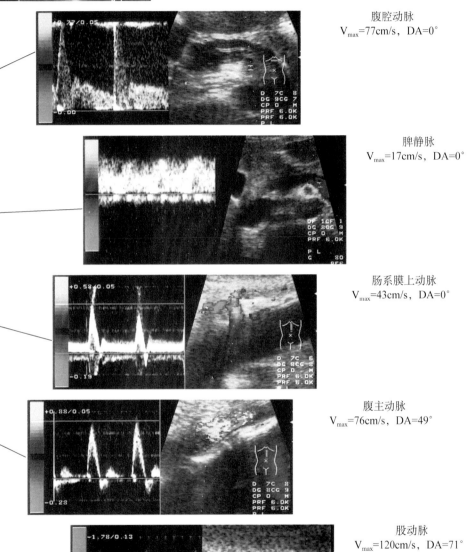

肝中静脉
V_{max}=12cm/s，DA=42°

腹腔动脉
V_{max}=77cm/s，DA=0°

脾静脉
V_{max}=17cm/s，DA=0°

肠系膜上动脉
V_{max}=43cm/s，DA=0°

腹主动脉
V_{max}=76cm/s，DA=49°

股动脉
V_{max}=120cm/s，DA=71°

多普勒测量时的注意点

多普勒角度：60°以下角度测量较适合。例如60°和70°测量时，即使相同的频率偏移，70°时流速计算会增加50%，而60°以下时计算误差小

流量的计算：血管横断面积 × 平均流速 = 流量。血管横断面积计算时，血管内径越小，横断面积误差越大，可高达30%以上。例如，把直径5mm误测为6mm时，其面积计算误差是44%

肿瘤内血流：特别是测定低流速血流时可受到周围血管和心脏搏动的影响

四、腹部血管疾病的超声诊断

1. 腹主动脉瘤（aneurysm of the abdomen aorta）

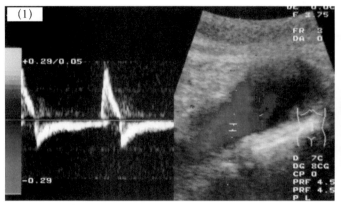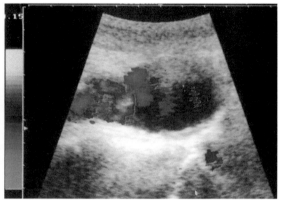

（1）腹主动脉分叉前呈纺锤状扩张并伴有血栓的形成。动脉瘤内血流方向不定，呈湍流，彩色多普勒呈现多彩镶嵌血流信号，上图中的血流频谱是腹主动脉瘤分叉前的血流波形。

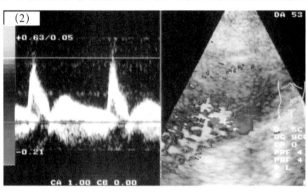

（2）肾门部头侧探及动脉瘤，肠系膜上动脉分支前的血流呈多彩镶嵌血流信号。频谱多普勒表现为舒张期双向血流成分。

动脉瘤的形态

真性动脉瘤壁由3层血管壁组织构成。假性动脉瘤大多由于感染、外伤及真性动脉瘤破裂时血液通过破裂处进入周围组织而形成，其壁不是由3层组织构成。夹层动脉瘤是中层解离成2层。囊性动脉瘤和假性动脉瘤易破裂。

主动脉瘤（aneurysm of the aorta）

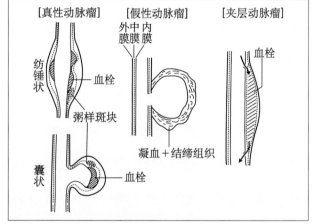

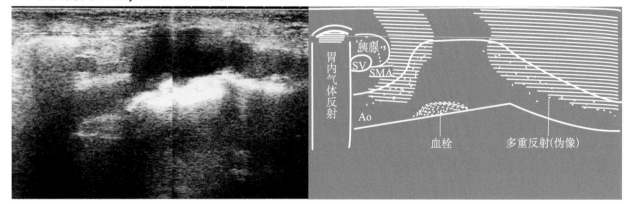

主动脉直径超过4cm认为是扩张。由于腹壁和消化管内的气体产生多重反射导致腹主动脉内的回声，易与血栓混淆。特别是扩张的主动脉的前壁侧出现多重回声时很容易判断错误，因此在探头与体表之间置声联结物（acoustic coupler）使其形成距离或者将探头斜向压迫体表变换扫查方向，就可以减少伪像。本例是主动脉后壁附有少量血栓。

2. 主动脉夹层动脉瘤（dissecting aneurysm of the aorta, DAA）

（1）

假腔　多重反射

血栓

真腔

　　腹主动脉夹层假腔内血栓形成。实时观察时可见点状回声涡流状流动。判断血管壁上是否附有血栓时，需注意前壁侧存在多重反射。

（2）

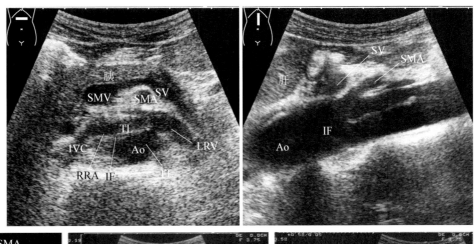

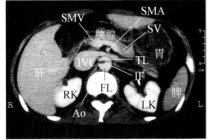

增强CT

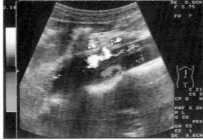

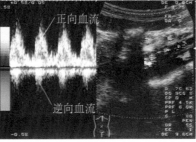

　　45岁，男性，高血压治疗中，血压142/100 mmHg。突然背部剧烈疼痛难以自控，被救护车运至医院。超声波检查在腹主动脉内探及呈线状回声的内膜片（intimal flap，IF）。彩色多普勒显示右肾动脉（RRA）和肠系膜上动脉（SMA）内血流通畅。真腔（true lumen，TL）内的血流信号呈双向血流波形，提示存在明显湍流。假腔（false lumen，FL）内探及少量逆向血流。

3. 髂总动脉瘤（aneurysm of the common iliac artery）

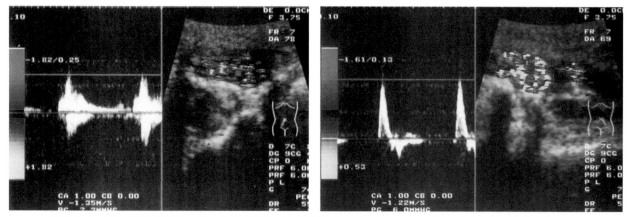

双侧髂总动脉呈纺锤状扩张，彩色多普勒显示多彩镶嵌血流信号，血流频谱显示右侧血流紊乱较严重。

4. 动脉栓塞（arterial embolism）

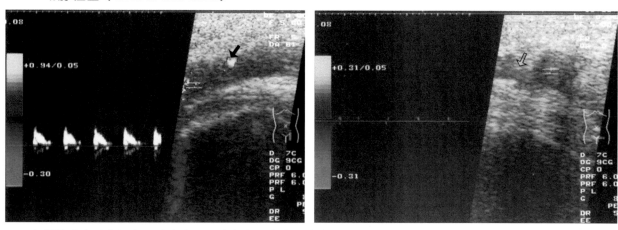

左肾摘除术后出现左下肢疼痛、运动麻痹、动脉搏动消失等症状的左侧股动脉栓塞症患者。髂外动脉开始至末梢下肢动脉完全闭塞，无血流信号显示。股静脉血流明显减少。急性动脉闭塞分塞栓症和血栓症。塞栓症发病急，症状重，塞栓多来源于左心附壁血栓，也可来源于动脉瘤内血栓、骨折后脂肪及肿瘤等。本例存在主动脉附壁血栓。血栓症易发生于动脉的狭窄部位，有时合并脱水、红细胞增多症以及外伤等。

5. 静脉栓塞（phlebothrombosis）

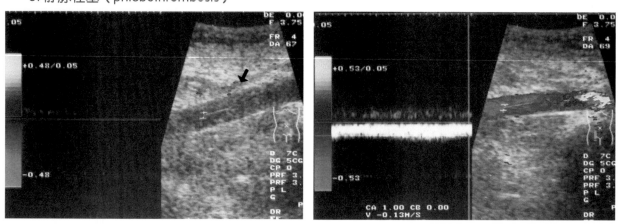

左髂总动脉较右侧略扩张，其内回声略增强，无血流信号显示，考虑充满血栓。同时观察到侧支循环（♠）。右侧下肢静脉血流正常。本病例是剖宫产后出现症状的。静脉血栓易发生于下肢。下腹部术后、高龄者、肥胖者、心脏疾病及恶性肿瘤等导致栓塞。髂静脉、股静脉血栓症多见于左侧，其原因是左侧髂总静脉汇入下腔静脉的角度较右侧钝，而且因与右侧髂动脉相交叉而受脊椎和动脉的压迫。

6. 腹主动脉后左肾静脉

◉肾静脉及下腔静脉发育和变异——环主动脉肾静脉（circumaortic renal vein）

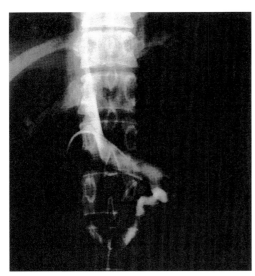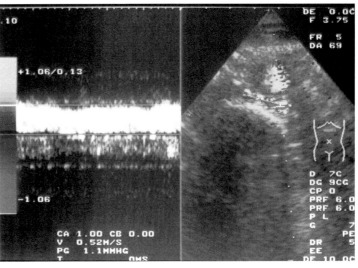

2 条肾静脉呈环状夹住腹主动脉形成环主动脉肾静脉（circumaortic renal vein）。

多普勒取样容积置于主动脉背侧肾静脉内，频谱显示血流速度变快，为52cm/s，是通常静脉流速的2倍以上，提示受到主动脉的压迫而内径狭窄。

7. 淤血性肝（congestive liver）

患者右心功能不全。右心房扩张，下腔静脉和肝静脉扩张，其直径随呼吸无明显变化。肝大。

右心功能不全引起的静脉扩张，可以根据其直径不随呼吸发生变化而判断。

通常，下腔静脉吸气时变细，呼气时变粗，其内径随着呼吸呈周期性变化。

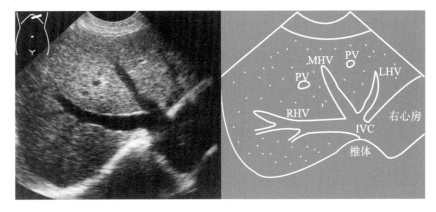

下腔静脉塌陷指数（collapsibility index）

吸气（INSP）和呼气（EXP）时测量下腔静脉直径，算出下腔静脉塌陷指数 collapsibility index=（EXP-INSP）/EXP，就可以推测中心静脉压（CVP）。

文献：玉城繁，日本胸部疾患学会杂志 19 卷：460～469,1981.

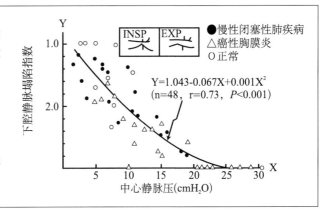

$Y=1.043-0.067X+0.001X^2$
（n=48, r=0.73, $P<0.001$）

● 慢性闭塞性肺疾病
△ 癌性胸膜炎
○ 正常

下腔静脉塌陷指数（纵轴 Y）
中心静脉压(cmH₂O)（横轴 X）

8. 胡桃夹现象（nutcracker phenomenon）

胡桃夹现象亦称左肾静脉压迫综合征（left renal vein entrapment syndrome），是左肾静脉汇入下腔静脉的行程中，因走行于腹主动脉和肠系膜上动脉之间受到挤压导致静脉压增加而引起肾出血的现象。它是儿童期是无症状性血尿的原因之一，随着年龄增长会有很大的改善。静脉压超过3mmHg，静脉很容易向尿路系破裂而引起出血。阵发性肉眼血尿为主诉。由于静脉压随时会有波动，其诊断仅凭B型超声检查难以判断。但是，若见到左肾静脉明显扩张和连接于腰静脉丛的侧副循环就可确诊。利用彩色多普勒法可显示左肾静脉的狭窄部位血流呈喷流状，可测量其最高速度 V_{max}（m/s），根据简易柏努利方程可计算出下腔静脉和左肾静脉间的压差 $\Delta P = 4V_{max}^2$。

胡桃夹现象的超声表现

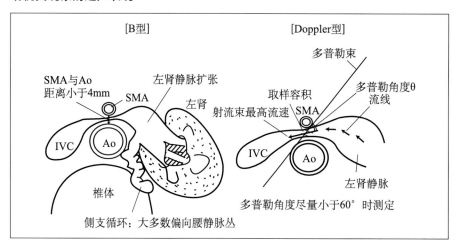

●左肾静脉压迫综合征（left renal vein entrapment syndrome）

25岁，女性，主诉：血尿。左肾静脉（LRV）明显扩张，夹在腹主动脉和肠系膜上动脉之间的部位未显示管状结构。侧支循环形成。彩色多普勒腹主动脉（Ao）和肠系膜上动脉（SMA）之间的左肾静脉呈喷流状（⇧），同部位的取样容积（SV）区最高流速（V_{max}）约2.95m/s，从而与下腔静脉间压差 $\Delta P = 4 \times (2.95)_{max}^2 \approx 36mmHg$，非常高，从而可确诊血尿的原因是胡桃夹现象。

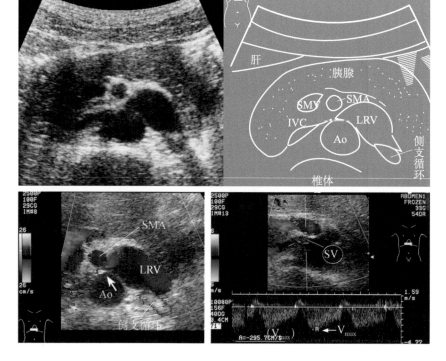

9. 门－体静脉分流（portosystemic shunt）

73岁，女性，无症状，肝左叶后外段（S$_2$）探及纤曲走行的脉管结构把门静脉和下腔静脉连接起来，彩色多普勒法可确认血流的方向（⇧），分流最大血流速度为33cm/s。

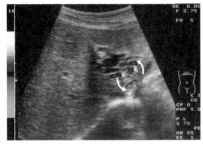

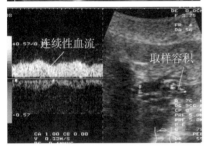

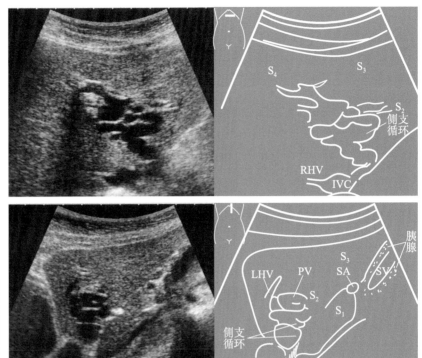

10. 门静脉血栓症（portal vein thrombosis）

50岁，男性，丙型肝炎后肝硬化，肝内未见明显肿瘤。门静脉右支无扩张，内见血栓，门静脉短轴面上可见其内腔未完全闭塞，彩色多普勒显像（CDFI）显示血流呈门静脉血流频谱。由此可见，与肝细胞癌所致的门静脉癌栓导致的闭塞不同。肝细胞癌时门静脉末梢接近肿瘤部位闭塞，而本例近心侧闭塞，末梢侧不闭塞。

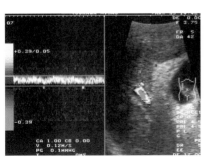

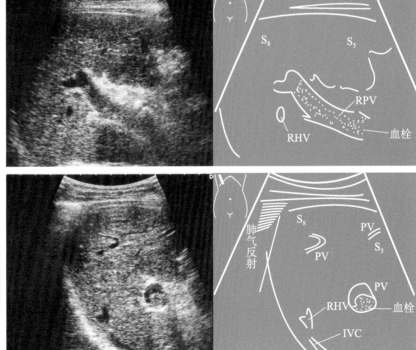

11. 门静脉癌栓（tumor thrombus in the portal vein）

（1）肝细胞癌：合并肝硬化的肝细胞癌的病例，探及几乎占满肝右叶的弥漫性肿瘤，门静脉右支中断，左支横部-左支矢状部内充满癌栓。

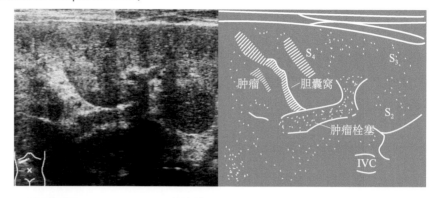

（2）肾癌：门静脉主干内探及肿瘤，是肾癌肝转移所致的门静脉内癌栓病例。门静脉癌栓常见于肝细胞癌（见于肝癌的40%），但是也见于胃癌、肾癌等转移性肝癌。

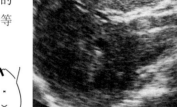

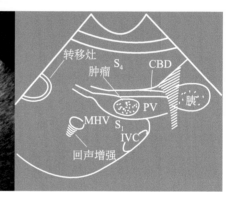

门静脉癌栓症和门静脉血栓症的超声声像图

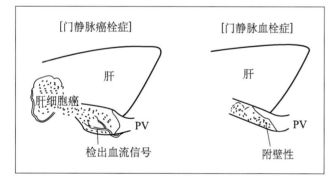

门静脉血栓症的原因

- 腹腔内脏器的炎症（胰腺炎，胆管炎，外伤，手术，败血症）
- 被肿瘤压迫、浸润
- 肝硬化：血流速度减慢
- 血液凝固异常
- 内镜食管静脉瘤硬化疗法
- 脾切除术

门静脉癌栓症和门静脉血栓症的鉴别

	门静脉癌栓症	门静脉血栓症
超声声像图	肝内肿瘤（+） 门静脉内与肝实质等回声的肿瘤 癌栓部位常伴有局限性门静脉扩张	肝内肿瘤（−） 比肝实质回声略低而且不均匀 局限性门静脉扩张（−）；血栓附于壁或充满内腔
多普勒信号	癌栓部位多普勒信号（+）	血栓部位多普勒信号（−）。但是，多普勒（包括彩色多普勒）测量时，因切面的厚度较厚增大了周围的信号，常出现应该无信号的血栓内检出血流信号的情况，因此需要注意

12. 海绵状血管增生（cavernomatous transformation，cavernous transformation）

（1）74岁，女性，原因不明，无症状，血液生化检查无异常。门静脉主干区探及纡曲扩张的侧支循环。

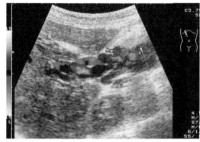

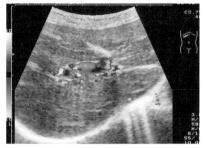

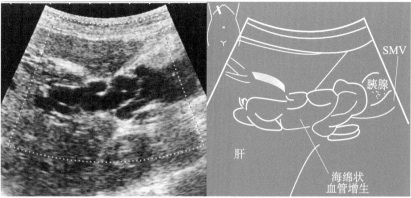

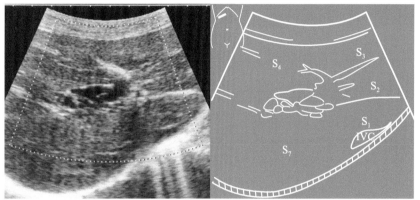

（2）87岁，女性。肝硬化门静脉主干内血栓形成，其特征是门静脉本身无明显扩张，而其周围形成多个侧副循环。通常，门静脉闭塞后1~2个月形成海绵状血管增生（cavernomatous transformation）。门静脉高压表现为门静脉区域增厚。

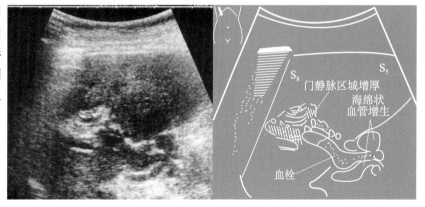

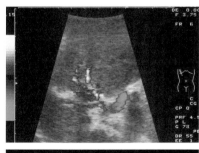

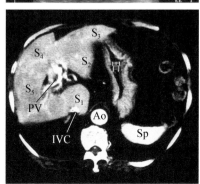

增强CT

海绵状血管增生（肝外门静脉闭塞）的原因

儿童：新生儿期脐静脉炎、阑尾炎、膀胱炎

成年人：肝细胞癌、肝硬化、特发性门脉亢进症、胆道炎、胰腺炎、外伤、胆管手术、脾切除，原因不明也多见

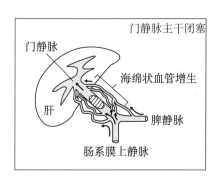

第 10 章 肾及尿路

一、超声解剖

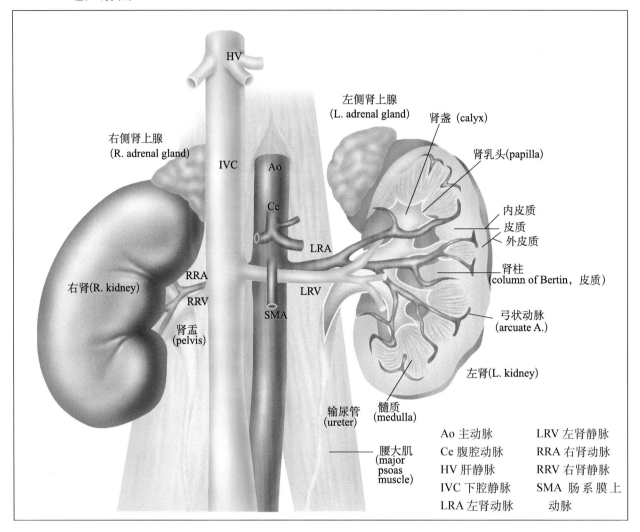

左右侧的肾上极位置较下极偏内侧约1cm，呈八字形排列，位于后腹膜，左肾位置较右肾高约1.5cm，深吸气时双侧肾向尾侧下移，由八字形排列变为近平行排列。

肾被纤维包膜覆盖，其外侧为肾周围脂肪组织，最外侧的肾筋膜的前叶和后叶覆盖肾的腹侧和背侧。

右侧肾上腺呈三角形位于右肾上极，左侧肾上腺呈半月形位于左肾上极的偏腹尾侧。

正常情况下左肾略大于右肾，肾肿大的诊断标准是：右肾长径–左肾长径≥1.0cm时考虑右肾肿大；左肾长径–右肾长径≥1.5cm时考虑左肾肿大。正常肾的长径为10~14cm、短径约为6cm、厚度为4~5cm。正常肾实质的皮质厚度为6~12mm、髓质厚度为14~28mm，肾皮质：肾髓质＝1：2.3。因肾髓质几乎埋没于肾中央部回声，超声声像图上表现为肾髓质厚度相当于肾皮质厚度。

肾的位置及其与周围脏器的关系

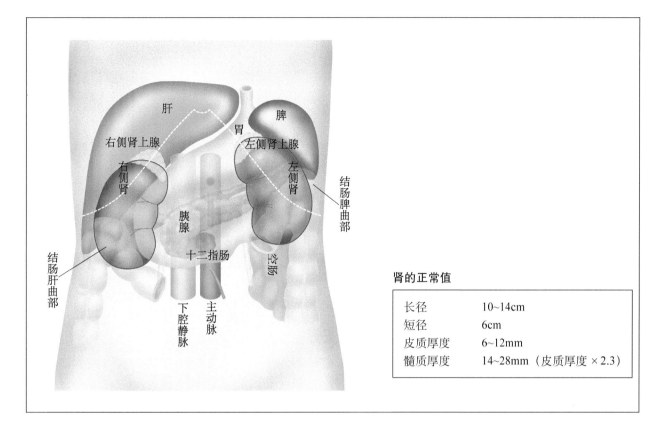

肾的正常值

长径	10~14cm
短径	6cm
皮质厚度	6~12mm
髓质厚度	14~28mm（皮质厚度 ×2.3）

与肾相邻的脏器

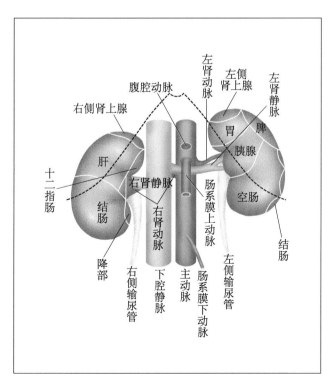

　　肾与其他脏器的关系：背侧覆盖着较厚的背肌群，经背部超声扫查衰减显著（肌肉的衰减较大），因此不适合观察肾实质的详细情况。肾腹侧：右肾的上极为肝，内侧为十二指肠，下极与结肠的肝曲部相邻。左肾上极为胃，中央三分之一区为胰腺，下极侧为空肠，上外侧为脾，下外侧与降结肠相邻。

后腹膜腔的解剖

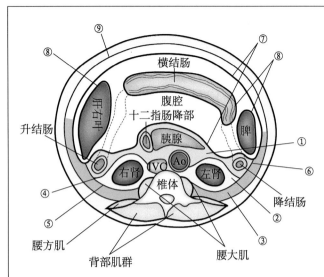

①肾旁前间隙；②肾周间隙；③肾旁后隙；④肾前筋膜；⑤肾后筋膜；⑥圆锥侧筋膜；⑦壁层腹膜；⑧脏层腹膜；⑨腹横筋膜

肾被膜的解剖

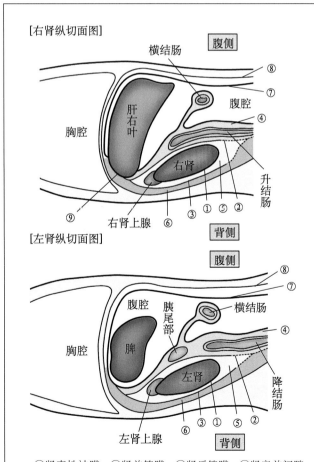

①肾真性被膜；②肾前筋膜；③肾后筋膜；④肾旁前间隙；⑤肾周间隙；⑥肾旁后间隙；⑦腹膜；⑧腹横筋膜；⑨肝裸区

〈后腹膜腔〉

肾是位于后腹膜腔的实质性脏器。后腹膜腔前部通过壁侧腹膜与腹腔相隔，后部以腹横筋膜为界与背部肌群相邻。肾周间隙是由肾筋膜的前后叶包绕而形成，肾上腺和肾位于肾周间隙内丰富的脂肪组织内。

后腹膜腔由肾筋膜的前叶和后叶分为三部分，从腹侧依次为肾旁前间隙、肾周间隙、肾旁后间隙。在肾旁前间隙内存在胰腺、十二指肠、升结肠、降结肠、腹主动脉、下腔静脉。此空间内并不含很多脂肪，作为间隙超声检查很难识别。但急性胰腺炎等发作时，肾旁前间隙内积液时可观察其间隙。肾旁后间隙内仅存在脂肪组织。肾筋膜的前叶和后叶在侧方愈合在一起成为外侧圆锥筋膜（laterocoronal fascia），进一步向升结肠、降结肠的外侧及腹侧延伸成为壁侧腹膜。

左右肾周间隙相互不相通，肾旁前间隙内脂肪较少，所以腹部平片检查难以显示其内病灶。肾周间隙内存在大量的脂肪组织，所以肾边缘轮廓较清。虽然肾旁后间隙内脂肪较少，在腹背方向的平片检查显示为侧腹线条（flank strip）。

〈肾被膜〉

肾表面有很薄的纤维被膜，称为真性被膜，其外存在脂肪组织，也称为脂肪被膜。在此脂肪层内存在肾上腺和包绕肾的纤维膜，此纤维膜称为肾筋膜（renal fascia，Gerotas fascia）。实质上肾后侧方的肾筋膜以外均为腱性，与骨骼肌的筋膜不同，很难认为是筋膜。以肾筋膜为界，其内侧为肾周脂肪层而其外侧为肾旁脂肪层。肾筋膜的后面（后叶）较厚，前面（前叶）较薄。肾筋膜前叶的内侧更薄，与腹主动脉鞘、下腔静脉鞘和肾血管鞘相愈合。后叶在内侧与腹横筋膜、腰筋膜、腰方肌筋膜相愈合。在外侧前叶和后叶相愈合，向侧方伸展与腹膜后组织相愈合。在头侧相互间紧密愈合，与隔膜筋膜及肝裸区的结缔组织愈合。在肾的尾侧愈合得非常疏松。所以肾外伤所致的出血或者肾周围脓肿易使肾周间隙下沉，可达骨盆部。

输尿管的走行

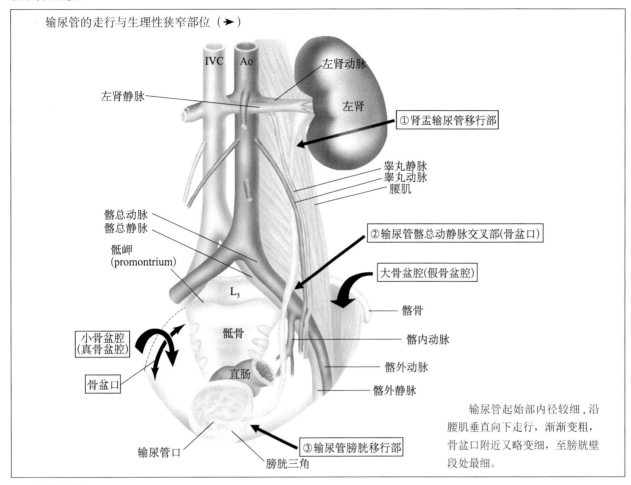

输尿管的走行与生理性狭窄部位（➤）

①肾盂输尿管移行部

②输尿管髂总动静脉交叉部(骨盆口)

③输尿管膀胱移行部

输尿管起始部内径较细，沿腰肌垂直向下走行，渐渐变粗，骨盆口附近又略变细，至膀胱壁段处最细。

〈输尿管〉

　　左、右输尿管上接肾盂、于肾下极附近起始，是长约30cm、管径约5mm的空腔脏器。右侧输尿管短于左侧输尿管约1cm。输尿管管壁由内腔侧向外依次为黏膜层（与肾盂肾盏连贯的移行上皮）、肌肉层（内层为纵行肌，外层为环形肌）和外膜层。输尿管位于腹膜后，沿腰肌腹侧向下内侧方向走行，横跨生殖（卵巢或睾丸）动静脉背面，于小骨盆处与髂总动脉交叉并经其腹侧下行至骶髂关节附近处向正中方向弯曲，距膀胱后壁正中约2.5cm处向斜前方贯穿膀胱壁而终止。贯穿膀胱壁的输尿管膀胱移行部（ureterovesical junction，UVJ）是输尿管中最狭窄的部分，其长度约1.2cm。输尿管有三个生理性狭窄：①肾盂输尿管移行部（ureteropelvic junction，UPJ）；②与髂总动静脉交叉部分；③输尿管膀胱移行部（ureterovesical junction，UVJ）。输尿管结石嵌顿于此三个部位可能性很高，超声检查发现肾积水时比较容易检出肾盂输尿管移行部结石。通常，如果输尿管不扩张，超声检查无法显示输尿管。如果膀胱充盈良好，超声检查比较容易检出嵌顿于输尿管膀胱移行部的结石。因肠气干扰，超声检查很难检出与髂总动脉交叉部输尿管结石。另外，产前超声检查中因肾盂输尿管移行部与输尿管膀胱移行部狭窄所致的胎儿肾积水也较常见。

〈膀胱〉

　　膀胱是一个储尿排尿脏器，依储尿量膀胱壁厚度和膀胱形态发生变化，即尿量较少时膀胱壁增厚，形态呈头侧平的半球状，尿量较多时膀胱壁变薄，呈球形，尿量约500ml。

　　膀胱位于盆腔内，腹膜腔前下方和耻骨的后方。膀胱上方覆盖着腹膜。女性膀胱位于由尿道括约肌、会阴深横肌及其筋膜组成的尿生殖隔膜之上，其后方与子宫颈部及阴道相邻。男性膀胱下邻前列腺，再往下为尿生殖隔膜，后邻直肠及精囊。

　　膀胱可分顶、体、底三部，前上方即顶部，后下方即底部，体部范围较广，相当于后上方及中心部。一对输尿管口与尿道的起始部即尿道内口形成三角形的膀胱三角，位于膀胱底部，其中内尿道口位置最低，此部位称颈部，位于耻骨联合中央区后方约2cm处。

　　肌肉层分为内纵、中环、外纵三层，特别是中间环形肌较厚。膀胱三角区肌层增厚，内尿道口周围是膀胱括约肌。黏膜是移行上皮组织，膀胱三角区还有腺组织。

1. 肾动脉

肾动脉及其分支

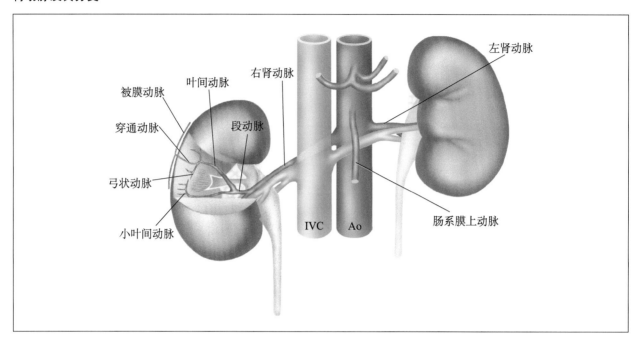

肾区及其动脉（右肾）

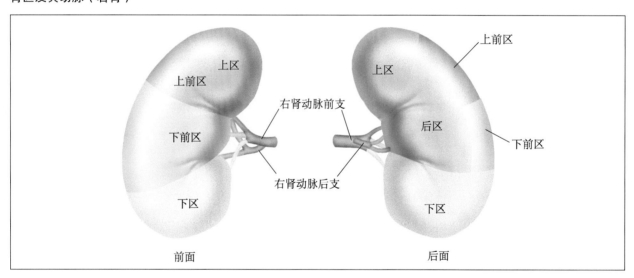

肾各区域动脉及其分支（右肾）

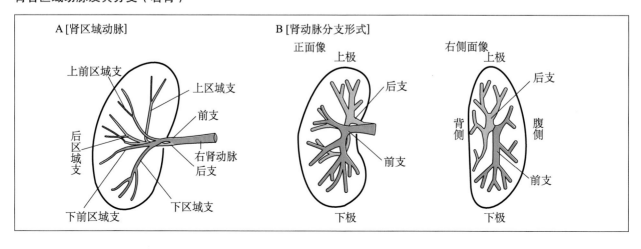

◉右肾动脉

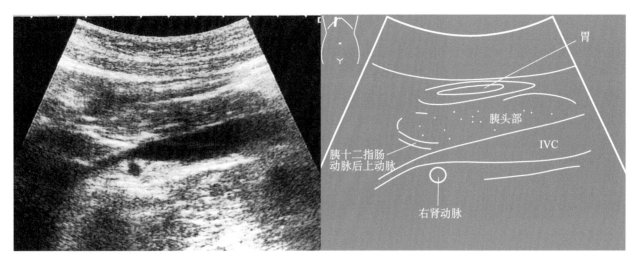

经下腔静脉背侧横切面上的右肾动脉

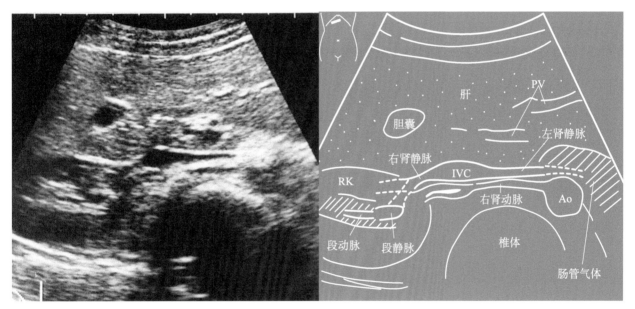

由腹侧向背侧肾静脉、肾动脉、肾盂依次排列，但是肾盂无扩张时难以显示

　　双侧肾动脉起始于腹主动脉的肠系膜上动脉起始部的尾侧约1cm处的后侧方（第1到第2腰椎水平）。腹主动脉位于椎体左侧，右肾动脉比左肾动脉长。右肾动脉起始部比左肾动脉略低，并向尾侧斜行，而左肾动脉几乎向外横行。右肾动脉横跨下腔静脉背侧，位于右肾静脉背侧偏头侧。左肾动脉同样位于左肾静脉背侧偏头侧。大多数肾动脉均为左右各一条，然而20%~30%病例单侧为多条肾动脉。

　　肾动脉入肾门部前分为前支与后支夹着肾盂，后支分为上区与后区，前支分为上前区、下前区、下区。区域动脉（段动脉）进一步分支为叶间动脉、弓状动脉、小叶间动脉。超声声像图上，可以显示前后支，很难显示区域支以下动脉。但是，彩色多普勒声像图根据血流方向可以进一步追踪显示段动脉以下动脉分支，即叶间动脉至弓状动脉。

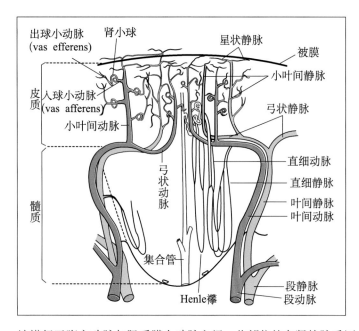

2. 肾静脉
肾静脉走行

肾的静脉由被膜下呈放射状分布的星状静脉汇集开始，在肾皮质内形成垂直于被膜表面走行的小叶间静脉，然后汇入走行于皮髓质分界的弓状静脉。从弓状静脉开始伴行同名动脉，至叶间动脉流入段静脉。此5条前后段静脉沿着段动脉的腹侧走行，距肾门1~2cm内侧处合流而成为肾静脉。

右肾静脉较短，2~2.5cm。左肾静脉因下腔静脉位于椎体的右侧，其长度相当于右肾静脉的3倍，约7.5cm。双侧静脉均紧邻肾动脉的腹侧偏尾侧。左肾静脉流入下腔静脉处位于右肾静脉流入下腔静脉处的略微头侧。腰静脉、睾丸静脉或卵巢静脉、肾上腺静脉流入左肾静脉的中部，超声检查因肠气干扰很难显示。左肾静脉几乎成直角地横行于腹主动脉与肠系膜上动脉之间，此部位的左肾静脉受压，其管径类似于"扩张"状态，即比右肾静脉宽。

肾动静脉分支中同名动静脉伴行的最后分支为弓状动静脉，其末梢动静脉类似于小叶间动静脉呈交互排列。

◉左肾静脉纵切面声像图

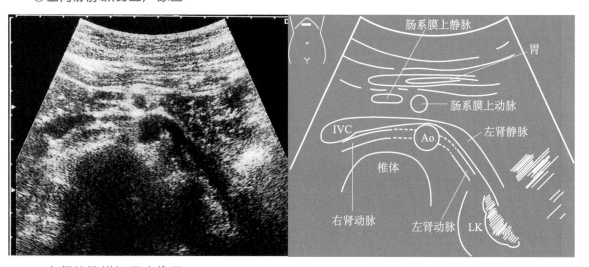

◉左肾静脉横切面声像图

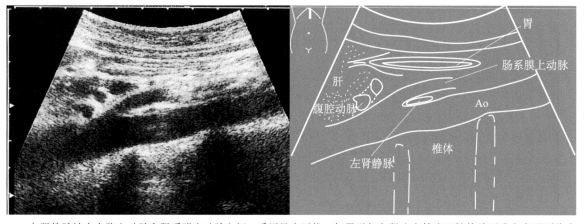

左肾静脉被夹在腹主动脉和肠系膜上动脉之间，受压呈扁平状。如果引起左肾出血等病理性静脉压升高表现则称为胡桃夹现象

3. 弓状血管
弓状动脉走行

　　肾皮质与髓质的境界区显示两条平行的线状或点状强回声，相当于弓状动脉和弓状静脉。动静脉伴行的肾动静脉分支是从叶间动静脉至弓状动静脉，进一步分支的末梢，即小叶间动静脉向肾表面方向走行，在皮质内交互排列。叶间动脉在皮髓质分界处分支出多条弓状血管，部分弓状血管覆盖于髓质锥体的基底部。

　　髓质呈圆锥形低回声，紧邻集合系统排列。皮质回声略高于髓质，比较容易辨认皮髓质分界。因皮髓质之间回声的差别，其断层面上显示数条弓状血管中一条血管的长轴像（线状）或短轴像（点状）。

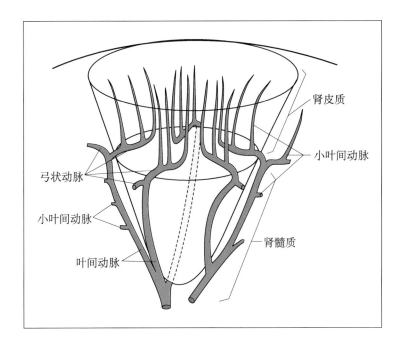

●正常右肾纵切面

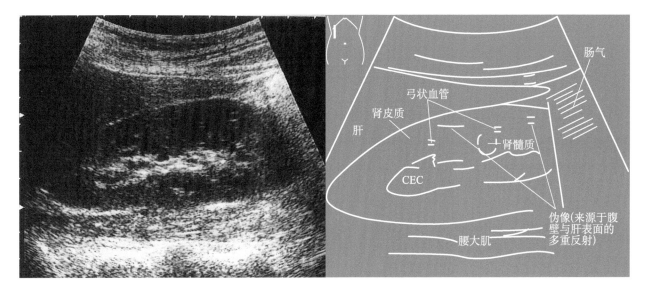

●彩色多普勒显示右肾血流

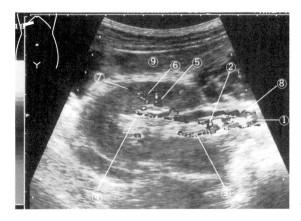

远离血流方向为蓝色，接近血流方向为红色。
　①肾动脉主干；②肾动脉前支；③肾动脉后支；④肾段动脉；⑤叶间动脉；⑥弓状动脉；⑦弓状静脉；⑧肾静脉；⑨肝

二、扫查方法

扫查方向

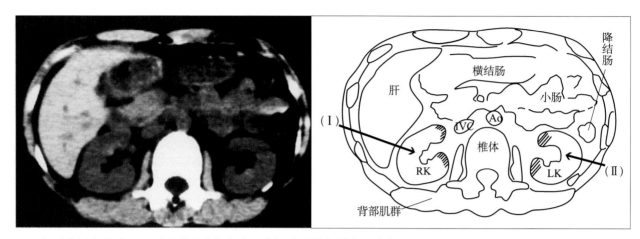

如示意图上箭头 I ，以肝为声窗探查即可获得清晰的肾横断面声像图。

如示意图上箭头 II ，避开背部肌群和肠管（主要是降结肠），由略下外侧扫查即可获得较清晰的左肾横断面声像图。如果经背部肌群扫查，就很难显示肾皮质、髓质及走行于皮髓质分界的弓状血管。然而，经背部肌群扫查方式适合于测量肾长径和短径。即使采取两种扫查方式，肾斜线标记部分仍然是扫查盲区，因为肾集合部导致的远场衰减和多重回声导致图像无法判读。

肾超声声像图

以肝为声窗的探查方式适合于能够清晰显示弓状血管的右肾断层面。正常肾实质声像图上以弓状血管为分界，可以辨认相似或略低于肝实质回声的皮质（cortex）和低于皮质回声的圆锥状的髓质（medulla）。皮质厚度6~12mm，髓质真正厚度为皮质厚度的2倍，但是因超声波的特性很难显示面对肾圆锥肾窦的部分髓质，使得超声声像图上髓质厚度几乎等同于皮质厚度。肾窦内包含动静脉、肾盂肾盏及脂肪组织，呈高回声，因此称为中心部回声（central echo complex，CEC）。以肝为声窗的探查方式可以清晰显示位于腹侧的右肾静脉与紧邻其后方并行的右肾动脉。另外，超声检查能够追踪扫查由肾门向CEC内的分支，肾动脉在肾门部分为前后支，前支主要向下极侧，后支向上极侧。静脉伴行于动脉。

超声检查发现CEC大部分为血管系统，而且多条肾动脉由腹主动脉分支变异的约占一半。

CEC中壁厚而细的管状结构为动脉，壁薄而粗的管状结构为静脉。在此应该注意不要把CEC内静脉误认为轻度肾积水，其鉴别点是血管应由肾门部连续至CEC内。

另外，因肠气干扰，左肾肾门部的血管有时显示不清。

●婴幼儿的正常肾

一个月女婴。新生儿期至乳儿期早期的肾实质读片方法不同于成年人，其肾皮质回声高于肝实质回声，髓质回声明显降低几乎呈无回声。与囊肿不同点是肾髓质边界不像囊肿清晰，而且后方回声增强。肾髓质排列与肾叶一致，很规则。

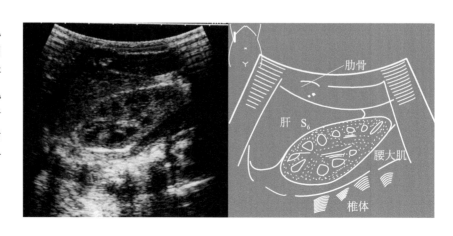

右侧纵向扫查

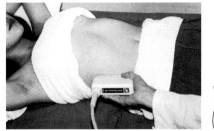

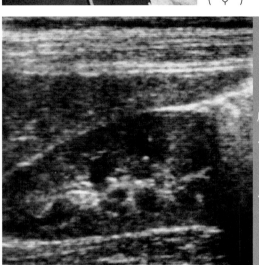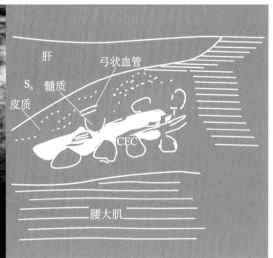

左侧纵向扫查

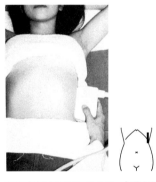

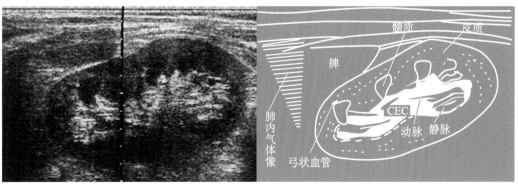

　　扫查肾时应处于深吸气或鼓起腹部的状态，尽量使肾全貌显示于肋弓下方。然而，左肾位于左肋弓深部的头侧时，深吸气时因肺内气体干扰反而更难显示左肾上极侧，因此需要吸气与呼气两相交替才能观察到左肾全貌。

　　坐位时双侧肾向尾侧下降，可能更容易观察到肾上极。

　　从背面扫查很难显示肾实质的详细结构，但是容易显示肾全貌，非常适合于测量肾长径和短径。

三、正常肾脏超声声像图

正常变异

◉肾柱（Bertin's column）

肾柱是过度增生的肾皮质，类似于肿瘤突入于肾的CEC内而形成。鉴别点是其回声等同于其他部位的皮质回声，而且相邻的髓质与弓状血管正常。另外，与肾盂肿瘤不同的是，无明显的肾盂肾盏的扩张。

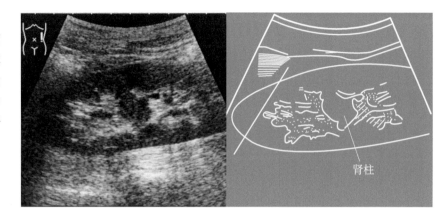

◉胎儿性分叶（fetal lobulation）

胎儿期肾的分节残留，表现为表面分叶存在于正常的肾叶间，而肾皮质及髓质正常。

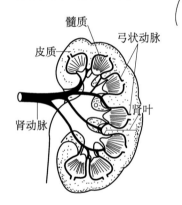

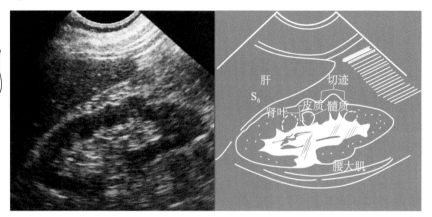

◉单驼峰征（dromedary hump）

左肾上外侧表面有时因脾压迫出现压痕，其下方表现为肿瘤样突出，称之为驼峰征。与肿瘤的鉴别点是突出部分回声等同于皮质回声，弓状血管等肾实质内结构正常。

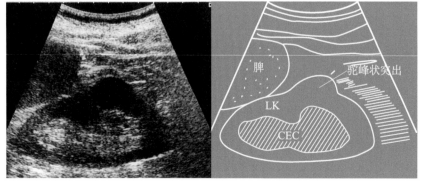

◉肾窦内脂肪沉积（renal sinus lipomatosis）

（1）肾窦（renal sinus）内大量脂肪沉积时，因肾CEC内回声增强，表现为肾CEC增大，肾CEC内血管系统显示不清。

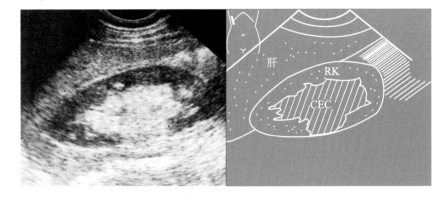

肾窦内脂肪组织

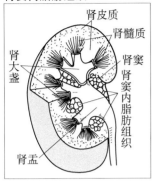

（2）肾窦是由肾门和肾实质包围的腔，其内含有出入于肾门的肾盂、肾盏、动静脉、神经、淋巴管以及充满于其间的脂肪组织。超声声像图上表现为低回声肾实质包围的高回声领域，又称为肾中心部回声（CEC）。把CEC内脂肪组织增多的状态称为肾窦内脂肪沉积症，表现为CEC扩大。通常，加龄和肥胖会导致脂肪组织沉积症，但是肾实质萎缩同时也发生肾窦扩大和脂肪沉积的增加，多见于肾萎缩、肾梗死、肾盂肾炎等。脂肪沉积进一步显著增加时，超声反射明显减少，可表现为CEC的部分或全部回声减低。与肾盂肿瘤的鉴别点是无明显的肾盂肾盏闭塞和边界不清晰。

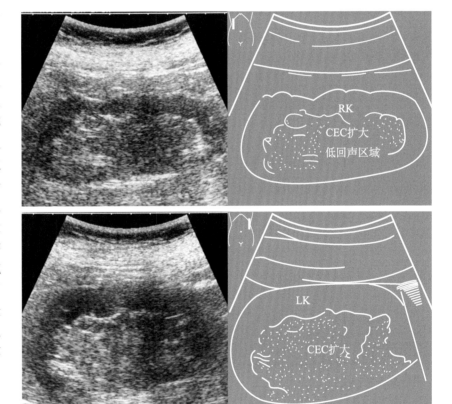

肾窦内脂肪沉积症的超声声像图

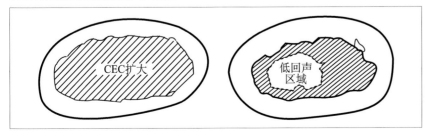

四、泌尿系统疾病的超声诊断

1. 先天异常

泌尿系统构造复杂，有多种先天性异常。

◉马蹄肾（horse-shoe kidney）

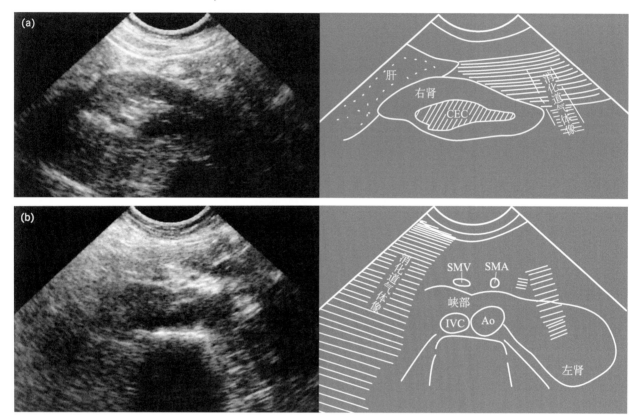

（1）本病例中，如果要显示更大的双侧肾长轴像，扫描右肾的探头需要略微反时针方向转动，扫描左肾的探头需要顺时针方向转动，此时，肾轴呈倒八字形，双侧肾尾侧均呈尖状。于脐附近横向扫查可显示连接双肾的低回声肾实质，即峡部（isthmus）。如果确认以上超声表现就可以诊断马蹄肾。然而，如果观察不仔细，容易误诊为左右肾变形或萎缩，把峡部误认为腹主动脉周围的肿大淋巴结（No.16）。一般情况下，因马蹄肾的输尿管绕过肾腹侧走行，输尿管内尿流不畅，容易合并肾积水和肾结石。

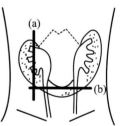

肾先天异常

Ⅰ.实质的异常
　　多囊肾（polycystic kidney）
　　　a）成人型（adult type）
　　　b）婴儿型（infantile type）
Ⅱ.数目的异常
　　1）无发生（agenesis），无形成（aplasia）
　　2）形成不全（hypoplasia）
　　3）过剩肾（supernumerary kidney）
Ⅲ.形态的异常
　　1）短肾，长肾，圆肾，砂时针肾，分叶肾
　　2）融合肾：马蹄肾，L形肾，S形肾，块状肾，圆盘肾
Ⅳ.位置的异常
　　1）非交叉性位置异常（simple renal ectopia）：盆腔肾，腰部肾，胸部肾
　　2）交叉性位置异常（crossed ectopia）
　　　a）非融合性
　　　b）融合性

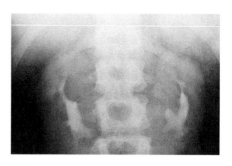

IVP

（2）6岁，女童，双侧肾均位于盆腔内，呈倒八字形，峡部呈实质增厚，位于左右髂动脉水平处。

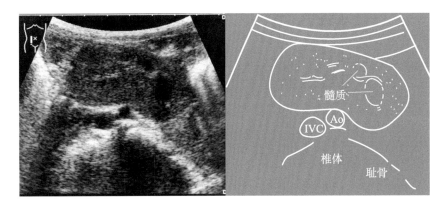

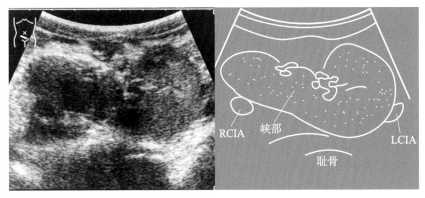

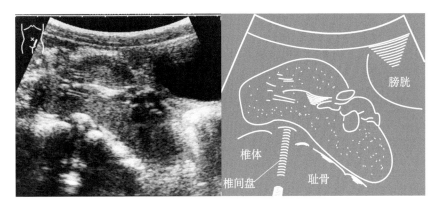

马蹄肾

双侧肾融合称为融合肾，比如马蹄肾、圆盘肾（左右侧的盆腔肾融合，也称为discoid kidney）、交叉融合肾等。特别是马蹄肾发生率较高，约500人中有1人，双侧肾的肾轴呈倒八字形，双侧肾下极融合，其外形呈马蹄铁形态。融合部称为峡部（isthmus），是肾实质结合部。双肾位置比正常低，峡部常位于腹主动脉前方，或位于左右髂动脉水平。由于输尿管在峡部前面走行，可引起输尿管梗阻而导致肾积水、尿路结石及合并感染。有时可合并心血管和中枢神经的畸形。

◉L形肾

　　L形肾是融合性的交叉性位置异常。探查右肾时发现肾门部位于腹侧，可以考虑是否有肾先天性异常。进一步探查右肾尾侧，发现有实质向内侧方向延伸，把探头转动90°方向，可见肾实质呈L字形。融合的左肾肾门也位于腹侧。

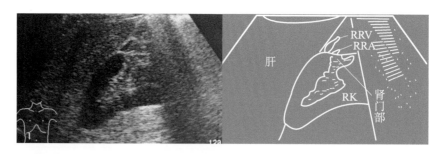

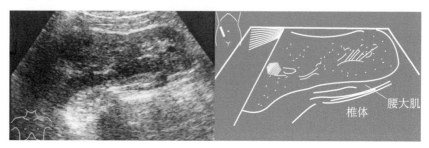

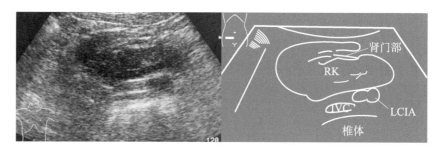

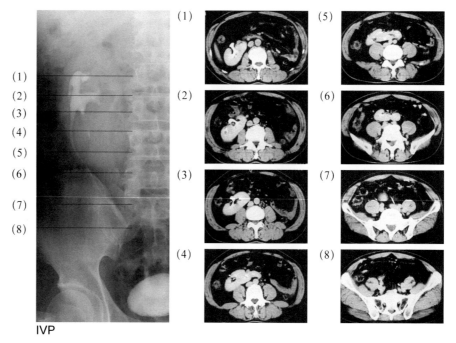

IVP

◉重复肾盂输尿管（double collecting system）

（1）

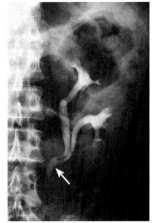

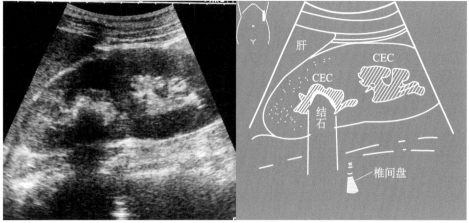

IVP　　　56岁，男性，因尿隐血（＋＋＋）施行精细的超声检查，发现肾上极侧结石。静脉肾盂造影（IVP）显示不完全性重复肾盂输尿管，在箭头处输尿管合流成一条。重复肾盂输尿管分完全型与不完全型。完全型是肾盂与输尿管均2条，输尿管开口于膀胱。但是，下方肾盂的输尿管在正常位置上开口于膀胱，而上方肾盂的输尿管开口于正常开口位置的下方，因此上半部分容易导致肾积水。由于肾盂输尿管重复，超声声像特点为肾中心部回声（CEC）分离成2个，尿流容易受阻，尤其是上极侧容易导致肾积水。

（2）　**重复肾盂输尿管的超声声像图**

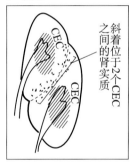

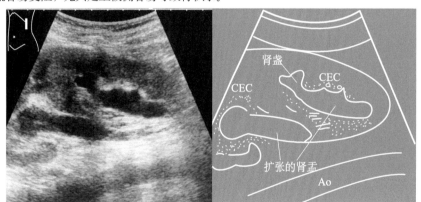

　　　54岁，女性，左侧重复肾盂输尿管，上极及下极的肾盂肾盏均扩张，呈肾积水。本病是胎儿期尿管胚芽在早期分裂为2个，上下方各分化形成肾。下方的肾几乎覆盖上方的肾腹侧而相互融合，超声声像图特点是肾实质由腹侧上方向背侧下方的方向斜着位于2个CEC之间。

◉输尿管囊肿（ureterocele）

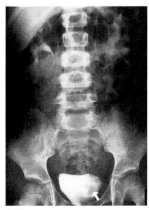

IVP

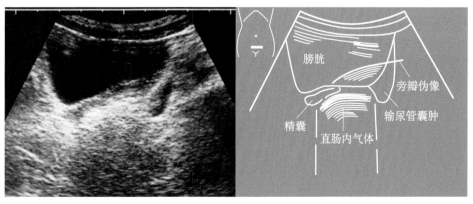

　　　输尿管囊肿是容易导致肾损害的下尿路先天异常之一，输尿管的膀胱开口部呈囊状扩张，超声声像图上表现为略向膀胱膨隆的囊肿。本病例左肾功能欠佳，静脉肾盂（IVP）上在膀胱内cobra-head型扩张的输尿管囊肿区（⇧）可见阴影缺损。

●异位肾（ectopic kidney）

（1）胸腔肾（intrathoracic kidney）

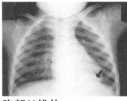

胸部X线片

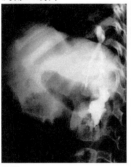

IVP

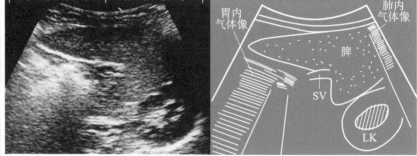

异位肾是发育过程中后肾向头侧移动过度造成的。通常都是胸部X线片检查时偶然发现。本病例是因支气管炎住院的2岁男孩。心脏影背侧可见肿瘤影（▲）。超声检查脾头侧可见左肾，静脉肾盂造影（IVP）进一步确认左侧肾盂肾盏位于胸腔内。

肾的发育

①前肾：胎儿4周始发育，后来无功能即消退。

②中肾：胎儿4周后期发育，分化为睾丸或卵巢。

③后肾：胎儿5周发育，8周始有功能，中肾管（中肾的输尿管背侧的尿管芽ureteric-bud）发育，反复进行二次分支，形成输尿管、肾盂、肾盏、集合管。类似包围输尿管芽形成间叶丝细胞块，分化为肾单位，形成肾实质，与集合管愈合。后肾最初在盆腔内，肾门部位于腹侧，随着体干部成长发育相对地逐渐移至头侧，随着肾向内侧转动，其肾门部位于内侧。

肾的发育过程中其位置的移动

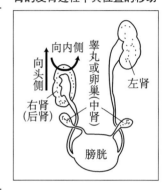

（2）盆腔肾（intrapelvic kidney）：后肾正常移动受阻，停留于盆腔内时称盆腔肾，在肾先天性位置异常中发生率最高。有时，因有可能误诊为盆腔内肿物或消化管肿物（pseudokidney sign），非常有必要确认双侧肾是否位于正常位置。彩色多普勒检查发现血流信号及其频谱与肾动脉一致。

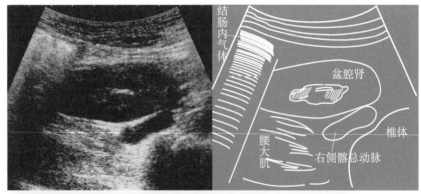

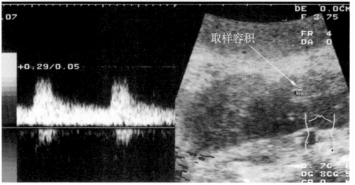

2. 肾盏憩室（calyceal diverticulum）

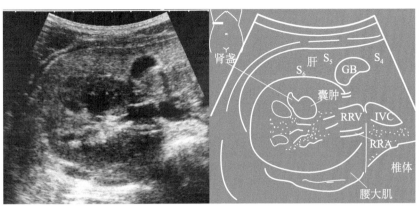
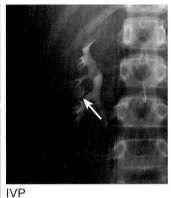

IVP

11岁，女孩，静脉肾盂造影（IVP）肾盏憩室表现为右肾中部区肾盏至囊肿内可见连续的造影剂显影。如果不仔细观察超声声像图容易误认为单纯性囊肿，仔细观察可见囊肿与肾盏相连续。通常，肾盏憩室因尿流不通畅容易形成结石，因此超声检查囊肿内显示点状小结石就可以诊断为肾盏憩室。然而本病例囊肿内无明显结石回声，不容易确诊。

3. 肾动脉瘤（renal arterial aneurysm）

46岁，男性，右侧肾门部附近可见类似囊肿的回声，仔细观察，又不像囊肿后方回声增强。实时观察其内部可见漂动的点状回声，此现象称为moyamoya回声（烟雾样回声），是比较缓慢移动的血流或者乱流的呈点状回声的红细胞。另外，此囊肿样结构与类似静脉样扩张的血管相连续，二维超声检查能够诊断肾动脉瘤，彩色多普勒检查表现为动脉瘤内显示马赛克征或湍流频谱（请参照P220）。

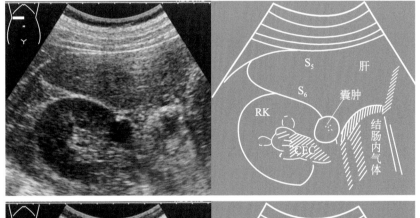
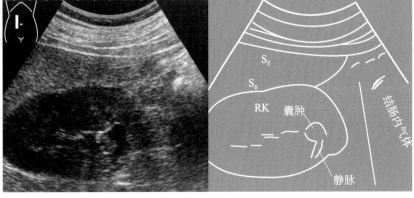
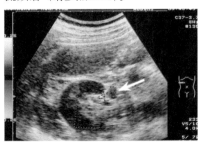
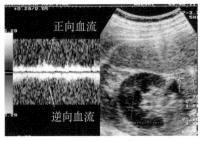

4. 囊肿

◉肾囊肿（simple renal cyst）

肾囊肿随着年龄增长发生率增高。超声声像图表现为类圆形、边界清晰的无回声区，后方回声增强（posterior echo enhancement）。囊肿小于2cm时后方回声不增强，囊肿内回声性状因部分容积效应（partial volume effect）或切片厚度伪像（slice artifact）显示欠清，与恶性度较高的实性肿瘤比较难以区别。

（1）CT表现为呈水密度的囊肿，而超声声像图表现为突出于肾表面的椭圆形低回声肿瘤，其原因是来源于腹壁的多重反射重叠于囊肿，使无回声区表现为低回声区。后方回声增强也因与肾窦内脂肪沉积而增大的中心部回声（CEC）重叠显示欠清。侧方声影虽然不清晰但可见，仅提示边缘规整，对与实质性肿瘤鉴别诊断无帮助。因此，如果小于2cm的囊肿遇到多种伪像时，与实质性肿瘤不容易鉴别。

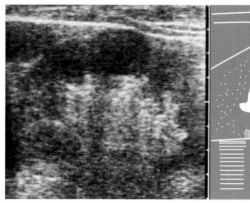
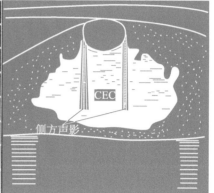

（2）

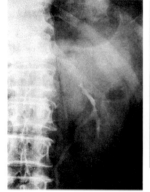

IVP

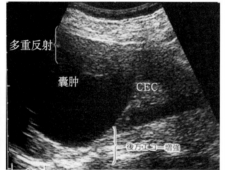

静脉肾盂造影（IVP）显示左侧肾上极区约8cm的类圆形肿瘤，上极侧的肾盏受压变形，但是仅靠此所见很难鉴别良性与恶性或囊性与实性。超声检查比较容易确认是囊肿。

各年龄段肾囊肿的发病率

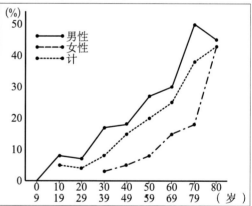

文　献：Shimpel Tada, Jiro Yamagishi, et al, The Incidence of Simple Renal Cyst by Computed Tomography Clinical Radiology 34: 437 ～ 439, 1983.

◉肾盂旁囊肿（parapelvic cyst）

是发生于肾实质以外肾门部内的囊肿。超声声像图表现为左侧肾中心部回声（CEC），内见典型的后方回声增强的囊肿。

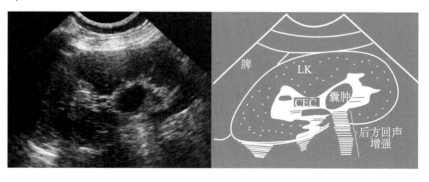

肾囊肿性病变

（a）单纯性囊肿（simple cyst）
　　·随着年龄增长发病率增加。
　　·50 岁以上发病率占一半以上。
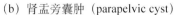

（b）肾盂旁囊肿（parapelvic cyst）
　　·位于肾盂肾盏附近的单纯性囊肿。

（c）成人型多囊肾（polycystic kidney：adult type）
　　·常染色体显性遗传。
　　·双侧肾肿大，皮质、髓质有多个液性囊肿形成。
　　·30 ～ 40 岁以后常因腹部肿块、高血压、肾功能不全等临床表现而发现。
　　·70% 多囊肾伴发肝囊肿。
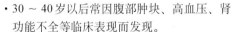

（d）婴儿型多囊肾（polycystic disease：infantile type）
　　·常染色体隐性遗传。
　　·罕见，双侧肾肿大，小于 1mm 的无数个集合管囊状扩张，超声声像图表现为强回声。
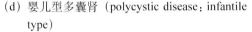

（e）多囊性肾发育不良（multicystic dysplasia）
　　·大小不等的囊肿呈葡萄状，无明显肾实质。
　　·病变常呈单侧性。
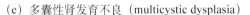

（f）多房性肾囊肿（multilocular cyst）
　　·囊肿内有多条隔膜。
　　·因隔膜内含有肾母细胞瘤（nephroblastoma），又称多房性囊性肾瘤（multilocular cystic nephroma）。
　　·恶变可能性大。
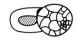

（g）后天性囊肿（acquired cystic kidney disease，ACKD）
　　·伴有慢性肾功能不全的囊肿，几乎均在 10mm 以下。

（h）重度肾积水（severe hydronephrosis）
　　·影像检查上类似于多囊性肾发育不良。
　　·鉴别点：肾积水表现为包绕中央的囊肿（肾盂）的 10 个左右的囊肿（肾盏）。

肾盏
肾盂
肾盏

（i）肾盏憩室（calyceal diverticulum）
　　·又称肾盂源性囊肿（pyelogenic cyst）。
　　·囊肿内容易形成结石，如果其内发现结石就可做出诊断。
　　·如果未发现结石，与单纯性囊肿难以鉴别。
结石

●多房性肾囊肿（multilocular renal cyst，multilocular cystic nephroma）

（1）

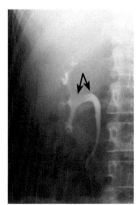
IVP

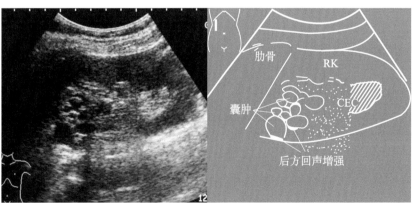
肋骨　RK
囊肿　CEC
后方回声增强

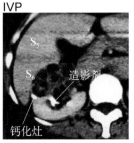
S₅
S₆　造影剂
钙化灶
增强 CT

　　44 岁，女性，右侧肾上极侧显示由数个囊肿聚集而成的结构，较大的囊肿壁不厚，此所见可考虑良性可能性，但是其内部显示高回声，此所见有时难以确认是实质性肿瘤部分还是来源于小囊肿的多重反射或后方回声增强所致。静脉肾盂造影（IVP）显示肾盂肾盏受压（↑）。增强 CT 未见明显实质性肿瘤。

（2）59岁，男性，右侧季肋部可触及肿瘤，超声声像图上右侧肾下极侧探及约8cm的多房性巨大囊肿。考虑多房性肾囊肿有恶变倾向（malignant potential），详细观察可发现附于隔膜上、大小为11mm的高回声肿瘤。手术证实为肾细胞癌。

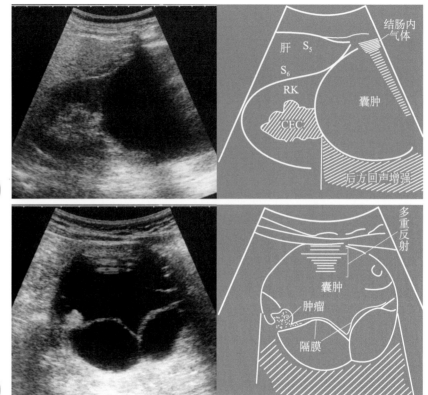

多房性肾囊肿的超声示意图

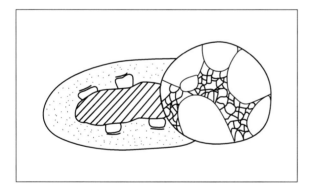

多房性肾囊肿（multilocular renal cyst）指囊肿内有多条隔膜。因隔膜可能存在肾母细胞瘤，故又称多房性囊性肾瘤（multilocular cystic nephroma）。病变常呈单侧性，多数患者于2岁前或40岁以后发病，前者多为男性，后者多为女性。因有恶变倾向，只要发现就是手术适应证。超声声像图显示多房性肾囊肿，内有厚薄均一的多条隔膜。因此，很难检出来源于隔膜的小于5mm的肾细胞癌。

多房性肾囊肿的临床表现

· 在幼儿较罕见肿瘤，成年女性有发病率高峰年龄段
· 多房性肾囊肿未与肾盂肾盏相交通，囊肿壁内无正常肾实质
· 大部分囊肿壁内含有肾母细胞瘤或者未分化的组织成分，WHO分类中多房性肾囊肿被分类为肾母细胞瘤，因此又称多房性囊性肾瘤（multilocular cystic nephroma）
· 多房性肾囊肿内发现肾母细胞瘤成分，特称之为囊性部分分化性肾母细胞瘤（cystic partially differentiated nephroblastoma）
· 有恶变倾向
· 手术切除后预后良好

●多囊肾（polycystic kidney） – 早期图像

20 岁，女性，超声检查时偶然发现多囊肾，有肾功能不全的家族史。多囊肾初期无肾增大，双侧肾内可见多个较小的囊肿，肾实质尚保持正常。通常，20 岁年龄组女性中若发现此种多发小囊肿时，首先怀疑是多囊肾初期。

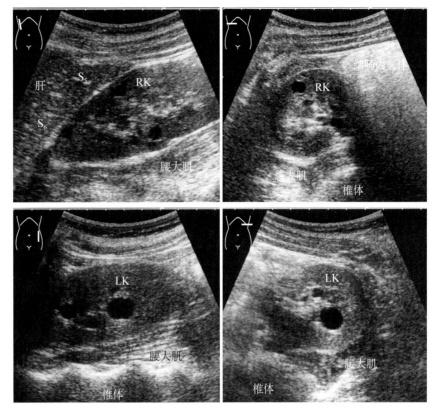

多囊肾的超声声像图

多囊肾分为婴儿型和成人型。婴儿型是常染色体隐性遗传，由囊状扩张的集合管形成微小囊肿，占据整个肾实质。源于微小囊肿壁的无数个反射使双侧肾呈肿大的高回声，而无囊肿样无回声区。成人型的超声特点是双侧肾肿大和其内显示多发大小不等的囊肿形成。初期可辨认夹在囊肿之间的肾实质，随着病变的发展仅见隔膜。如果囊肿壁平行于超声束的方向，纵向囊壁因其反射减少很难显示。常常伴发肝、胰腺及卵巢囊肿，特别是70%多囊肾伴发肝囊肿。

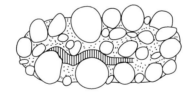

[成人型多囊肾]
(polycystic kidney：adult type)

常染色体显性遗传，双侧肾肿大，存在大小不等的多发囊肿。30～40岁以后常因腹部肿块、高血压、肾功能不全等临床表现而发现。70%伴发肝囊肿。

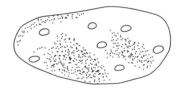

[婴儿型多囊肾]
(polycystic disease：infantile type)

常染色体隐性遗传，罕见，双侧肾肿大，小于1mm的无数个集合管囊状扩张，超声声像图表现为高回声。

◉成人型多囊肾（adult type）

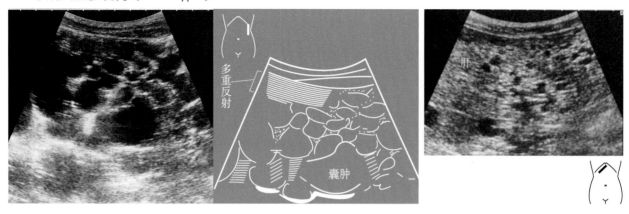

　　成人型多囊肾的超声特点是双侧肾肿大和其内显示多发大小不等的囊肿形成。初期可辨认夹在囊肿之间的肾实质，随着病变的发展仅见隔膜。本病例中肾实质几乎显示不清，如果囊肿壁平行于超声束的方向，纵向囊壁因其反射减少很难显示。常常伴发肝、胰腺及卵巢区囊肿，特别是70%多囊肾伴发肝囊肿。

◉婴儿型多囊肾（infantile type）

（1）左肾纵切面

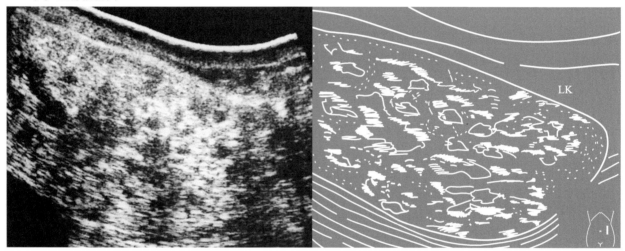

（2）两肾横切面

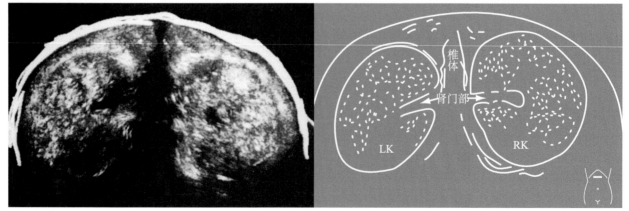

　　超声声像图表现为双侧肿大的肾呈边缘规整的高回声，其原因是占据整个肾实质的微细囊肿壁的无数个反射使整个肾呈高回声。

5.尿路结石

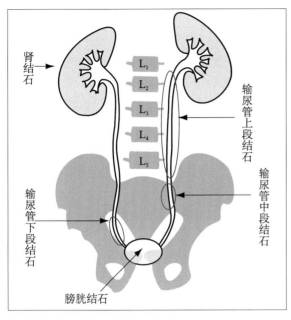

（1）结石好发部位

结石多见于肾盂肾盏、输尿管和膀胱，可引起肾绞痛与血尿，但肾盂肾盏或膀胱内结石多数无明显症状。较大的结石阻塞肾盂肾盏，导致肾积水、肾盏积水及因尿液外漏于肾外所致的肾周尿性囊肿（urinoma），如果受到感染会导致肾盂肾炎、肾脓肿、黄色肉芽肿性肾盂肾炎。大部分结石(95%)是草酸钙、磷酸镁及磷酸钙，钙化的结石在X线片上可以显示。结石形态不规则、边缘毛糙，容易使输尿管受损伤而出血。另外，尿酸结石（5%）形态呈圆形，可以透过X线，因此腹部X线片上多数可不显示。小于5mm的肾结石，后伴声影不明显，其原因是如果结石周围无明显液性暗区，结石与周围组织间声阻抗差较小，使结石的反射变弱。小型肾结石的诊断应参考来源于多重反射的彗星尾征或旁瓣伪像，同时应注意辨别来源于钙化的动脉壁的彗星尾征。圆形结石容易导致旁瓣伪像，因此可提示尿酸结石的可能。

输尿管结石是肾结石降落至输尿管所致，大多数引起肾积水。输尿管有三个生理性狭窄，即肾盂输尿管移行部、与髂总动静脉交叉部分和输尿管膀胱移行部。在女性，被子宫阔韧带夹住的部位也容易嵌顿结石。输尿管上段与下段结石比较容易检出，而输尿管中段结石，加压探头追踪扩张的输尿管可以检出结石。

膀胱结石多发生于老年人，大多数是无明显症状的大结石，来源于输尿管上段结石，以组织片为核心，膀胱炎促进膀胱结石的形成。

（2）尿路结石的超声声像图表现

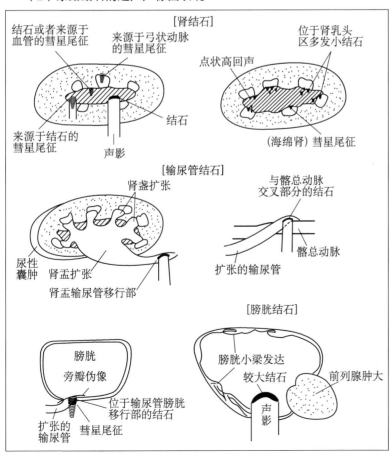

肾内小结石所致伪像

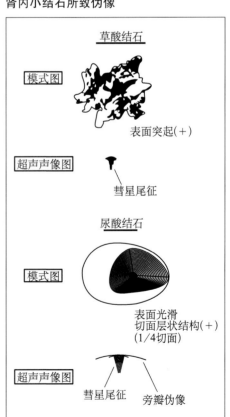

◉肾结石（renal stone）

（1）

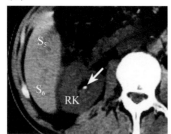

CT平扫

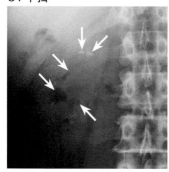

腹部X线片

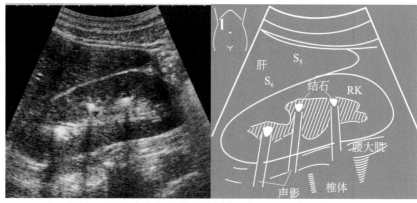

56岁，男性，因尿隐血阳性施行超声检查，CEC内见伴有声影的点状高回声。一般情况下，大部分结石(95%)是草酸钙或者磷酸钙，钙化的结石在X线片上可以显示。结石形态不规则、边缘毛糙，容易使输尿管受损伤而出血。另外，尿酸结石（5%）形态呈圆形，可以透过X线，多数结石在腹部X线片上可不显示。CT片和腹部X线片上箭头表示结石。

（2）44岁，男性，CEC内见数个大小不等的高回声，部分伴有声影，部分不伴有声影，肾结石小于5mm时，后伴声影不明显，其原因是如果结石周围无明显液性暗区，结石与周围组织间声阻抗差较小，使结石的反射变弱。

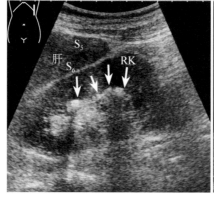

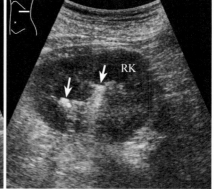

◉珊瑚状结石（鹿角形结石，stag-horn calculus）

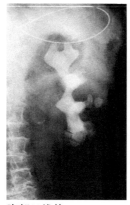

腹部X线片

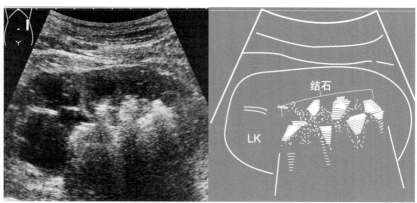

肾中心部回声（CEC）内见不规整的强回声后伴声影。腹部X线片显示类似肾盂肾盏铸型的钙化的结石。

◉肾盏憩室内结石（stone in calyceal diverticulum）

（1）30岁，女性，左侧肾下极区见1cm囊肿，其内部见彗星尾征的强回声，随体位移动。静脉肾盂造影（IVP）上与腹部X线片上显示在与约2mm钙化灶部位一致的区域探及肾盂憩室回声。

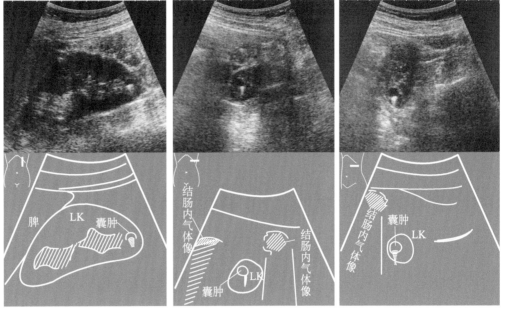

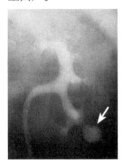

IVP

（2）

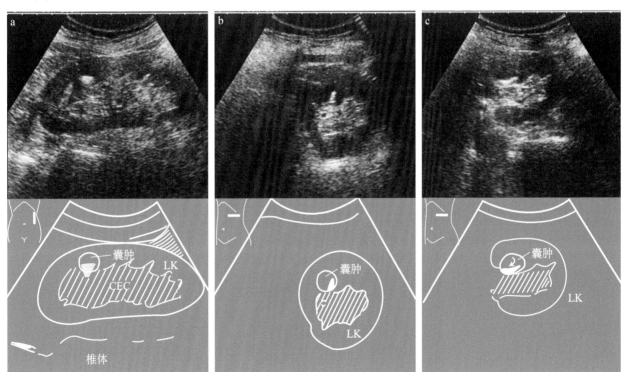

78岁，女性，左侧肾上极侧见囊肿，其内部见伴有彗星尾征的强回声结石（a），随体位改变其位置缓慢地移动（b），其形态发生变化（c），以此所见考虑为多发结石。

◉肾盂输尿管移行部（ureteropelvic junction，UPJ）结石

（1）可见轻度肾盂肾盏扩张，于肾盂输尿管移行部（UPJ）探及不伴有声影的强回声团（结石）。遇到类似本病例的轻度肾积水时，判断肾积水的关键是肾盏是否扩张。

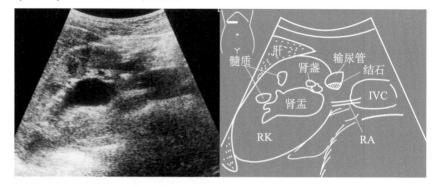

（2）29岁，女性，以肉眼血尿为主诉。左侧肾的肾盂肾盏明显扩张，于UPJ部检出伴有声影的结石。本病例左肾成为声窗（acoustic window），结石显示清晰。

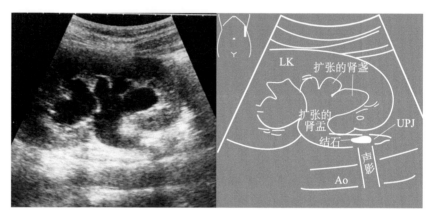

（3）45岁，男性，持续性肉眼血尿，无明显症状。超声检查发现右侧肾盂肾盏扩张，为了查明其原因，首先探查UPJ部是否有结石或肿瘤。同侧发现考虑结石的强回声团，但不伴后方声影。然而，CT能够容易明确右肾肾积水和位于UPJ区的钙化结石。本病例CT检查更有意义。

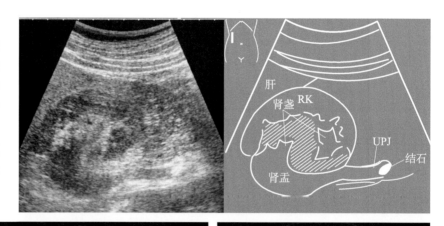

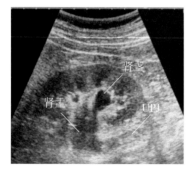

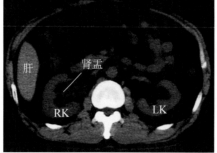

CT平扫

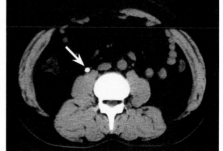

CT平扫

●输尿管膀胱移行部（ureterovesical junction，UVJ）结石

（1）40岁，男性，左侧腹部疼痛，尿隐血（＋＋），左侧肾短径相对于长径增厚肿大，未见肾积水或尿瘤。患者主诉左侧腹痛缓慢移动至尾侧，因此怀疑输尿管结石，进一步由UPJ部向尾侧输尿管追查，充盈的膀胱壁内（UVJ）发现结石回声。周边旁瓣伪像来源于结石的曲面，也是诊断肾结石的有意义的表现。彩色多普勒检查可见左侧输尿管管口区尿液喷射，由此可知为何无明显肾积水。另外，可见结石区彩色信号（▲）是kurata伪像，对诊断也有意义（参照P218）。

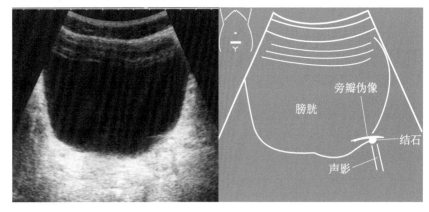

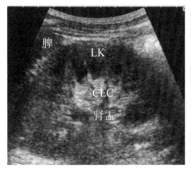 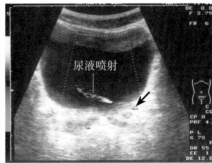 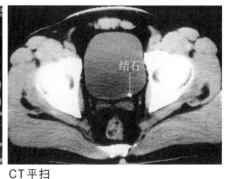

CT平扫

（2）40岁，女性，右侧背部痛，肉眼血尿，因怀疑输尿管结石施行超声检查。检查时，疼痛下移，向右侧大腿部放射痛，因此推测结石位于膀胱附近，等到膀胱充盈充分后，超声检查发现结石位于UVJ区，并伴有旁瓣伪像及彗星尾征。虽然无明显声影，但是以上述所见容易诊断为输尿管结石。

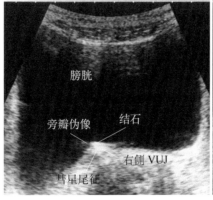 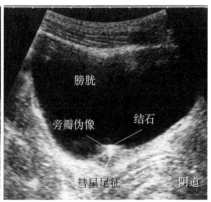

6. 痛风肾（gouty kidney）

65岁，女性。痛风反复发作的患者，90%以上均可见痛风肾的组织学所见。髓质内回声增强，呈高回声。肾大小和皮质厚度无明显变化，随着患病时间长期化，可以出现肾萎缩以及皮质的菲薄化。组织学上肾髓质内沉积着针状结晶的尿酸盐，周围可见伴有肉芽肿的慢性间质性肾炎。

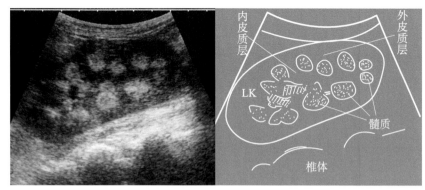

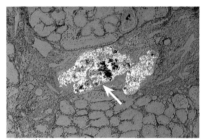

组织学

导致肾髓质呈高回声的疾病

原　因	病　理	病　名
高尿酸血症	尿酸盐沉积于肾小管	痛风肾，Lesch-Nyhan综合征
肾髓质钙化症	钙质沉积	甲状旁腺功能亢进症，肾小管性酸中毒，肾乳头坏死，结节病（sarcoidosis），骨髓瘤，维生素D过剩症，髓质海绵肾，Milk-Alkali综合征（又称乳-碱综合征），Cushing综合征，Bartter综合征，Sjögren综合征（干燥综合征），Wilson病
低钙血症	间质的纤维化	原发性醛固酮增多症，假性Bartter综合征

高回声髓质

与肾皮质比较，髓质通常呈低回声，但是相反髓质回声增强时称为hyperechoic medulla。其原因是高尿酸血症、肾髓质钙化症、低钙血症。肾髓质钙化症的超声声像图上的高回声先于腹部X线片上钙化灶的出现。钙质沉积严重时髓质后方出现声影，髓质边缘出现环状高回声，是肾髓质钙化症的初期像。痛风反复发作并经过数年的时间后，尿酸盐的结晶沉积于肾小管内，并伴有髓质纤维化时髓质即呈高回声。

高尿酸血症、低钙血症的超声声像表现

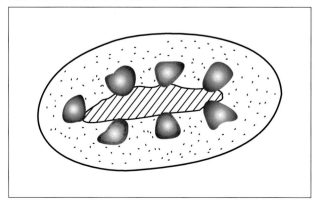

7. 肾实质钙化症（nephrocalcinosis）、继发性干燥综合征（Sjögren 综合征）

71岁，女性，是继发性干燥综合征门诊随访的患者，疲劳时呼吸困难，伴有间质性肺炎。有肾小管性酸中毒，符合继发性sjögren综合征的表现。超声检查表现为肾实质钙化症的初期像，即肾髓质呈环状高回声和肾髓质钙化明显伴声影存在。

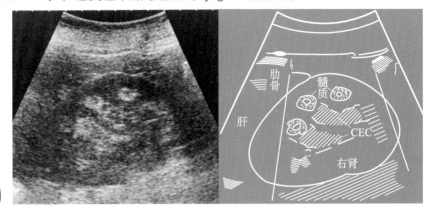

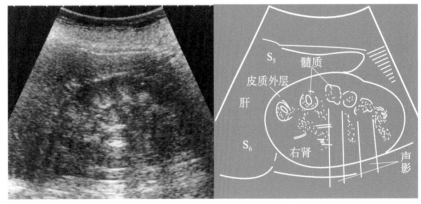

肾实质钙化症的超声声像表现

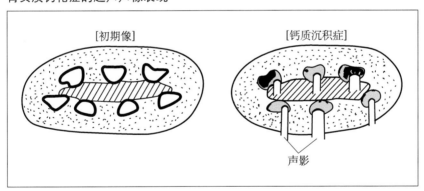

[初期像]　　　　[钙质沉积症]

声影

干燥综合征

是慢性进行性的自身免疫性疾病，累及外分泌腺的全身性炎症。泪腺、唾液腺等分泌减少，引起干燥症状，主要是干燥性角结膜炎、慢性唾液腺炎等。本病分为合并胶原病（慢性风湿性关节炎等）的继发性和不合并胶原病的原发性疾病两种类型。继发性是病变累及肺、肾、肝等腺外型，原发性是腺型。继发性中腺外病变是因为淋巴细胞浸润所致，比如肾功能障碍是与泪腺、唾液腺导管周围淋巴细胞浸润同样的病变，但淋巴细胞浸润于肾小管间质内，导致肾小管间质性肾炎，进一步导致肾小管性酸中毒。

8. 海绵肾（髓质海绵肾）（medullary sponge kidney）

81岁，女性，与左侧肾肾乳头一致的部位见数个高回声区，部分伴有彗星尾征，部分伴有声影。右侧肾有同样所见。本病症约200例静脉肾盂造影（IVP）检查中就发现1例，发病率较高，IVP典型影像能显示扩张的髓质内集合管。

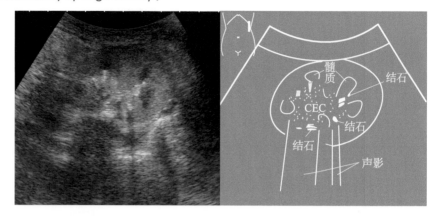

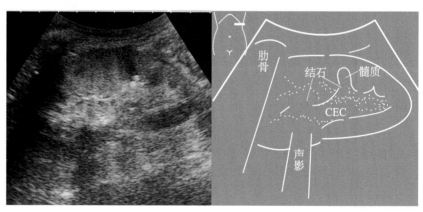

海绵肾的解剖

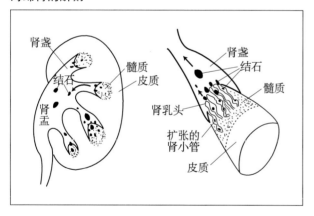

海绵肾的超声声像表现

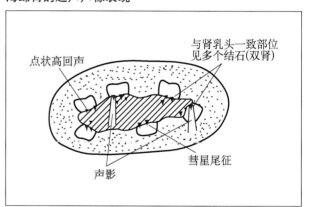

海绵肾（髓质海绵肾）

肾髓质乳头内的集合管扩张、变形，形成直径1~3mm的囊肿的遗传性疾病，因类似于海绵构造而得名。虽然多呈散发性，但家族性上表现常染色体显性遗传。通常，发病为双侧性，形成囊肿的集合管内钙质沉积或形成多发结石，可排出于肾盏及肾盂内。从而，超声声像表现为肾实质回声增强，产生声影，即hyperechoic medulla（高回声髓质）。本病症大多数是40～50岁成年人因出现尿路结石、血尿、尿路感染而发现。IVP检查表现为造影剂在扩张的集合管内呈刷毛状阴影（blush-like，blush border）及囊状扩张的集合管呈葡萄串状阴影（bunch of grapes）。肾功能不全导致尿液浓缩力和尿酸性化能力降低，从而导致肾小管性酸中毒、高钙尿症等。

9. 炎症
◉急性肾盂肾炎（acute pyelonephritis）

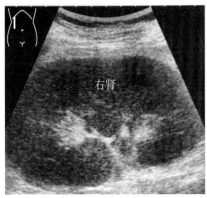 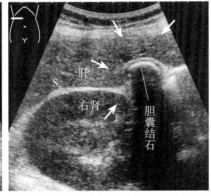 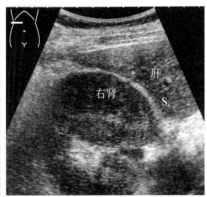

（1）45岁，女性，因右侧背部痛，发热（38~38.5℃），右侧肋骨脊椎角部有叩击痛，怀疑急性肾盂肾炎。腹部X线片：右上腹部显示聚集的数个稍大的结石，根据其形状及聚集成的形态，考虑不是肾结石，而是胆结石。另外，腹部X线片上，肾结石从卧位站立时向下方移动，而胆结石向内侧移动也是鉴别的参考。仔细观察可见肿大的右侧肾（⬓）。超声声像图：可见右侧肾肿大，略球形饱满。肾肿大的判断依据是肾长径并参照体格大小，简便的判断方法是其短轴切面接近圆形时可以判定肿大。正常肾形态呈蚕豆形，短轴切面略扁平。胆囊内充满结石，无明显壁增厚。增强CT：肿大的右侧肾增强能力明显减低。

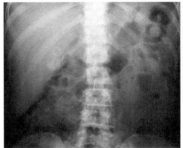

腹部X线片

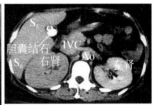

增强CT

（2）19岁，女性，寒战，发热39℃以上，右侧背部痛，有叩击痛，右侧肾肿大，上极侧球形饱满，与左侧肾比较也可辨认其上极侧明显不一样。肾实质回声略增强。

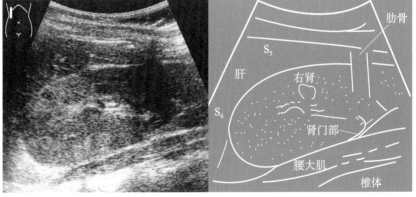

＜正常左侧＞

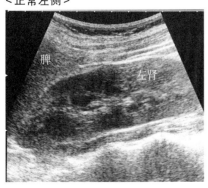

急性肾盂肾炎

本病大多数由革兰阴性的大肠埃希菌感染引起，WHO分类为肾小球间质性肾炎。多见于女性，以右侧多见。首先多出现尿频、尿痛等膀胱炎刺激症状。由于是上行性感染，故以女性多见。急性肾盂肾炎表现为肾肿大、皮质内有多发微脓肿（microabscess），超声检查仅表现为肾肿大和肾实质回声的变化。本病诊断主要根据伴有恶寒、高热伴寒战、腰背部痛等临床表现，右侧肋骨脊椎角部有叩击痛（CVA tenderness）等查体所见以及血液检查中白细胞增多、CRP阳性、证实尿内细菌等。超声检查应该和声像表现相似的疾病进行鉴别，如急性局灶性细菌性肾炎、肾脓肿等。

●急性局灶性细菌性肾炎（acute focal bacterial nephritis，acute lobar nephritis）

（1）12岁女孩，发热，右侧背部痛，脓尿为主诉。右侧肾上极见约4cm的低回声，范围与一个肾叶（lobe）一致，通常大小为2~5cm，特点是其内部回声随着病程进展而变化。如果不参考其临床表现，脓肿与肿瘤的鉴别诊断很难。

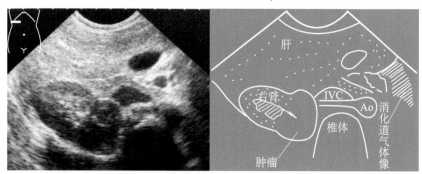

（2）50岁，女性，在整形外科做骨骼手术后，原因不明持续性发热。右侧肾下极表面见向外突出约2cm的肿瘤样低回声。因有炎症所见，一开始怀疑急性局灶性细菌性肾炎。如果缺乏炎症所见，需要鉴别诊断的第一个疾病就是肾细胞癌。由于是炎性包块，其内血流丰富，CT与血管造影也比较容易误诊为肾细胞癌。本病例经过抗生素治疗观察其病情的过程中，症状及肿瘤均消失了。

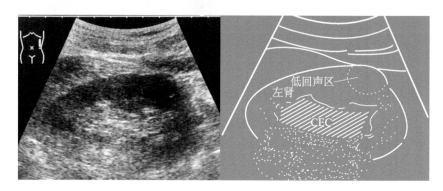

（3）52岁，女性，发热，右侧肾中部见偏低回声区（△），后方回声增强。CT平扫同样部位显示比实质低密度至等密度区，与超声检查无明显差别。增强CT显示增强效果较弱。

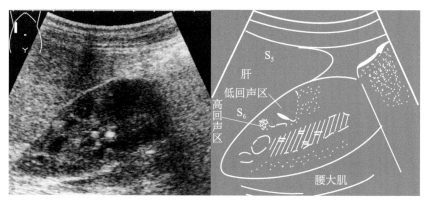

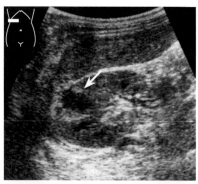

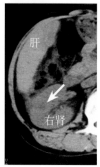
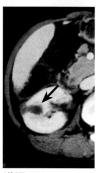

CT平扫　　　增强CT

急性局灶性细菌性肾炎的临床表现

· 局限于单个或数个肾小叶的肾炎症性疾病
· 病理组织学上是肾间质炎症，不易引起组织液化，因此不容易形成脓肿。但是发展为脓肿的病例也并不少见
· 有发热，侧腹部痛，脓尿，细菌尿等急性肾盂肾炎同样的临床表现
· 致病菌大多数是E.Coli, Klebsiella等革兰阴性菌
· 除了后部肾区域外，炎症波及腹膜就引起腹膜刺激征，容易误诊为急性胆囊炎或急性阑尾炎
· 症状比较轻的病例，炎症减轻后施行影像检查时，容易误诊为肾细胞癌

◉慢性肾盂肾炎（chronic pyelonephritis）

（1）右侧肾中部附近腹侧的肾盏扩张（calyectasis），与此肾盏相对应的肾叶（lobe）萎缩，回声增强，其表面凹陷。一般情况下慢性肾盂肾炎患者几乎均为女性，发病部位多为右侧肾上极侧。

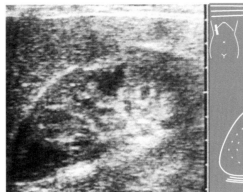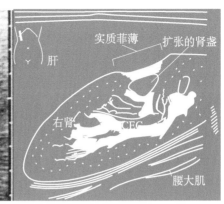

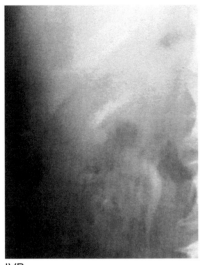

IVP

（2）60岁，女性，右侧肾上极实质回声增强并萎缩，表面出现凹陷。慢性肾盂肾炎是慢性无症状的肾盂、肾盏、肾间质的炎症性病变，由膀胱输尿管反流、尿路闭塞等所致。如果病变发展至出现肾实质的瘢痕化时，超声声像图表现为肾叶萎缩、回声增强及相对应的肾盏扩张。

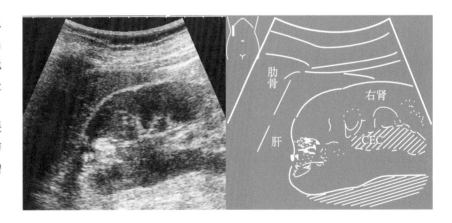

◉肾梗死（renal infarction）

肾梗死可引起肾表面凹陷，需要与慢性肾盂肾炎鉴别。急性期显示与梗死部位一致的三角形低回声区，随着病程发展梗死灶萎缩、纤维化，相应地其回声渐渐增强。本病例是伴有细菌性心内膜炎的肾梗死，另外脾内也见梗死灶。

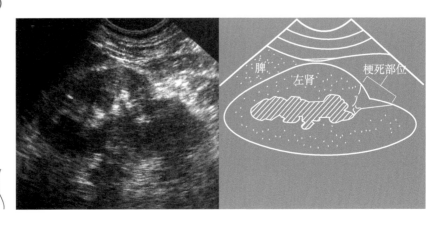

◉出血性膀胱炎（acute hemorrhagic cystitis）

（1）4岁，男孩，因血尿到儿科就诊。膀胱壁明显增厚，排尿前最厚部分也达1.5cm，其内尿容量明显减少，壁凹凸不平。膀胱造影表现呈鹅卵石图案（cobblestone pattern）。出血性膀胱炎是引起2岁以上小儿血尿的最常见原因，致病菌是腺病毒或大肠埃希菌。大多数患者经过数日至一周后自愈。抗癌药环磷酰胺（cyclophosphamide）也可以引起出血性膀胱炎。

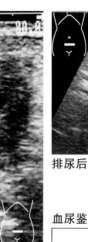

排尿前

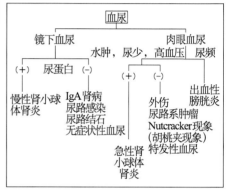

排尿后

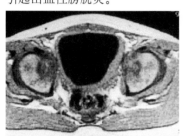

MRI T₁加权像

一周后 MRI 显示膀胱壁厚度变薄，容量也增大。

血尿鉴别

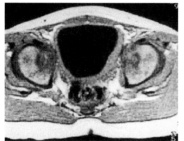

（2）12岁男孩，主诉肉眼血尿、尿频，怀疑出血性膀胱炎。充盈膀胱后进行超声检查。正常膀胱壁在膀胱充盈时呈线状高回声，然而本病例膀胱壁增厚，厚度约7mm。一般的细菌性膀胱炎也出现膀胱壁增厚，但怀疑膀胱炎时必须充盈膀胱后做超声检查。排尿后膀胱萎缩，显示膀胱壁增厚。

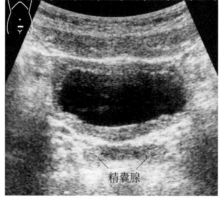

精囊腺

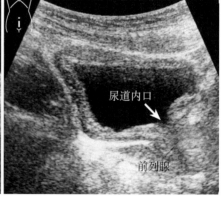

尿道内口

前列腺

◉尿路结核（urinary tuberculosis）

66岁，女性，因贫血做超声检查，发现双侧肾积水，双侧肾盂输尿管壁均增厚，3~5mm。本病例存在无菌性脓尿（aseptic pyuria）。

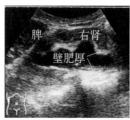

脾　右肾

壁肥厚

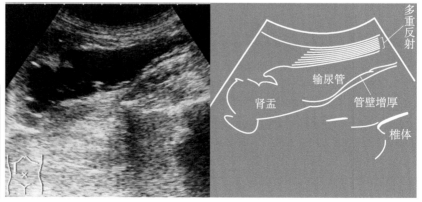

多重反射

输尿管

肾盂

管壁增厚

椎体

●**肾结核**（renal tuberculosis）

（1）60岁，男性，肺结核治疗中，肾盂干酪化，超声表现为肾盂回声增强。肾盏扩张变成肾盏积水，表现为囊肿样回声。肾上极及下极区皮质萎缩，厚度仅约5mm。

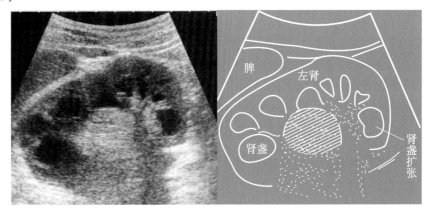

（2）70岁，女性，肾盂一部分干酪化，部分肾盏扩张，肾上极及下极实质明显萎缩。

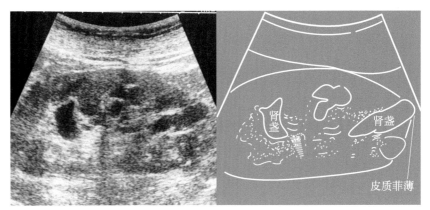

肾结核的超声声像表现

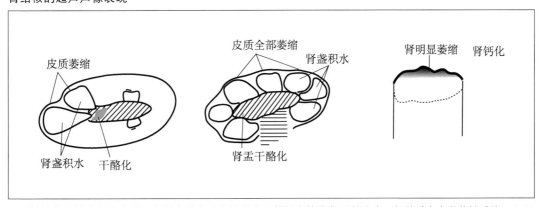

　　肺结核通过血行性传播，在肾皮质内引起的炎症沿着肾小管聚集至肾乳头。肾髓质内有潜伏性感染，5~20年后出现临床症状。尿路结核引起肾盏积水（hydrocalyx）、肾积水、输尿管狭窄、膀胱容量减少等狭窄性疾病。炎症波及膀胱时可出现膀胱刺激症状。尿沉渣检查为无菌性脓尿。肾乳头受到破坏并向肾盂进展后，病灶向肾全体扩散。肾盂肾盏内充满干酪性物质，皮质受压变薄，干酪性物质进一步钙化，最后变成粉笔肾（chalk kidney）。

●黄色肉芽肿性肾盂肾炎（xantogranuromateous pyelonephritis）

72岁，女性，发热40℃，左侧背部痛，WBC 35.8×10^9/L，CRP 204 mg/L，出现败血症性休克。左侧肾肿大，见肾盏囊状扩张，肾中心部肾盂区见肿物，略改变扫查方向显示高回声的结石，后伴声影。

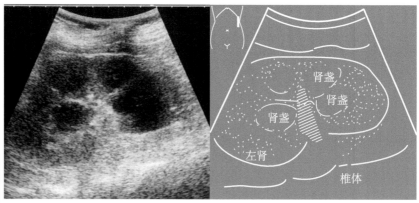

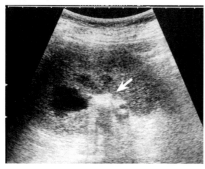

黄色肉芽肿性肾盂肾炎

是慢性肾盂肾炎的特殊类型，好发于反复发作尿路感染的中年女性，与肾结石引起的尿路闭塞有关。肿大的肾实质内广泛形成黄色的炎性肉芽肿，肾盏扩张或受压变形，正常肾实质部菲薄化。肉芽肿呈黄色是因为其内富含吞噬脂肪的巨噬细胞。超声声像图显示囊状扩张的肾盏，肾盂内见结石，但是由于其周围有肉芽肿，后方声影常常不清晰。如果肉芽肿形态不规整，容易与恶性肿瘤（肾细胞癌、肾盂癌）混淆。主要症状是发热、腰背部痛、食欲缺乏、倦怠感、体重减少。由于抗菌药治疗不能控制其感染，多采用手术切除术。

---

10. 急性肾衰竭（acute renal failure）

（1）肾性急性肾衰竭（药物性）：肾肿大，实质回声增强（比肝回声高）。判断肿大程度不仅需要观察长轴像还须观察短轴像，肾肿大时短轴切面接近圆形。本病例发病原因是消炎镇痛药。

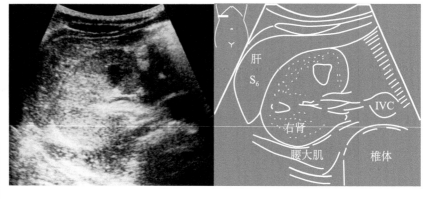

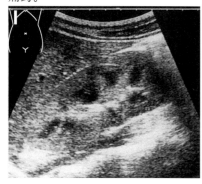

（2）肾性急性肾衰竭（SLE）：46岁，女性，因肾障碍血液透析中。肾肿大，实质回声增强。系统性红斑狼疮（systemic lupus erythematosus, SLE）是涉及全身多脏器损害的自身免疫性疾病，临床症状多样，特别是有中枢神经和肾损害时病情严重，预后不良。狼疮肾炎（lupus nephritis）虽然尿蛋白多但是很少水肿，血清总蛋白低下不明显，是与肾病综合征的鉴别点。

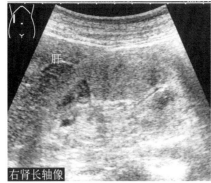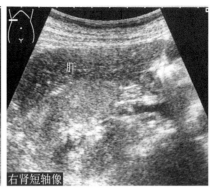

（3）肾性急性肾衰竭（多发性骨髓瘤）：65岁，男性，2周前开始双侧下肢水肿。血清总蛋白8.4 g/dl，γ球蛋白占35.7%，总蛋白轻度增高及高球蛋白血症。超声声像图显示双侧肾肿大，回声增强，髓质低回声区相对明显。在50岁以上的中老年人，如果血清及尿内M蛋白阳性，活检（骨髓穿刺，髓外肿瘤活检）发现浆细胞内M蛋白增加，即可诊断为骨髓瘤。急性肾衰竭原因是M蛋白闭塞肾小管所致。

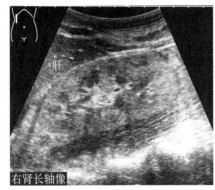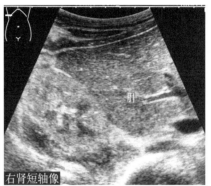

（4）肾后性急性肾衰竭：45岁，男性，2个月前开始断断续续的血尿，有残尿感但无明显疼痛感。本例是双侧输尿管结石引起双侧肾积水，几乎全部肾实质回声增强。

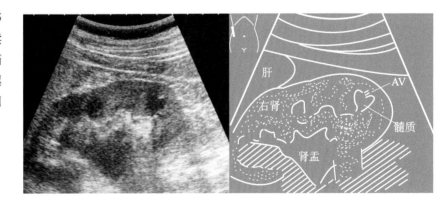

急性肾衰竭分型及其原因

①肾前性急性肾衰竭（prerenal acute renal failure）
- a. 循环体液量减少：出血，大量腹泻，呕吐，过度使用利尿药，烫伤
- b. 心排血量减少：急性心力衰竭，心脏压塞，心律失常
- c. 有效循环血浆量较少：肝硬化，肾病综合征，胰腺炎
- d. 外周血管扩张：败血症，过敏反应
- e. 肾血管收缩：肝肾综合征，前列腺素合成酶抑制药

②肾性急性肾衰竭（renal acute renal failure）
- a. 急性肾小管坏死：肾缺血，肾毒性药物（氨基糖苷，顺铂，造影剂），横纹肌溶解
- b. 小动脉、肾小球疾病：溶血性尿毒症综合征，弥散

性血管内凝血（DIC），结节性动脉周围炎，急性肾小球肾炎，狼疮肾炎，硬皮症，重度高血压
- c. 急性间质性肾炎：药物性（非类固醇消炎止痛药，血管紧张素转化酶抑制药，血管紧张素受体拮抗药），急性肾盂肾炎
- d. 结晶堵塞肾小管：甲氨蝶呤，阿昔洛韦，急性肿瘤溶解综合征，多发性骨髓瘤

③肾后性急性肾衰竭（postrenal acute renal failure）
- a. 双侧下尿路闭塞：双侧输尿管结石，后腹膜纤维症，膀胱恶性肿瘤
- b. 膀胱尿道闭塞：前列腺肥大，前列腺癌

●慢性肾衰竭的超声声像图

通常，急性肾衰竭（acute renal failure）表现为肾肿大与实质回声增强，慢性肾衰竭（chronic renal failure）表现为随着肾功能低下肾实质回声增强，肾皮质菲薄化和整个肾缩小。肾皮质回声小于肝为Ⅰ型，等同于肝为Ⅱ型，高于肝但是能与CEC辨别为Ⅲ型，回声极高几乎很难与CEC辨别为Ⅳ型。

肾功能正常属于Ⅰ型，Ⅱ型属于正常与肾功能低下之间的临界状态，Ⅲ、Ⅳ型属于肾功能不全。Ⅲ型肌酐清除率50ml/min以下，Ⅳ型肌酐清除率进一步明显下降。糖尿病性肾病的超声声像图改变轻微，不能反映病期发展程度。其他肾病在一定程度上可以通过肾实质回声水平判断肾功能损害程度，但不能确定导致肾衰竭的病因。

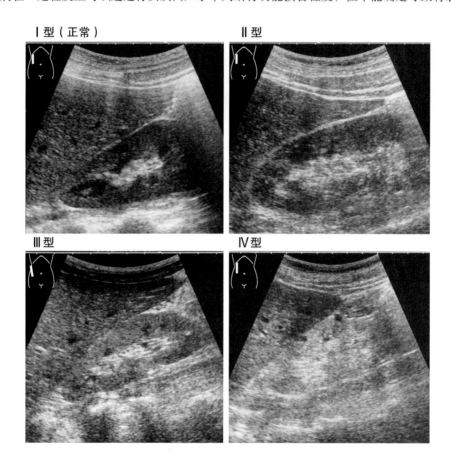

慢性肾衰竭的超声声像表现

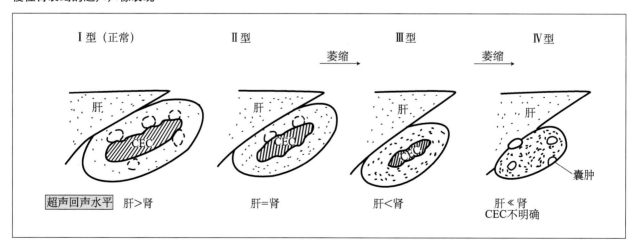

11. 慢性肾衰竭（chronic renal failure）
◉肾病综合征（nephrotic syndrome）

（1）IgA 肾病：11 岁，女，学校检尿时发现尿蛋白阳性，尿隐血阳性。下肢水肿。1 日蛋白量 1.2g，BUN 9 mg/dl，Cr 9.5 mg/ml，IgG 239 mg/dl，IgA 760 mg/dl，IgM 249 mg/dl，C_3 92 mg/dl，C_4 26 mg/dl，Tc 343 mg/dl，1 日蛋白量增加至 4.0g。无明显肾萎缩，但肾实质回声大于肝回声。IgA 肾病是 IgA、C_3 沉积于肾小球系膜细胞的系膜增殖性肾小球肾炎，在原发性肾小球肾炎中发病率最高，90% 左右病例表现为肾病综合征，最后转变为慢性肾衰竭。

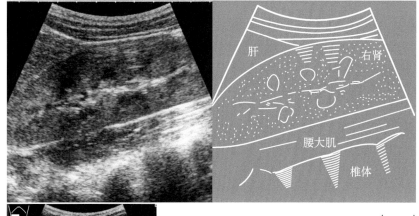

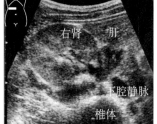

（2）糖尿病性肾病①：37 岁，男性，下肢水肿，尿蛋白 5.6~9.8 g/L，TP 3.5 g/dl，ALB 1.6 g/dl，Tc 361 mg/dl，BUN 7.0 mg/dl，Cr 0.7 mg/dl，Ccr 72 ml/min。肾实质回声与肝回声相同，但是未见其他明显异常。

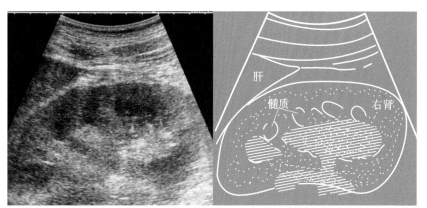

（3）糖尿病性肾病②：38 岁，男性，有肾病综合征，Ccr 60 ml/min。超声检查肾未见萎缩，实质回声与肝回声相同或略高。尽管糖尿病性肾病病程发展，但是无明显肾萎缩而且回声增强不明显为其超声声像图特点。

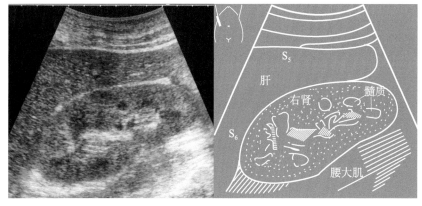

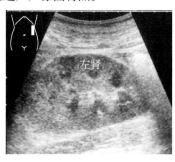

●慢性肾小球肾炎（chronic glomerulonephritis）

（1）65岁，男性，因Ⅳ型慢性肾衰竭做血液透析中。双侧肾萎缩，右肾回声较肝回声明显增强，CEC难以辨别。右肾长径8.0cm（9cm以下为萎缩）。因慢性肾衰竭伴发贫血，循环血浆量增加，出现右心扩大，下腔静脉、肝静脉扩张，心包积液。肝轻度肿大（深度约12.3cm，12cm以下为正常，13cm以上为肿大），表现为淤血肝。

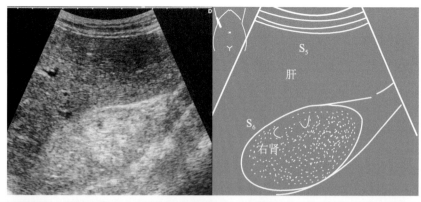

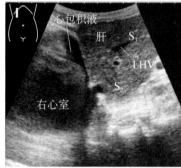
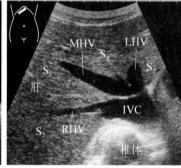
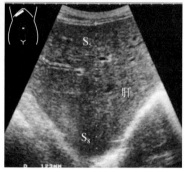

肾实质回声水平与肾功能关系

	肌酐清除率(CrCl) ml/min				
	5	30	50		100
Ⅰ型 (n=20)					●●
Ⅱ型 (n=19)	●	●	●	●	●
Ⅲ型 (n=13)	●	●	●		
Ⅳ型 (n=18)	●				

文献：野村幸史，中谷理子，X本文雄他；肾衰竭超声声像图，日超医论文集 43:309-310,1983

慢性肾衰竭的原因

①肾小球肾炎
  慢性肾小球肾炎，急速进行性肾炎
②胶原病
  系统性红斑狼疮（SLE），结节性动脉周围炎，Wegener肉芽肿症
③代谢性疾病
  糖尿病，痛风，淀粉样变性，高钙血症
④血管性疾病
  高血压（原发性，恶性）
⑤肾小管疾病
  间质性肾炎，肾小管性酸中毒，范科尼综合征
⑥感染性疾病
  慢性肾盂肾炎，肾结核，获得性免疫缺陷综合征（AIDS）
⑦先天性疾病
  多发性肾囊肿，肾发育不全，遗传性肾炎（Alport综合征）
⑧血液疾病
  多发性骨髓瘤，溶血性尿毒症综合征（HUS），弥散性血管内凝血症（DIC）
⑨肾毒性物质
  非甾体抗炎药（NSAID），药物，重金属（镉，金）
⑩泌尿系疾病
  结石，尿路闭塞（前列腺增生症，尿路系肿瘤），神经源性膀胱
⑪其他
  放射性肾炎

（2）55岁，女性，右肾回声高于肝，可辨认CEC。超声检查右肾长度8.7cm（9cm以下为萎缩），说明肾轻度萎缩，相当于Ⅲ型。

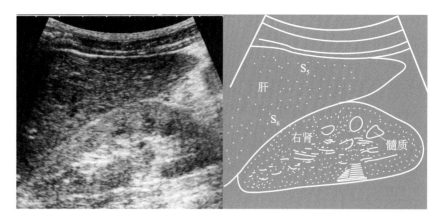

（3）56岁，男性，BUN 91 mg/dl，Cr 5.9 mg/dl，慢性肾衰竭病期分类Ⅲ期。超声检查Ⅲ型，肾实质回声明显高于肝，可辨认CEC。

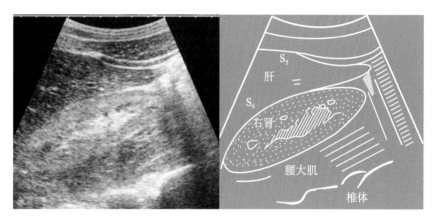

（4）63岁，女性，慢性肾衰竭病期分类Ⅳ期，做血液透析每周3次。双侧肾萎缩，右肾伴发多发小囊肿。一般长期血液透析，常出现10mm以下的小囊肿。慢性肾衰竭导致贫血，循环血浆量增加，实时观察下腔静脉发现一直处于扩张状态，与呼吸相无关，其管径也无变化。

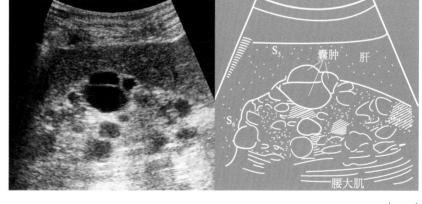

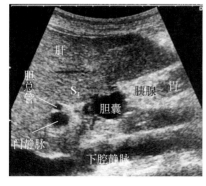

12. 肾积水（hydronephrosis）

肾积水是尿路梗阻或者膀胱输尿管反流等导致肾盂肾盏扩张的状态。尿路梗阻的原因有尿路结石、尿路肿瘤、先天性畸形等，表现为肾中心部回声（central echo complex，CEC）内出现无回声区。肾积水程度分为轻度、中度和重度。轻度：在CEC内探及略扩张的肾盂，表现为较小的无回声区。如果明确肾盏扩张即可诊断肾积水。但是大量水负荷或膀胱充盈时正常肾也表现为轻度肾积水所见。中度：在CEC内探及明显扩张的肾盂，表现为明显增大、呈球形饱满的无回声区，几乎占满CEC大部分。重度：肾盂肾盏囊状扩张，肾实质明显菲薄化。

CEC内探及无回声区或低回声区时，称肾中心部回声（集合系统）分离。除肾积水以外还有其他各种原因。CEC内无回声区可以是肾外肾盂（extrarenal pelvis）、肾静脉、肾盂旁囊肿（parapelvic cyst）、肾动脉瘤（renal aneurysm）、肾动静脉瘘（renal arteriovenous fistula）等，而CEC内低回声区可以是肾窦内脂肪沉积症（renal sinus lipomatosis）、肾盂内凝血块、肾盂肿瘤（renal pelvic tumor）等。肾中心部回声分离是否来源于血管，用彩色多普勒法很容易判断。肾窦内脂肪沉积症在轻中度时表现为CEC高回声部分扩大，重度时由于均匀脂肪沉积反而呈低回声区域，值得注意。

肾积水超声声像表现

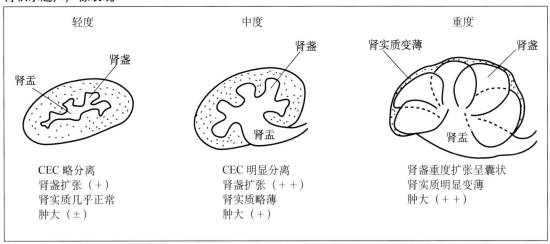

●**容易误诊为肾积水的正常声像图**

超声声像图上显示为肾中心部回声（CEC）类似于分离样。横断面上可以辨认CEC分离样部分是来自下腔静脉的分支，即入右侧肾门部的右肾静脉。双侧肾静脉有时表现为CEC分离样声像图，因此确认肾盏扩张是判断轻度肾积水的依据。同时应注意观察肾门部血管。

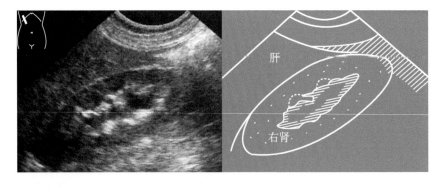

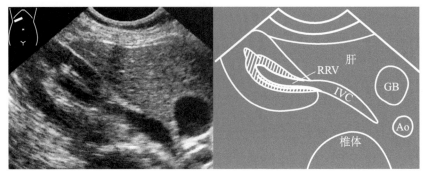

◉肾外肾盂与肾积水的鉴别

58岁，女性，肾盂扩张，但无明显的肾盏扩张。改变探头方向，仔细观察肾门部，可以明确是扩张的肾外肾盂。

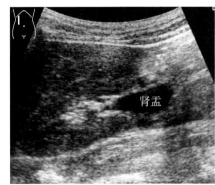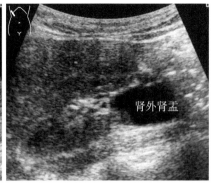

肾外肾盂与轻度肾积水的鉴别

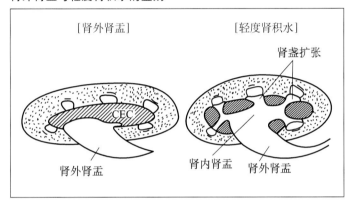

肾外肾盂　　　　　　　　[轻度肾积水]

肾盏扩张

肾外肾盂　　肾内肾盂　肾外肾盂

肾外肾盂的超声声像图表现

肾盂（pelvis）分为肾内肾盂（intrarenal pelvis）和肾外肾盂（extrarenal pelvis）。肾外肾盂稍扩张时，类似于肾积水。判断不是肾积水，需要确认肾盏无明显扩张。

◉轻度肾积水

26岁，男性，睾丸肿瘤转移至肾门水平腹主动脉周围淋巴结内，探及左肾肾盂肾盏扩张。

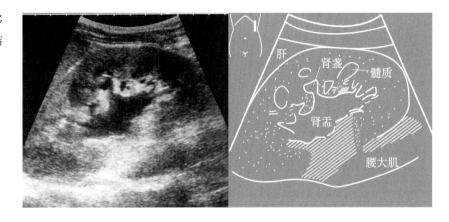

导致肾积水的主要病因

（1）正常
　　①妊娠；②膀胱充盈状态；③摄取水分过多
（2）尿路结石
　　①肾结石；②输尿管结石
（3）尿路内肿瘤
　　①肾盂肿瘤；②输尿管肿瘤；③膀胱肿瘤
（4）前列腺疾病
　　①前列腺增生症；②前列腺癌

（5）先天畸形
　　①肾畸形（马蹄肾，重复肾盂输尿管）；②肾盂输尿管移行部狭窄；③下腔静脉后尿管；④异位血管对输尿管的压迫
（6）功能性
　　①膀胱输尿管逆流；②神经源性膀胱
（7）输尿管的压迫、浸润
　　①转移；②后腹膜纤维化；③后腹膜淋巴结肿大

●中度肾积水

前列腺癌

65岁，男性，前列腺癌导致双侧输尿管扩张、肾积水，左侧肾实质轻度萎缩，右侧肾盂肾盏扩张，但是肾实质未见明显萎缩，BUN 46 mg/dl，Cr 4.0 mg/dl。

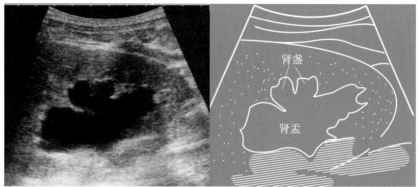
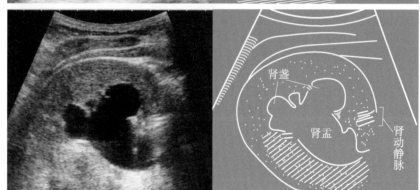

●重度肾积水

（1）胎儿（先天性肾盂输尿管移行部狭窄）：妊娠38周3日，因羊水过少施行超声检查，发现胎儿左侧肾正常，右侧肾盂肾盏扩张，肾肿大，肾实质菲薄化。羊水过少的原因是胎儿产生的尿量减少（肾血流量减少、肾尿路异常）或者破水引起羊水直接流失等。考虑本病例是单侧肾无功能引起尿量减少所致。

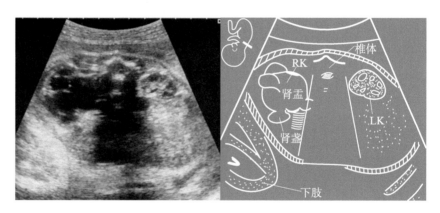

单侧先天性肾积水的原因

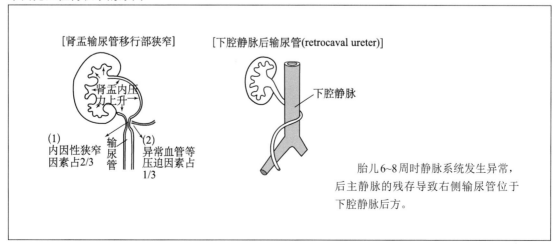

[肾盂输尿管移行部狭窄]　[下腔静脉后输尿管(retrocaval ureter)]

（1）内因性狭窄因素占2/3　（2）异常血管等压迫因素占1/3

胎儿6~8周时静脉系统发生异常，后主静脉的残存导致右侧输尿管位于下腔静脉后方。

（2）成年人（膀胱肿瘤），58岁，男性，膀胱三角区发现肿瘤，右侧输尿管堵塞，引起右侧输尿管扩张、右侧肾积水，右侧肾盂肾盏明显扩张，肾叶厚度约7mm，肾实质菲薄化。

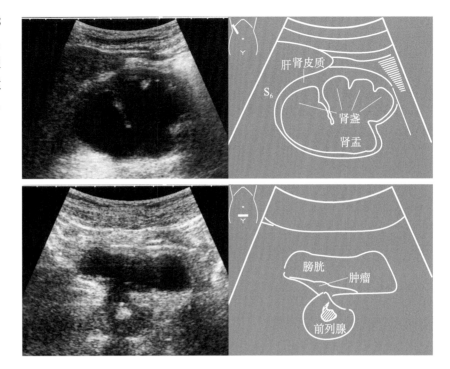

（3）65岁，男性，左侧肾盂输尿管移行部狭窄，左侧肾区探及一巨大囊性结构，后方回声增强。仔细观察，可见肾盏间隔膜样构造，从此可考虑是重度肾积水。巨大囊肿内易出现镜面伪像。

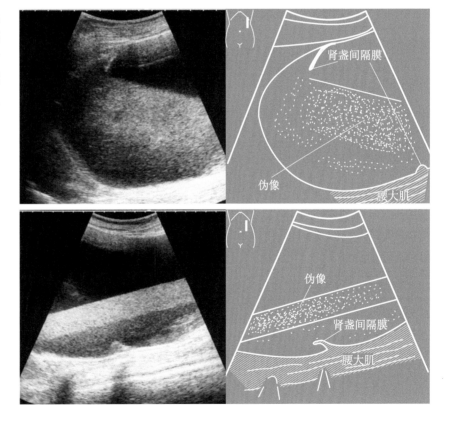

13. 占位性病变

肾细胞癌和肾盂癌形态上的不同特点

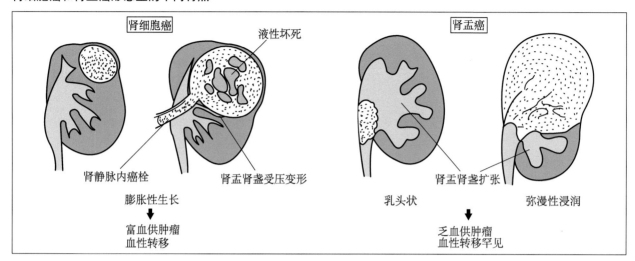

肾细胞癌的超声声像表现

文献报道肾实性肿瘤80%为肾细胞癌（renal cell carcinoma），10%为肾盂癌，5%~6%为肾母细胞瘤。因此，如果发现肾实性肿瘤时，几乎均可考虑为恶性肿瘤，与良性肿瘤中发病率比较高的血管平滑肌脂肪瘤的鉴别很重要。其他良恶性肿瘤的发病率极低，目前尚没有可以确立相关诊断的影像学方法。

肾细胞癌的发生率约占全部恶性肿瘤的2%，男女比为2.5∶1。主要起源于肾近端肾小管的上皮细胞，肿瘤周围有被膜构造，呈膨胀性生长，因此肿瘤周围见低回声带（halo），内部回声大多数呈中等到低回声。随着肿瘤的增大，其内出现出血、坏死、囊肿等，从而内部回声转变为高回声至无回声混在一起的混合型回声。然而，很多文献报道小于3cm的小肾细胞癌一半以上呈高回声，其原因与组织构造有关，即低到中等回声肾细胞癌大多数为肿瘤细胞排列密集的腺泡型（alveolar type），高回声肾细胞癌大多数为腺管型（tubular type）、乳头型（papillary type）和囊泡型（cystic type）。

肾盂肿瘤（renal pelvic tumor）起源于肾盂肾盏黏膜，大多数为乳头状。乳头状瘤约占17%，有恶变可能性，即移行性上皮乳头状瘤转变为移行上皮癌。一般约1/4的病例转变为癌。乳头状瘤多发时约1/2有癌变。多发性、双侧性病变并不少见。另外，50%肾盂肿瘤合并输尿管肿瘤或膀胱肿瘤。肾盂癌多发生于50岁以上患者，高峰为70岁以后。男女比约2∶1。80%肾盂癌为移行上皮癌，其他为鳞状细胞癌（15%）、腺癌等。鳞状上皮癌的预后非常差，几乎全部一年内死亡。肾盂癌超声声像图表现为中心部回声（CEC）内形成低回声肿瘤，伴有肾盂肾盏扩张。如果发生弥漫性浸润，肾功能降低，整个肾被置换为肿瘤，相比较而言，由于肾细胞癌是膨胀性生长，保持肾功能。一般情况下，肾静脉内无癌栓，但是随着病情发展，大多数肾静脉内探及癌栓。

肾脏超声诊断标准

表现＼疾病	正　常	实性肿瘤	囊性肿瘤	肾盂肿瘤	肾积水
肾轮廓变形	（－）	（－）~（＋）	（－）~（＋）	（－）	（－）~（＋）
中心部回声（CEC）	卵圆形 均一，强回声	正常~压迫，消失	正常~压迫	变形 囊状扩大	囊状扩大
肿瘤性病变	（－）	（＋）	（＋）	（＋）	（－）
位置		实质内	实质内	中心部回声（CEC）内	
轮廓		规整~不规整	规整	规整~不规整	
内部回声		实性~混合型	囊性	实性	

注：1. 实性肿瘤大部分是肾细胞癌，其余少部分实性肿瘤的内部回声有以下特点。

（1）Wilms肿瘤是混合型，肾实质回声大多数呈强回声，不均质。

（2）转移性肿瘤是实性，肾实质回声大多数呈低回声，均质。

（3）血管平滑肌脂肪瘤是实性，中心部回声呈强回声，均质。

2. 囊性肿瘤时，其后方回声增强。

◉肾细胞癌（renal cell carcinoma）

（1）40岁，女性，无症状。体检发现右侧肾上极有2.3cm类圆形肿瘤，边缘见低回声带（晕环，halo），与周围组织分界清晰，内部呈低回声，均质，TNM分类为T1N0M0，Stage Ⅰ。

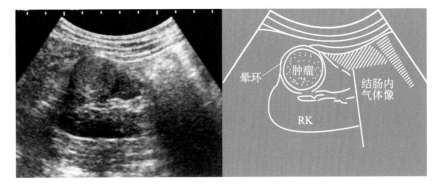

（2）57岁，男性，因肝功能障碍（AST 96 IU/L，ALP 85 IU/L，ALP 1472 IU/L）施行了超声检查，发现右侧肾腹侧有最大径线42mm的类圆形肿瘤，与肝分界清晰，肿瘤因被肾被膜覆盖，其表面光滑，有侧方声影。TNM分类为T2N0，ALP增高原因已确认为骨转移所致，是M1，所以Stage Ⅳ。

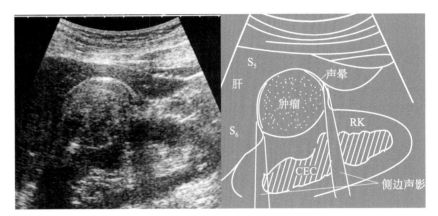

（3）57岁，男性，因肝功能障碍施行超声检查时偶然发现左侧肾中部区有约6cm的类圆形高回声肿瘤，周围见薄的晕环（halo），内部见多发大小不等的囊肿（液状坏死）。因无肾静脉内癌栓及淋巴结转移，也无远程转移，因此TNM分类为T2N0M0，Stage Ⅱ。

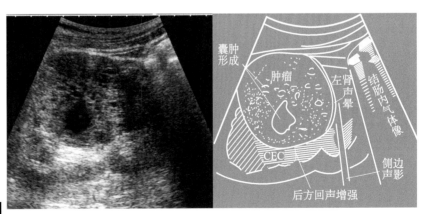

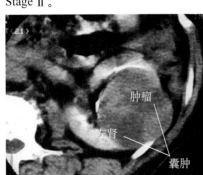

增强CT

（4）73岁，男性，主诉左侧腰背部痛。左侧肾下极见最大径线约10cm类圆形肿瘤。肿瘤回声偏高，中央见因液状坏死呈不规则的低到无回声区。TNM分类为T3aN0M0，Stage Ⅲ。

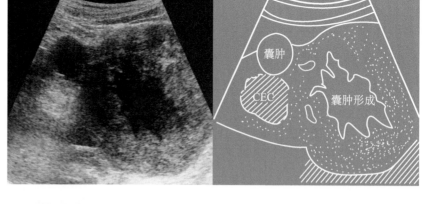

（5）56岁，男性，丙型慢性肝炎定期观察中，上腹部超声检查未见肝大变形等有意义的表现，但是肝表面及右侧结肠沟区探及腹水，因此怀疑恶性病变（癌性腹膜炎）。进一步仔细探查，右侧肾长轴断面上肾背侧回声偏低，其周边轮廓消失。短轴断面上以肝为声窗观察，肾门部背侧探及向肾外浸润的不规则的肿瘤。本病例腹主动脉周围淋巴结转移，小肠也扩张。TNM分类为T4N2M0，Stage Ⅳ。

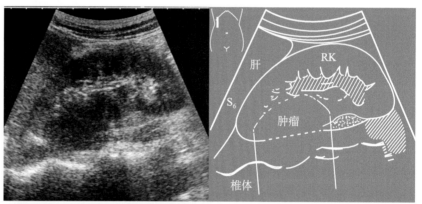

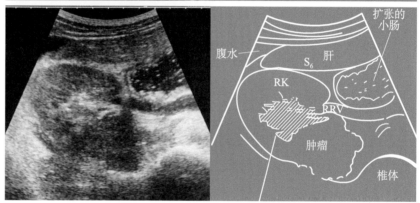

肾细胞癌的临床表现

- 起源于肾的近端肾小管上皮细胞的恶性肿瘤
- 肿瘤周围有被膜构造，呈膨胀性生长，但是也可以弥漫性浸润于肾实质。大多数肿瘤内部回声出现出血、坏死、囊肿等
- 组织学上通常分类为透明细胞亚型（clear cell subtype：细胞内含有较多的脂质和糖原，表现为透明的胞体）和颗粒细胞亚型（granular cell subtype：细胞内含有较多的线粒体，表现为微颗粒状胞体），但是大多数肾细胞癌为混合型。其他还可分类为异型性较强的梭形细胞型和多形细胞型
- 肾细胞癌组织学上根据细胞核的异型情况分类为3型，不同分型影响其预后
- 发病率为全部恶性肿瘤的2%
- 好发年龄为50～70岁，男女比例为2.5∶1
- 初发症状是无症状性血尿，容易引起血行转移，因此有时因肺、肝、骨、肾上腺的转移灶而注意到
- 预后与是否有被膜外浸润或远程转移及病期（staging）有关。10年生存率：stage Ⅰ为70%，stage Ⅱ为54%，stage Ⅲ为35%，stage Ⅳ为0%

●肺癌肾转移 (renal metastasis from lung cancer)

54岁，女性，主诉血痰、咳嗽，CEA 13.3 ng/ml。CT检查发现右侧肺门区肿瘤，右侧胸腔积液。痰细胞检查确诊为鳞状细胞癌。上腹部超声检查左侧肾腹侧见椭圆形肿瘤，内回声略强弱不均，边界欠清。判定肿瘤的关键是同部位的肾叶构造（皮质、髓质、弓状动脉）消失。左侧肾肿瘤在CT平扫上难以识别，但是超声检查上可以检出，因此进一步做了增强CT，清晰显示肿瘤。

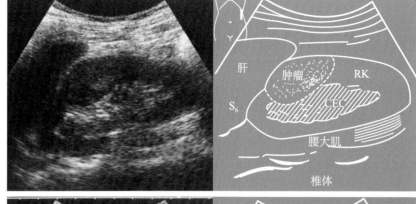

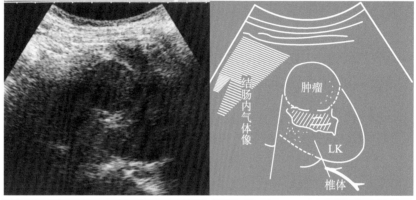

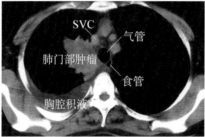

CT 平扫　　　（SVC：上腔静脉）

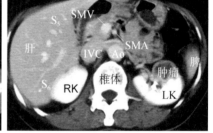

增强 CT

肾细胞癌的TNM分类

T1	局限于肾，最大径线2.5cm以下	N1	单发，最大径线2cm以下淋巴结转移
T2	局限于肾，最大径线2.5cm以上		
T3a	肾上腺或肾周围腔组织内浸润，但未越过肾筋膜	N2	单发，最大径线2cm以上、小于5cm
T3b	肉眼可见肾筋膜或下腔静脉癌栓		或者多发，小于5cm淋巴结转移
T4	越过肾筋膜浸润		
N0	所属淋巴结（肾门、下腔静脉旁、腹主动脉旁）无转移	N3	最大径线大于5cm淋巴结转移
		M0	无远程转移
		M1	有远程转移

TNM分期

Stage Ⅰ	T1	N0	M0
Stage Ⅱ	T2	N0	M0
Stage Ⅲ	T1	N1	M0
	T2	N1	M0
	T3a	N0, N1	M0
	T3b	N0, N1	M0
Stage Ⅳ	T4	anyN	M0
	anyT	N2,N3	M0
	anyT	anyN	M1

●肾盂肿瘤（renal pelvic tumor）

（1）63岁，男性，主诉：肉眼血尿。膀胱镜确认出血来自右侧输尿管口区。超声检查表现为右侧肾盏扩张，相当于肾盂区未见液性暗区，但是仔细观察可见到清晰的肿瘤像。超声检查时必须要有针对性地进行详细的实时扫查，才能减少漏诊。

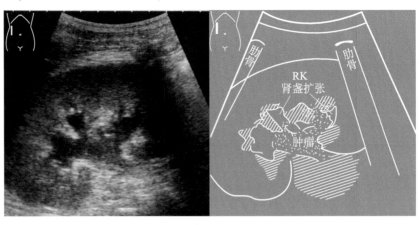

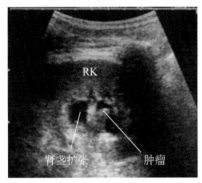

（2）76岁，女性，主诉：血尿。右侧肾积水，肾盂内见乳头状肿瘤。

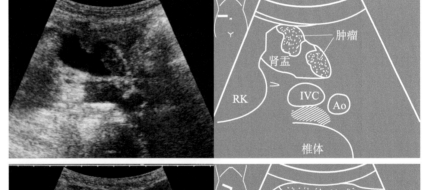

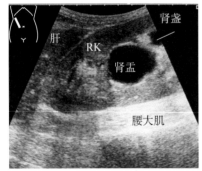

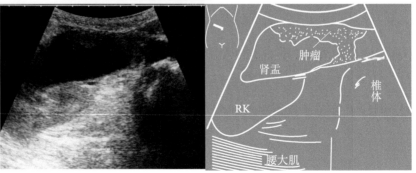

肾盂肿瘤的临床表现

- 起源于肾盂肾盏黏膜，大多数为乳头状
- 乳头状瘤约17%，恶变可能性大，即移行性上皮乳头状瘤转变为移行上皮癌，一般约1/4的病例转变为癌。乳头状瘤多发时约1/2有癌变
- 多发性、双侧性病变并不少见
- 50%肾盂肿瘤合并输尿管肿瘤或膀胱肿瘤
- 肾盂癌多发生于50岁以上患者，高峰为70岁以后。男女比约2：1
- 80%肾盂癌为移行上皮癌，其他为鳞状细胞癌（15%）、腺癌等
- 鳞状上皮癌的预后非常差，几乎全部在一年内死亡

（3）63岁，男性，主诉：血尿。左侧肾上极见实性肿瘤（△），下极部分肾保持正常结构。上极的肿瘤未引起肾形态发生变化，只是其内部回声不均质，所以考虑弥漫性浸润可能性大。增强CT也显示肾盂内肿瘤及其向肾实质内弥漫性浸润，不同于肾细胞癌的膨胀性生长。左侧肾动脉造影上发现供上极营养的后支血管（上区域支）稀疏，肿瘤被包

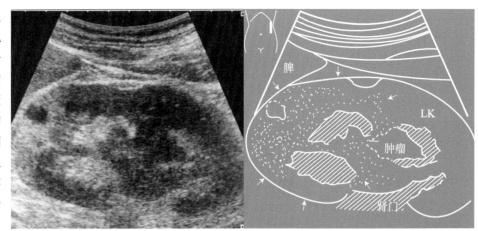

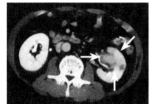
增强CT

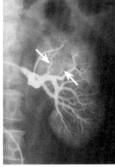
左肾动脉造影动脉相

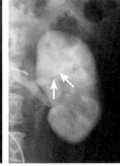
左肾动脉造影静脉相

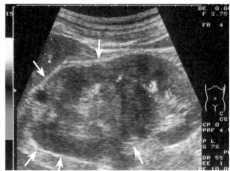

绕化，表现为乏血供肿瘤，是肾盂癌特征性影像。静脉内也探及癌栓（个），但是血流尚通畅。彩色多普勒检查显示上极肿瘤内血流信号稀疏。

肾盂癌与肾细胞癌在影像诊断方面的区别

	肾盂癌	肾细胞癌	检　查
血行性转移	罕见	多见	骨显像，MRI，X线片，超声检查，CT
肾功能	无功能肾，肾积水	有肾功能	IVP，增强CT，增强MRI，MRU，彩色多普勒，血管造影，肾显像
生长方式	弥漫性浸润	膨胀性生长	超声检查，CT，MRI血管造影
	肾静脉内癌栓(−)	肾静脉内癌栓（＋）	超声检查，彩色多普勒，CT，MRI，血管造影
肿瘤内血流	乏血供性	富血供性	彩色多普勒，血管造影

●输尿管乳头状瘤（papilloma of ureter）

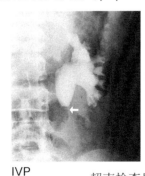
IVP

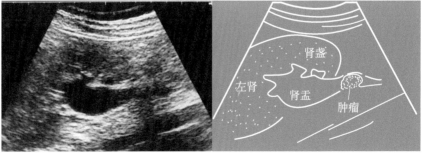

　　超声检查显示肾盂输尿管移行部探及肿瘤，轻度肾积水。静脉肾盂造影（IVP）在同一位置上显示增强缺损像（△）。输尿管肿瘤有乳头状瘤（移行上皮）或者移行上皮癌，其中乳头状瘤有较高的恶变可能性。

●肾血管平滑肌脂肪瘤（renal angiomyolipoma，AML）

（1）44岁，女性，早期胃癌术前超声检查偶然发现右肾肿瘤，后来数年定期观察未见明显变化。超声检查表现为右侧肾腹侧见11mm类圆形高回声肿瘤，仔细观察肿瘤后方见彗星尾样回声，考虑为血管平滑肌脂肪瘤。本病例由于肿瘤内脂肪成分少，CT平扫及增强CT上仅显示低密度肿瘤脂肪成分显示欠清，MRI上也未显示脂肪成分，T_1加权像上也未显示高信号的肿瘤像。

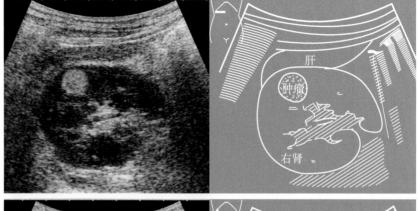

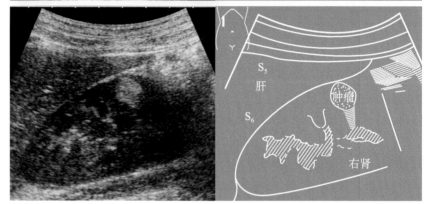

肾血管平滑肌脂肪瘤超声显像

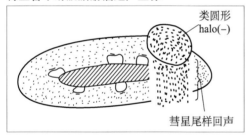

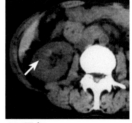
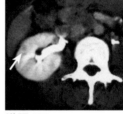
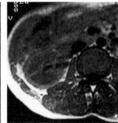

CT平扫　　　　　增强CT　　　　　MRI　T_1加权像

（2）43岁，女性，超声检查发现右肾上极高回声肿瘤，其后方也见彗星样回声。CT上由于肿瘤内脂肪含量较多，显示为极低密度影，CT -40。

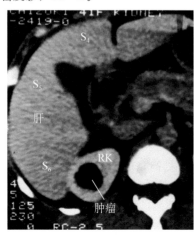

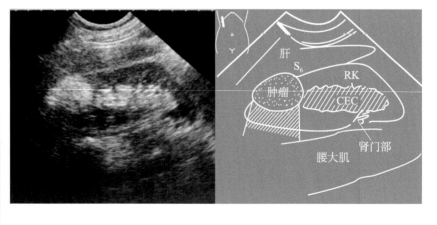

增强CT

（3）50岁，女性，4年前体检超声检查发现左侧肾内9mm高回声肿瘤，后来定期观察未见明显变化，后方见回声增强。

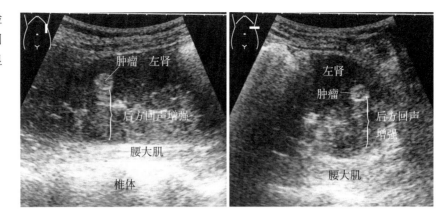

（4）65岁，女性，2年前发现右肾内高回声肿瘤以来，肿瘤大小无明显变化，超声检查显示为18mm高回声肿瘤，后方回声增强。

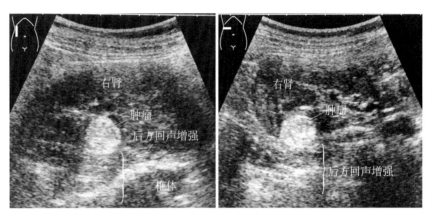

（5）58岁，女性，乳腺癌术前超声检查偶然发现左肾内高回声肿瘤。超声检查显示最大径线3.5mm的肿瘤位于左肾上极侧，未见肾盂肾盏闭塞表现，肿瘤背侧边界不清晰，后方见彗星尾样回声。

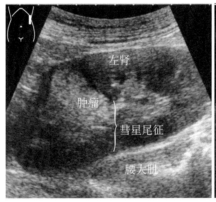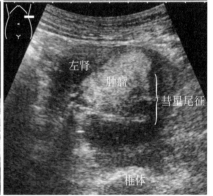

肾血管平滑肌脂肪瘤的超声表现

肾血管平滑肌脂肪瘤在组织学上表现为血管被平滑肌纤维包绕，其间可见成熟脂肪组织，即血管平滑肌脂肪三种成分构成错构瘤。通常超声检查上肿瘤回声较高，呈类圆形，无囊性变或者晕环（halo），超声特点是来源于多重反射的后方彗星尾样回声增强，比较容易做出诊断。但是如果脂肪成分比较少，回声减弱，就难以与肾细胞癌相互鉴别。另外，高回声小肾细胞癌也并不少见，所以鉴别诊断需要通过CT、MRI检查来确认脂肪的存在。病期发展过程中会有出血，因此可能出现腰痛症状。

◉膀胱肿瘤（bladder tumor）

(1)

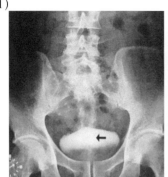

IVP

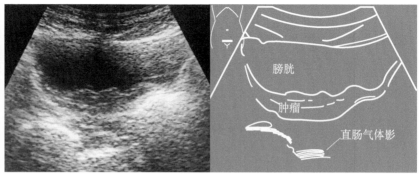

位于膀胱顶部略靠后生长的宽基底隆起性病变。IVP仅显示膀胱腔内的缺损（↑）。此病例为非乳头状、浸润型移行上皮癌。

(2)

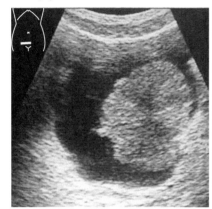

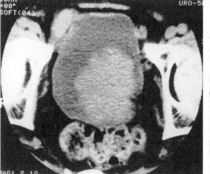

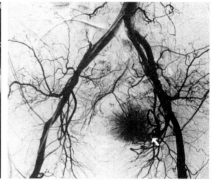

膀胱左侧壁显示有蒂的、类圆形肿瘤。CT尚不能明确是否存在蒂。肿瘤由扩张的、左髂内动脉分支—左膀胱动脉供应血流，显示富血供。肿瘤为乳头状、非浸润型移行上皮癌。膀胱癌多发于50～70岁男性，90%为移行上皮癌，10%为扁平上皮癌，其他类型有腺癌、脐尿管癌、横纹肌肉瘤（rhabdomyosarcoma/肉瘤 botrioid sarcoma）。

膀胱肿瘤的生长模式

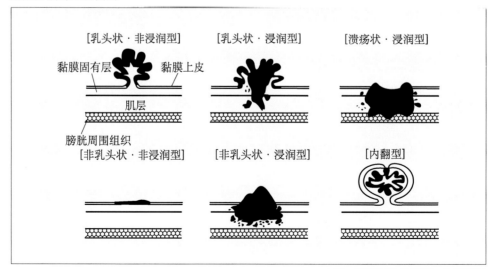

文献：膀胱癌诊治规范·金原出版

（3）男性，68岁。膀胱右侧壁显示两个带蒂隆起性病变。该患者有前列腺增生（良性前列腺肥大）。此病例为乳头状浸润型的移行上皮癌，癌灶浸润并堵塞右侧输尿管口，导致右肾和右输尿管积水。

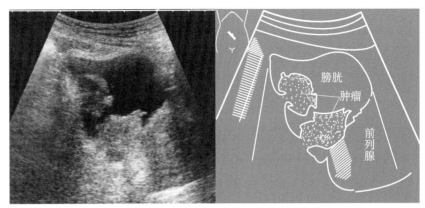

（4）男性，63岁。膀胱右侧壁显示宽基底、乳头状浸润型肿瘤。

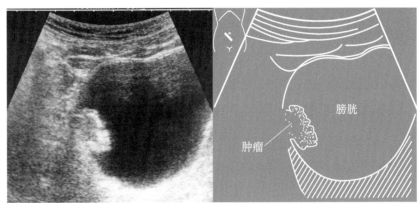

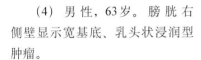

膀胱癌以移行上皮癌为主，具有肾盂癌、输尿管癌的特征。70%以上的膀胱癌仅浸润至黏膜固有层，故称为表浅性肿瘤。浸润至浆膜层的肿瘤称为浸润性肿瘤。表浅性肿瘤转移至其他脏器的概率比较低，可进行经尿道肿瘤切除术（TUR）。这种情况要考虑膀胱内复发，所以进行BCG膀胱内注射予以预防。而且，如果这种复发反复发生，其中10%~15%将转变为浸润性肿瘤。对浸润性肿瘤将进行膀胱全切术和尿道改良术。无法切除的肿瘤、膀胱全切术后的进一步治疗有化疗。脐尿管残留而发生的脐尿管癌是常发生于膀胱顶部的腺癌。此型肿瘤可进行包括脐尿管的膀胱全切术或膀胱部分切除术，比移行上皮癌预后差。

膀胱癌的组织类型

1.肿瘤性病变或异型上皮
（1）炎症性类肿瘤 inflammatory pseudotumor
（2）上皮增生 hyperplasia
（3）上皮不典型增生 dysplasia
（4）扁平上皮化生 squamous metaplasia
（5）肾源性化生 nephrogenic metaplasia
（6）增生性膀胱炎 proliferative cystitis
　　①von Brunn's 巢 von Brunn's nest
　　②腺性膀胱炎 cystitis glandularis
　　③囊性膀胱炎 cystitis cystica
（7）软斑性膀胱卡他 malacoplakia
2.良性上皮肿瘤
（1）移行上皮乳头状瘤 transitional cell papilloma
（2）内翻状乳头状瘤 inverted papilloma
（3）扁平上皮乳头状肿瘤 squamous cell papilloma

3.恶性上皮肿瘤
（1）原位癌 carcinoma in situ：CIS
（2）移行上皮癌 transition cell carcinoma：TCC
（3）扁平上皮癌 squamous cell carcinoma：SCC
（4）腺癌 adenocarcinoma：AC
　　①脐尿管癌 urachal carcinoma
　　②印戒细胞癌 signet—ring carcinoma
　　③中肾细胞癌 mesonephric carcinoma
（5）神经内分泌癌 neuroendocrine carcinoma：NEC
（6）肉瘤样癌 sarcomatoid carcinoma：SC
（7）未分化癌 undifferentiated carcinoma：UC
（8）其他
4.良性非上皮性肿瘤
5.恶性非上皮性肿瘤

文献：摘自膀胱癌诊治规范·金原出版

14. 肾外伤（trauma）

肾外伤由日本外伤研究会规定分为4个类型。Ⅰ型a、Ⅱ型很难显示。Ⅰ型b为肾实质和肾被膜之间形成血肿，压迫肾实质，容易显示。Ⅰ型c和Ⅲ型a为肾实质内不规则的高回声，或者高低混合回声。随着时间推移回声均逐渐减低，范围逐渐缩小。Ⅲ型b、c为实质内的不均质回声，伴有不规则肾轮廓。Ⅳ型为肾门部的肾动静脉损伤，肾本身没有变化。Ⅱ、Ⅲ、Ⅳ型常发生血肿，血肿位于肾筋膜（Gerota's fascia）和肾之间的肾周围脂肪组织内。由于肾周血肿，肾可发生移位，但是肾被膜下血肿引起的肾实质的压迫现象较少显示。

肾损伤分类

Ⅰ型：肾被膜下损伤
  a. 挫伤
  b. 被膜下血肿
  c. 实质内血肿
Ⅱ型：肾表面损伤：裂伤尚未达集合系统
      表面性裂伤
Ⅲ型：肾深部损伤：裂伤波及集合系统
  a. 深部裂伤
  b. 离断：肾实质完全离断为两部分
  c. 粉碎：肾实质粉碎成3个以上部分
Ⅳ型：肾蒂血管损伤：从肾动静脉起始部到进入肾实质前的血管损伤
  a. 肾动脉闭塞
  b. 肾蒂动静脉损伤

肾外伤的病情和分类

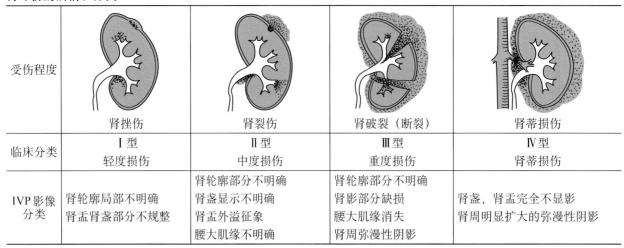

受伤程度	肾挫伤	肾裂伤	肾破裂（断裂）	肾蒂损伤
临床分类	Ⅰ型 轻度损伤	Ⅱ型 中度损伤	Ⅲ型 重度损伤	Ⅳ型 肾蒂损伤
IVP影像 分类	肾轮廓局部不明确 肾盂肾盏部分不规整	肾轮廓部分不明确 肾盏显示不明确 肾盂外溢征象 腰大肌缘不明确	肾轮廓部分不明确 肾影部分缺损 腰大肌缘消失 肾周弥漫性阴影	肾盏、肾盂完全不显影 肾周明显扩大的弥漫性阴影

北川龙一•，等：标准泌尿系统学.医学书院，P121,1992

肾外伤的超声表现

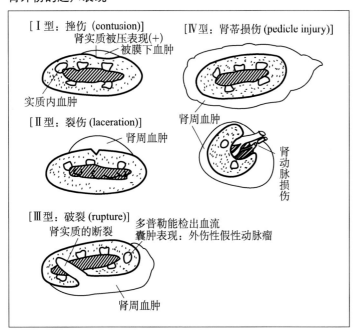

肾血肿的分类

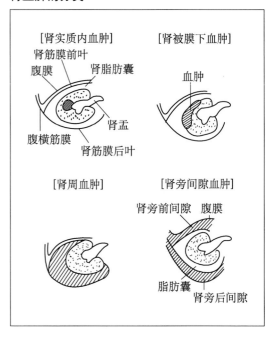

（1）男性，33岁。交通事故中受外伤。左肾被膜下血肿呈低回声的透镜形态，下极肾实质显示高回声的挫伤区，表现为肾实质内血肿，临床分类为Ⅰ型轻度损伤。此病例进行了非手术治疗并治愈。

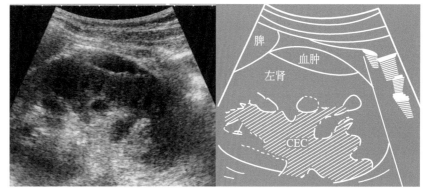

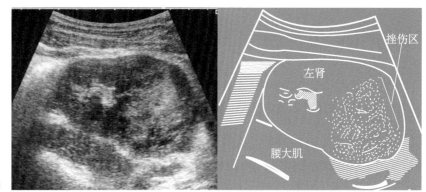

（2）女童，10岁。骑自行车跌倒，右侧腰部受到强烈冲击。右肾实质断裂，形成了巨大的肾周血肿。临床分类为Ⅲ型重度损伤。此病例进行输血非手术治疗观察，但是出血并未停止，故进行了经肾动脉的栓塞治疗。

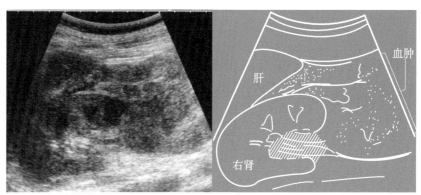

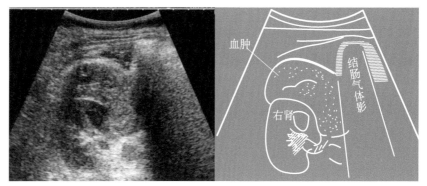

(3)

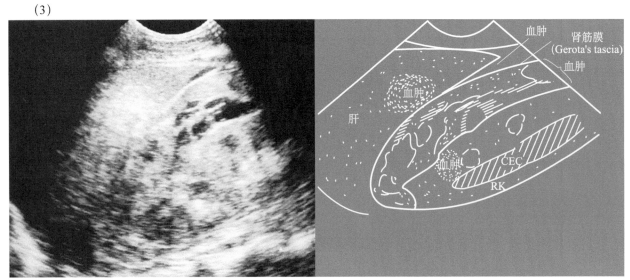

交通事故导致右侧肋骨骨折，出现血尿。肾浆膜下显示高低混杂回声的血肿（肾周血肿）。肾与肝实质内发现高回声区，也是血肿。肝与右肾之间（Morison窝）显示低回声，也确认为血肿。

15. 尿性囊肿（urinoma）

(1)

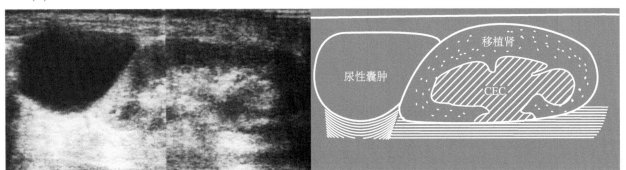

肾移植术后，出现右上腹的自发性疼痛。发现移植肾上极的囊性肿物。尿性囊肿由肾、输尿管损伤引起血液、尿液外流而形成，称为肾旁假性囊肿（pararenal pseudocyst）或假性尿液囊肿（uriniferous pseudocyst）。另外，如果发生尿路堵塞，肾盏、输尿管局部自发破裂，可引起尿性囊肿。

(2)

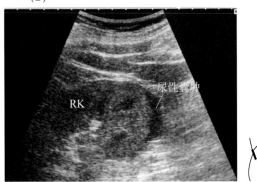

男性，46岁。右输尿管结石引起右肾下极出现囊性肿物。这是由于肾积水、肾内压力增高，引起肾盏、肾盂破裂，尿液流出，聚集在肾周。破裂后肾积水消失。

血肿随时间的变化

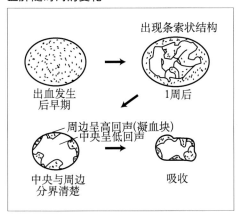

16. 神经源性膀胱（neurogenic bladder）

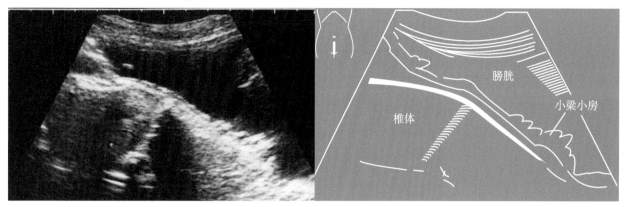

　　神经源性膀胱分为先天性神经源性膀胱和后天性神经源性膀胱。先天性神经源性膀胱常见于伴有脊柱裂的脊髓脊膜膨出（meningomyelocele）。但是，几乎所有的神经源性膀胱都是后天性脊髓损伤引起。此病例也是脊髓损伤，膀胱显著扩张，并形成小梁小房，整个膀胱以膀胱顶部为顶点，呈圆锥状。常伴发肾积水和输尿管积水。

神经源性膀胱的原发病

· 脑梗死（脑血栓、腔隙性脑梗死）	· 进行性核上性麻痹	· 肌萎缩性侧索硬化症	· 后天性免疫缺陷综合征（AIDS）
· 脑出血	· Wernicke 脑病	· 脊髓损伤	· 盆腔手术
· 脑脊髓动静脉畸形	· 多发性硬化症	· 脊髓小脑变性症	· 糖尿病
· 脑脊髓肿瘤	· 脊髓空洞症	· 多系统萎缩症	· 其他
· Parkinson 病	· 脊柱裂	· 胶原病	

17. 小梁小房

（1）女性，55岁。糖尿病引起的神经源性膀胱。实时观察增厚的膀胱壁较为广泛，呈网格状，能与肿瘤鉴别。

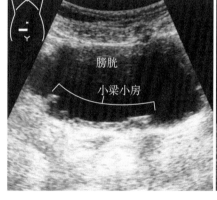
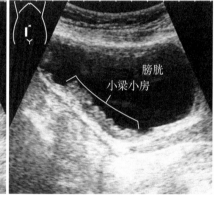

（2）男性，81岁。因良性前列腺增生，出现排尿困难、尿不尽感。膀胱内尿翳（尿中云雾状回声）呈肿瘤状沉积，改变体位（左侧卧位）、用探头振动腹壁时，向低位处移动并改变形状。小梁小房范围较广泛。通常，小梁小房是由前列腺增生、尿道狭窄等膀胱颈部以下尿道闭塞性疾病或者神经源性膀胱导致的排尿障碍，引起膀胱括约肌肥大而形成的，表现为凹凸不平的网格状结构。

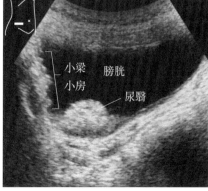
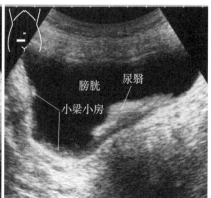

18. 脐尿管病变（urachal disease）

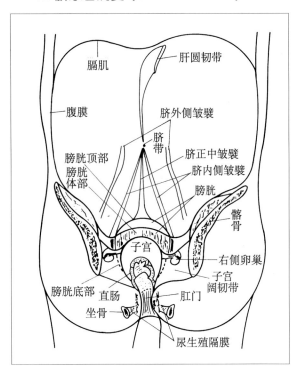

腹腔前壁后面观与盆腔剖面（为前冠状切面，无腹腔内容物）

从膀胱顶部向脐部上行的一条位于前腹壁后方的结缔组织，称为脐正中韧带，是胎儿期尿囊管的残留物，很少有残腔。脐尿管是胎儿期从膀胱顶部朝向脐部的导管。另外，膀胱体部两侧有朝向脐部倾斜上行的一对侧脐韧带（脐旁韧带），认为是胎儿期脐动脉的残留物。脐正中皱襞、脐内侧皱襞、脐外侧皱襞等，出生后成为脐正中韧带（脐尿管残留）、脐动脉索（脐动脉残留）、腹壁下动脉。

腹膜覆盖大部分膀胱顶部和后壁，脐尿管贯穿膀胱的部分将会翻转，女性在子宫体部前方，男性则在直肠前方移行。膀胱前壁和膀胱底没有腹膜覆盖，故无浆膜。

◉脐尿管残留（urachal remnant）：脐尿管开放

（1）男性，18岁。常常发生脐部污染。因脐部疼痛和脐部流脓入院。脐下正中触及条索状结构。考虑为脐尿管开放伴感染。可观察到膀胱顶部壁增厚，连接膀胱顶部和脐部的囊状结构。

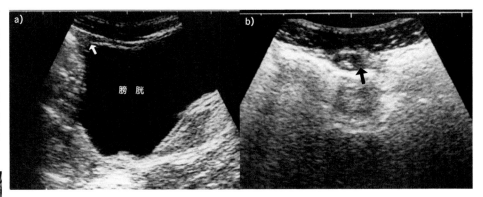

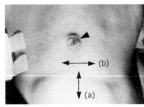

脐部图片

脐尿管残留分类

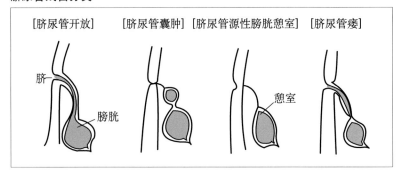

[脐尿管开放]　[脐尿管囊肿]　[脐尿管源性膀胱憩室]　[脐尿管瘘]

(2) 女婴，出生1个月。脐部触及肿物而进行超声波检查。发现脐部小囊肿，其周围形成低回声肿物。此病例诊断为脐尿管囊肿合并感染。

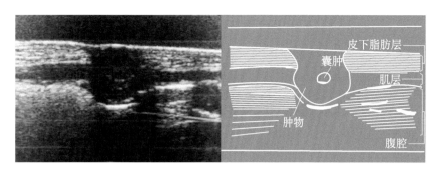

脐尿管病变

①脐尿管开放：膀胱与脐部相通，脐部尿漏
②脐尿管囊肿：与脐、膀胱均不相通，独立形成囊肿
　　　　　　　常在脐尿管下1/3形成
③脐尿管源性膀胱憩室：脐尿管与膀胱相通，与脐部不相通
④脐尿管瘘：脐尿管与膀胱不相通，只与脐部相通
⑤脐尿管癌：为脐尿管源性恶性肿瘤，是发生于膀胱顶部的腺癌，有较强的浸润倾向

●脐尿管癌（urachal carcinoma）

男性，36岁。主诉：血尿。发现膀胱顶部低回声肿瘤，并浸润右侧腹直肌。脐尿管癌为发生于胎儿期脐尿管的腺癌，常见于男性，预后非常差。

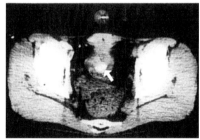

增强CT（膀胱顶部的造影剂⇧）

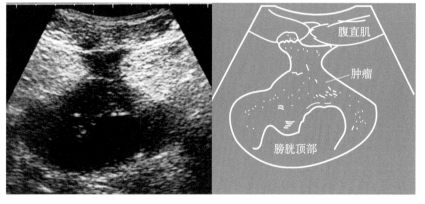

脐尿管癌的临床

· 发生于脐尿管的腺癌
· 常见于男性，预后不良
· 膀胱顶部的低回声肿瘤
· 有较强的向周围组织浸润倾向

第 11 章　肾上腺

一、正常解剖

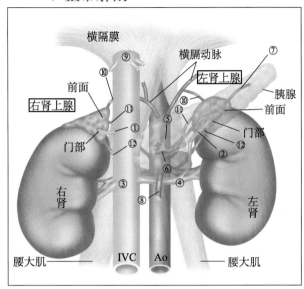

横隔膜　　横膈动脉　　⑦
左肾上腺
右肾上腺　前面　　　　　　　胰腺
⑨⑩　　　　　　　　　　　前面
⑪　　　⑩⑪　　门部
门部　　⑤　　⑫
①⑫　　　②
右肾　　③　　④　　左肾
⑧
⑥
腰大肌　　IVC　Ao　　腰大肌

肾上腺血管解剖

肾上腺是紧贴双侧肾上极的内分泌腺体组织，左右各一，右侧呈三角形，左侧呈半月状，重量约6g。大小长约5.5cm，高约3cm，厚度约0.5cm，左侧较右侧稍大。位于第11~12胸椎水平，左侧较右侧高约1/2椎体。

肾上腺有前面、后面及肾面。肾上腺前面右侧贴近肝右叶下面及下腔静脉，左侧贴近胃及胰腺尾部。肾上腺前面有沟，称门部，是肾上腺静脉引流区。肾上腺肾面右侧与右肾上极相邻，左侧与左肾上极的腹尾侧相邻。肾上腺内侧缘右侧邻近右肋隔角，左侧邻近腹主动脉及左肋隔角。

①右肾上腺静脉；②左肾上腺静脉；③右肾静脉；④左肾静脉；⑤腹腔动脉；⑥肝总动脉；⑦脾动脉；⑧肠系膜上动脉；⑨肝静脉；⑩左、右肾上腺上动脉；⑪左、右肾上腺中动脉；⑫左、右肾下腺中动脉

◎CT

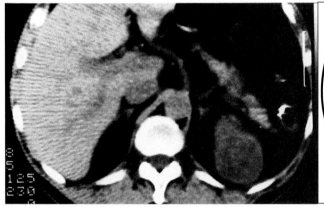

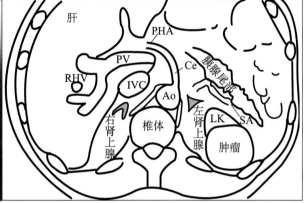

肝　　PHA
PV　　Ce　胰腺尾部
RHV　IVC　Ao
椎体　左肾上腺　LK　SA
右肾上腺　肿瘤

　　CT上左右肾上腺形态呈箭头状，左侧较右侧更尖。右侧肾上腺位于右肾上极与下腔静脉之间，左侧肾上腺位于左肾上极、腹主动脉及胰腺的尾部之间。如本例双侧肾上腺在同一个平面显示的情况罕见。本例是合并左肾细胞癌病例。

肾上腺疾病

1. 出血(hemorrhage)　分娩时外伤、烧伤或外伤等应激状态
2. 钙化(calcification)　出血后，结核
3. 肿瘤　**良性**——①腺瘤(adenoma)：来源于皮质，表现为aldosteriosis，Cushing综合征，大多数为直径2cm以下的小肿瘤
　　　　　　　　　②骨髓脂肪瘤(myelolipoma)：是非上皮性肿瘤，内存在脂肪组织
　　　　　　　　　③嗜铬细胞瘤(pheochromocytoma)：好发于30 ~ 50岁，大多数为数厘米以上的较大肿瘤，常伴有出血、囊肿。分泌肾上腺素(adrenalin)、去甲肾上腺素(noradrenaline)，出现高血压及脉搏加快，10%左右为恶性、双侧性，位于肾上腺外
　　　　　恶性——①肾上腺癌(carcinoma)：好发于20 ~ 60岁的男性，大部分较大，来源于皮质，容易出血坏死，浸润性生长，半数以上分泌激素
　　　　　　　　　②神经母细胞瘤(neuroblastoma)：儿童腹部肿物形式出现最多，容易出血、坏死、钙化等，比较容易转移至骨、肝、肺。尿HVA (homovanillic acid)、VMA (vanillyl mandelic acid) (+)
　　　　　　　　　③转移瘤(metastatic tumor)：肺癌，多数为双侧性
4. 多发性内分泌腺瘤(multiple endocrine neoplasia, MEN)：多数是家族性(常染色体显性遗传)
　　　　　　　①MEN Ⅰ型：下垂体腺瘤，甲状旁腺功能亢进
　　　　　　　②MEN Ⅱ型：嗜铬细胞瘤、甲状腺髓样癌、甲状旁腺功能亢进；合并黏膜神经肿瘤的类型称为MEN Ⅱ B 或 MEN Ⅲ型

二、正常超声声像图

成年人

超声检查能够显示右侧肾上腺，但左侧肾上腺因消化管（胃肠道）内气影响难以显示。肾上腺周围脂肪组织丰富，正常右侧肾上腺包埋于右侧肾上方三角形的强回声内，条件比较好的情况下，左肾上腺能够显示，但是因包埋于强回声的脂肪组织内，很难表现为低回声。

(a) 右肾上腺　　　(b) 左肾上腺

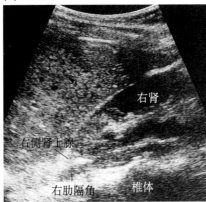 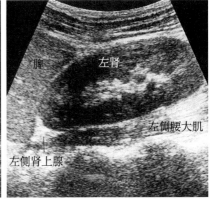

新生儿及儿童

儿童的肾上腺大小与成年人无明显差别，但由于儿童肾小于成年人，肾上腺显得相对较大些，较易检出。右侧肾上腺因邻近右肾上极显示比较理想，呈倒 V 形。左侧肾上腺位于左侧肾上极的偏腹尾侧，其形态饱满呈半月状。因少儿肾上腺周围脂肪组织少，超声表现为低回声。

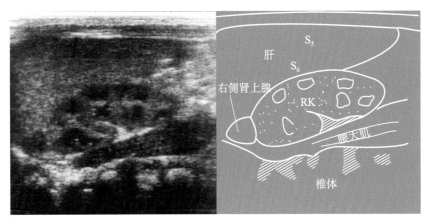

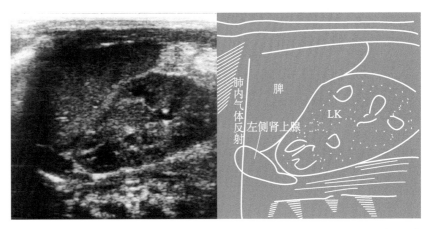

三、肾上腺疾病的超声诊断

1. 肾上腺出血 (adrenal hemorrhage)

出生20天的男新生儿,右侧肾上腺区显示低回声肿物,内部近边缘处呈不规整的偏强回声,是比较典型的血肿超声声像图。肾上腺出血常因产伤所致。

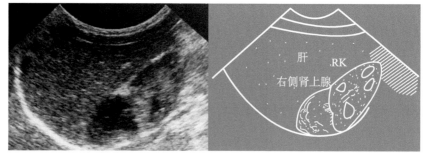

◉出血后钙化

9岁,女孩,既往无结核史。围产期的肾上腺出血灶钙化所致。

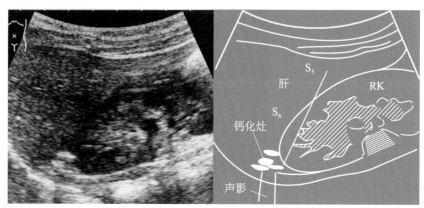

2. 肾上腺增生 (adrenal hyperplasia): Cushing 病

右侧肾上腺呈三角形,左侧呈半月形。增生时肾上腺以正常形态相应地增大。

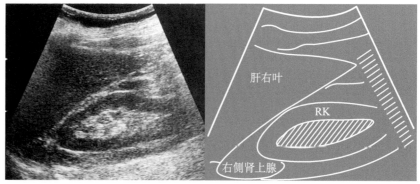

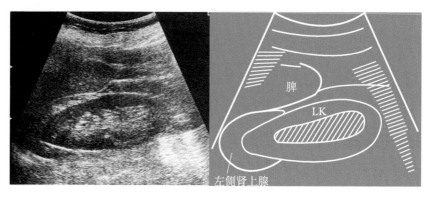

3. 原发性醛固酮增多症（primary aldosteronism）

（1）右侧肾上腺区探及约2.0cm的低回声肿物。CT上也见较低浓度的肿物。肾上腺的核素显像检查时，通常右侧肾上腺较左侧更靠近背侧，代谢活性高。本例左、右侧肾上腺位置在同一水平面上，而且右侧肾上腺的代谢活性非常高，可以诊断为肿瘤。

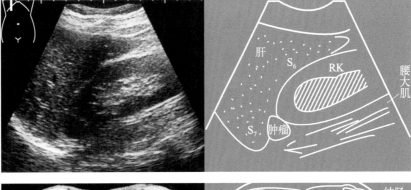

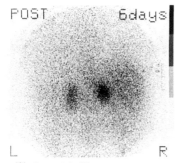

（I¹³¹-肾上腺扫描）

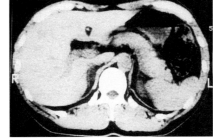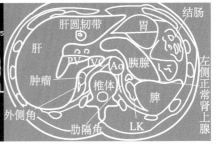

增强 CT

（2）49岁，男性，30岁开始有高血压，未治疗，血压180/100mmHg。于右肾与下腔静脉之间，相当于右侧肾上腺区探及直径约3cm的椭圆形低回声。与正常腺瘤比较稍大，与嗜铬细胞瘤比较略显小，又无囊肿形成，从而能够否定嗜铬细胞瘤。本症一般临床症状是头痛、多饮、多尿、肌力低下、四肢麻痹、血浆醛固酮值较高、血浆肾素活性低、低钙血症、高钠血症等。

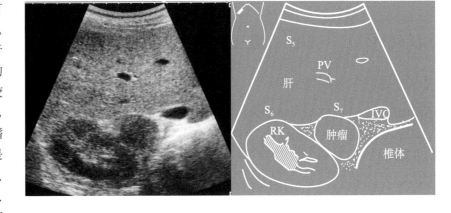

伴有低钠血症的高血压的鉴别

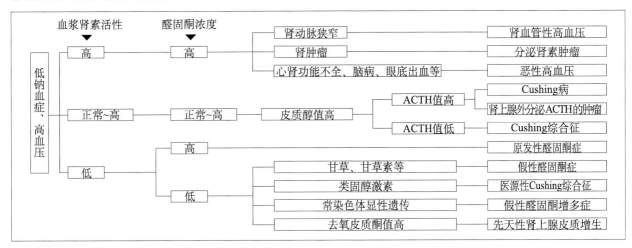

（3）44岁，女性。左侧肾上腺区探及约14mm×12mm的椭圆形低回声肿瘤。

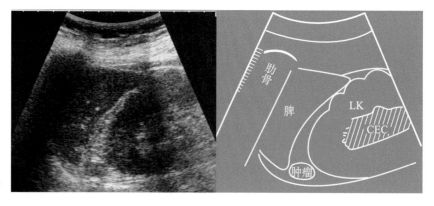

4. 嗜铬细胞瘤（pheochromocytoma）

70岁，男性，血压正常。偶然的超声检查发现右侧肾上腺区一个约7.0cm的类圆形稍高回声肿瘤，其内见囊性成分，是典型的嗜铬细胞瘤的超声表现。嗜铬细胞瘤的临床症状是高血压、高血糖、代谢亢进、头痛、出汗等。关于血压，持续性高血压者60%～65%，发作性高血压者25%～30%，正常血压者10%左右，无症状无高血压而偶然发现肿瘤的病例时有发生。有时可因外部刺激(如手术、触诊、血管造影等)而引起发病，所以应予以注意。

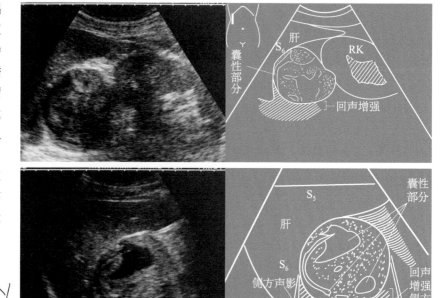

5. 骨髓脂肪瘤（myelolipoma）

81岁，女性，肿瘤内含有脂肪和骨髓成分，CT可确认其内脂肪成分。超声检查可见边界清晰、大小4.5cm×3.0cm的椭圆形高回声肿瘤，内部回声均匀，后场回声拉长，类似于肾血管平滑肌脂肪瘤。

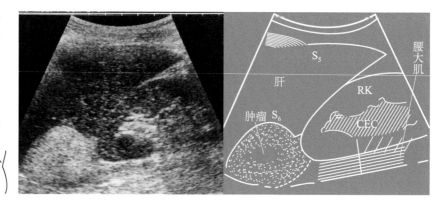

6. 肾上腺癌（adrenal carcinoma）

超声检查发现双侧肾上腺区低回声肿瘤，左侧的肿瘤巨大不规整，尽管与左肾、胰腺的分界较清晰，但是难以断定是来源于左侧肾上腺。而CT检查能够把握解剖学构造，能够断定肿瘤是位于左肾与胰腺尾部之间的后腹膜肿瘤，从而推断为左侧肾上腺肿瘤。本例是原发于左侧肾上腺的未分化癌，右侧肾上腺肿瘤是其转移灶。

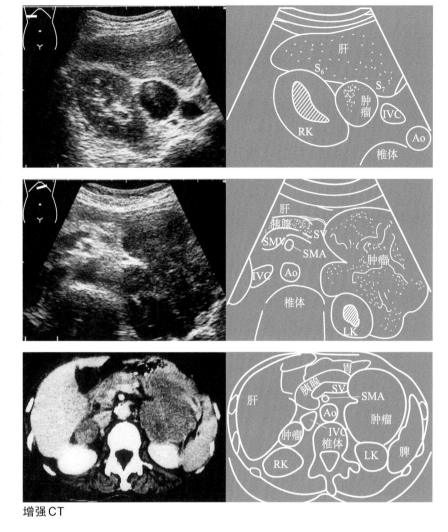

增强CT

7. 肾上腺转移瘤（adrenal metastasis）

（1）肺癌来源的右肾上腺转移瘤(right adrenal metastasis from lung cancer)：57岁，男性，右侧肺尖部的肺癌(扁平上皮癌)，右侧肾上腺见巨大的转移瘤，其内可见数个囊性成分，这是因为原发的扁平上皮癌较易囊性变。本例位于右侧肺尖部的肺癌直接浸润于胸壁，肋骨也受破坏，导致严重疼痛。累及交感神经时，可伴有Horner综合征(瞳孔缩小、眼球凹陷、眼裂狭小)。

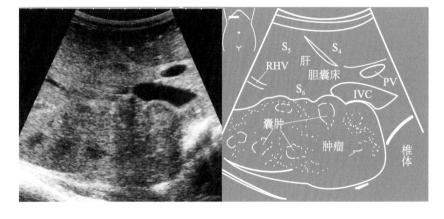

（2）子宫体癌来源的肾上腺转移瘤(adrenal metastasis from uterine cancer)：51岁，女性，因子宫体癌施行化疗，出现持续腹痛而施行超声检查。发现双侧肾上腺转移瘤，右侧大小约1.5cm，左侧大小约8cm，考虑疼痛原因为左侧肾上腺转移瘤压迫腹腔神经节所致。

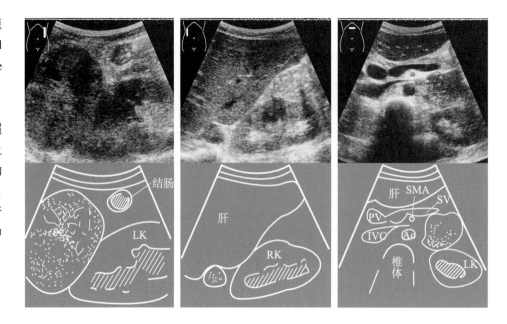

8. 肾上腺恶性肿瘤
◉恶性嗜铬细胞瘤（pheochromocytoma）

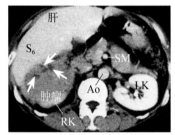

增强CT （仓：囊性成分）

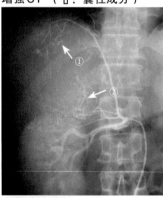

右肾动脉造影

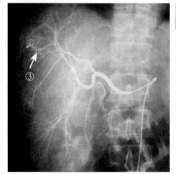

肝右动脉造影

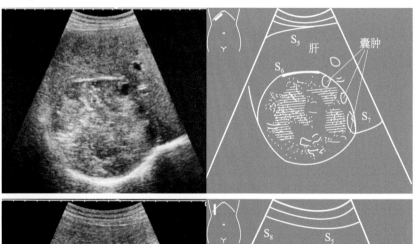

44岁，男性，右侧肾上腺见类圆形较高回声肿瘤，直径约10cm，其内见囊性成分，符合嗜铬细胞瘤的超声表现。超声检查未见明显肝浸润。右侧肾动脉造影检查发现由下横隔膜动脉(①)和肾上腺下动脉(②)供养的肿瘤增强像。右肝动脉造影检查于肝右后叶上段(S₇)(③)发现增强的肿瘤，考虑肾上腺肿瘤转移至肝。

◉神经母细胞瘤（neuroblastoma）

5岁，男孩，腹痛，发热37.7℃，临床发现腹部肿块，WBC 10.5×10^9/L，Hb 9.4g/L，RBC 4.0×10^9/L，Ht 29%，PLT 4.4×10^9/L，AST 43 IU/L，ALT 9 IU/L，LDH 2212 IU/L，ESR 70mm/h。超声检查于左侧肾上极偏腹侧发现直径约12cm的巨大高回声肿瘤。左肾受压变形，但实质回声未见异常，从而可以否定来源于左肾的肿瘤。加上正常左肾上腺位于左肾上极偏腹侧及尾部，所以考虑巨大肿瘤是原发于左侧肾上腺；肿瘤内还可见伴有声影的强回声钙化灶，因此能够诊断为神经母细胞瘤。腹主动脉周围探及数个淋巴结转移。

神经母细胞瘤在儿科恶性肿瘤中仅次于白血病，是导致腹部实性肿块的最常见原因。大多数2岁以内发病，80%的儿童4岁以内确诊。80% ～ 90%病例尿中HVA(homovanillic acid，高香草酸)和VMA(vanillylmandelic acid，香草基扁桃酸)呈阳性，绝大部分发生于肾上腺髓质，其余极少部分发生于后腹膜腔、骨盆、纵隔及头部。需要鉴别的疾病是来源于肾的Wilms肿瘤。肿瘤生长发育形态上，Wilms肿瘤是向前方膨胀

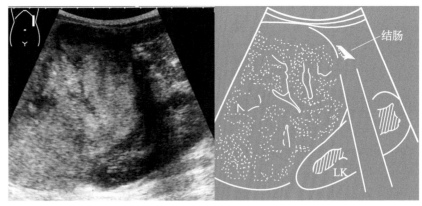

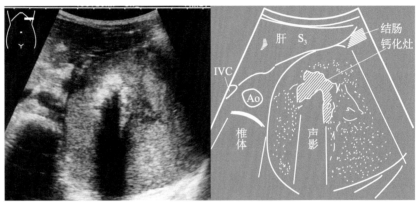

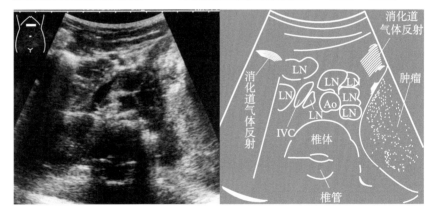

性生长并容易转移至肺，而神经母细胞瘤是向正中部生长并越过正中部，容易转移至肝。Wilms肿瘤导致肾盂肾窦变形，而神经母细胞瘤压迫整个肾。神经母细胞瘤常伴有肿瘤内钙化灶，大多数是微细的点状钙化斑弥漫性分布于肿瘤内。然而，本例中是伴有声影的粗大钙化斑。Wilms肿瘤比较易变形坏死，其超声声像图特征为内部回声不均匀，常可见囊性成分。

神经母细胞瘤的病期分类

Stage Ⅰ：肿瘤仅局限于原发脏器

Stage Ⅱ：肿瘤伴有局部浸润或局部淋巴结转移，但是未越过正中部

Stage Ⅲ：肿瘤越过正中部浸润，或转移至对侧淋巴结

Stage Ⅳ A：肿瘤伴有骨骼、实性脏器、远位淋巴结转移

Stage Ⅳ B：原发灶为Stage Ⅲ，远位转移局限于骨髓、皮下、肝

Stage Ⅳ S：原发灶为Stage Ⅰ或Stage Ⅱ，远位转移局限于肝、皮下、骨髓

文献：日本小儿外科学会恶性肿瘤委员会.

第 12 章 妇科超声

一、妇科超声解剖

女性生殖器是由内生殖器和外生殖器组成。女性内生殖器包括阴道、子宫、输卵管及卵巢。女性外生殖器包括阴阜、大阴唇、小阴唇、阴道前庭、阴蒂。

卵巢重为5～8g，可分为皮质和髓质。皮质具有卵巢的主要功能，内有胚胎期形成的数以万计的原始卵泡。原始卵泡是由一个卵母细胞和其周围许多小型卵泡细胞群组成。月经周期开始，15～20个原始卵泡开始发育，依次发育为初级卵泡、次级卵泡和成熟卵泡（graafian follicle）。月经周期第6日左右一侧的卵巢内一个卵泡急速成长，其他的卵泡退化为闭锁卵泡。此时，卵泡细胞称为颗粒细胞，成熟卵泡的卵母细胞被周围的颗粒细胞包围而形成卵泡腔，此突出部分成为卵丘。月经周期第14天左右成熟卵泡破裂排出卵子于腹腔内（排卵）。卵子被输卵管伞端捡拾，经输卵管内腔内大量纤毛摆动到达宫腔内。卵泡排出卵子后成为黄体，月经前4日左右开始退化成为白体，若卵子受精并着床后转变为妊娠黄体以维持妊娠。

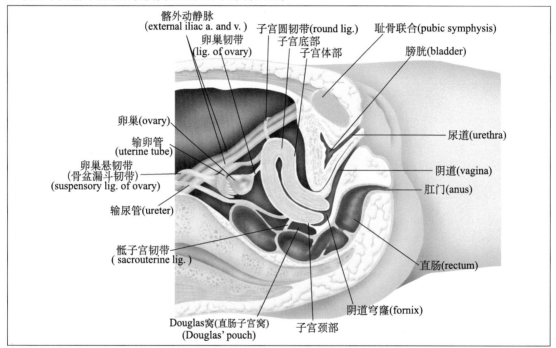

子宫位于骨盆腔中央，呈倒置的梨形，阴道侧1/3为颈部（cervix），其头侧为体部（body，corpus）。仅子宫底和后壁被腹腔覆盖。体部由子宫内膜（endometrium）、子宫肌层、浆膜构成。子宫内膜即黏膜，由上皮（属单层柱状上皮，有分泌细胞和纤毛细胞两种）和其深部的黏膜固有膜组成，黏膜固有层由子宫内膜腺和子宫内膜间质构成，随着月经周期变形并脱落的部分称为功能膜，其深部的称为基底层。子宫肌层（myometrium）由内纵、中环、外纵3层构成。中环层最厚，其内富有血管和淋巴管。颈部管内可见复杂的皱襞，黏膜上皮是单层柱状上皮，持有纤毛。上皮在固有层下陷成子宫颈腺，与固有层内的子宫颈腺（cervical gland）相连续。子宫颈外口由复层扁平（鳞状）上皮覆盖。

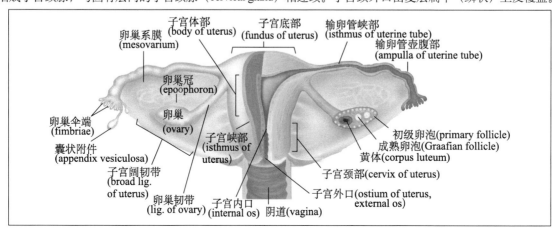

卵巢和子宫内膜随月经周期而发生变化的超声表现

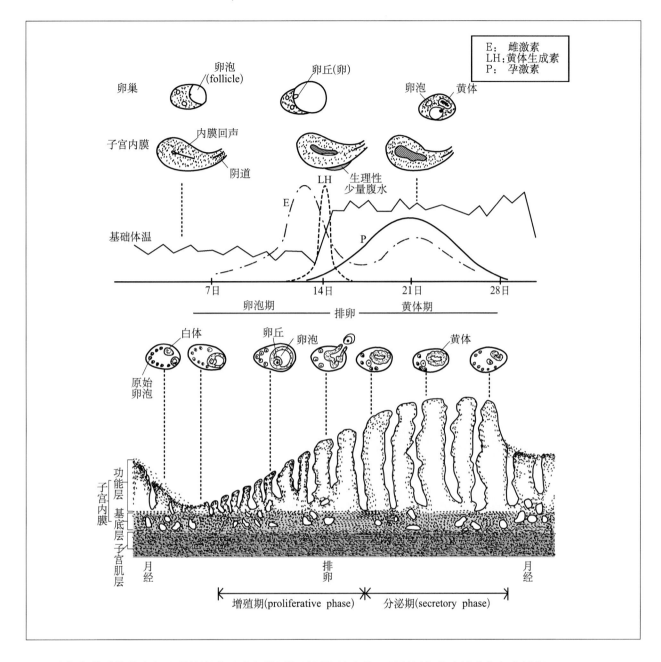

　　子宫内膜受雌激素和孕酮的影响而随卵巢周期呈周期性变化。月经周期分为增殖期与分泌期。

　　增殖期（proliferative phase）相当于在月经结束 1 周后至排卵后 2~3d 由发育成熟的卵泡分泌的雌激素作用下子宫内膜的功能层增殖的时期。此时期子宫内膜在超声声像图上可显示强回声的宫腔线周围厚度约 5mm 以上的低回声内膜。

　　分泌期（secretory phase）是排卵后 2~3d 至月经来潮前 2~3d 由黄体分泌的雌激素和孕酮的作用下肥厚的功能层呈水肿状，内膜腺呈螺旋状并开始分泌黏液，使其处于受精卵容易着床的状态。此时期子宫内膜在超声声像图上表现为内膜呈增厚的强回声，宫腔线难以识别。

　　排卵期，子宫内膜回声急速地发生变化。排卵后 1d 以内其中央呈低回声，出现略增厚的强回声轮廓，数小时后呈分泌期的内膜回声（增厚的强回声带）。而且，此时期子宫直肠窝区可见来源于卵泡液的少量腹水。

二、正常子宫和卵巢声像图

1. 正常子宫

◉正常子宫纵断面声像图（normal uterus）

末次月经后3周，子宫内膜回声随月经周期而变化，排卵前后盆腔内可见少量生理性腹水。正常子宫大小：长径8cm，左右径5cm，前后径3cm，但随体格、年龄、生育情况等有变异，即使体格比较大或有分娩史的人，其长径也很少超过10cm。

◉正常子宫、卵巢横断面声像图（normal uterus and ovary）

（1）子宫位置略偏向右侧，可见左侧卵巢，因排卵后未显示较大的卵泡。

（2）排卵前（月经第14天后）的左侧卵巢内见较大的卵泡，卵泡内可见卵丘。

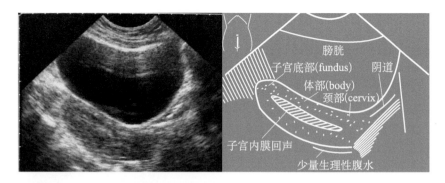

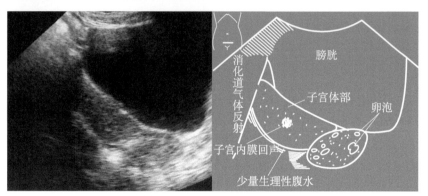

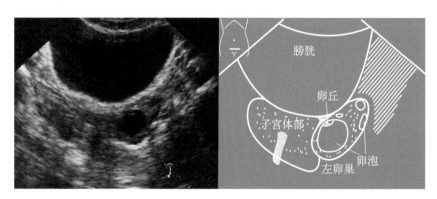

月经周期不同阶段的子宫内膜声像图特点

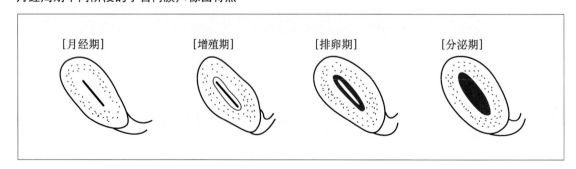

2. 子宫后屈（retroflexion of the uterus）

妇科双合诊触及子宫直肠窝区肿物，超声检查发现子宫位置为后屈，所以双合诊触及的是子宫底部。

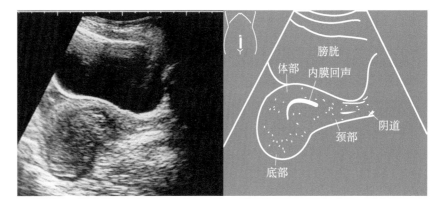

子宫姿势（attitude of the uterus）

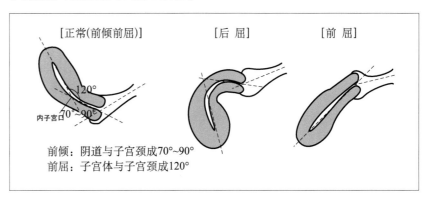

3. 子宫内异物（foreign body）

宫腔内节育器（intrauterine contraceptive device，IUD）呈强回声，后伴声影。

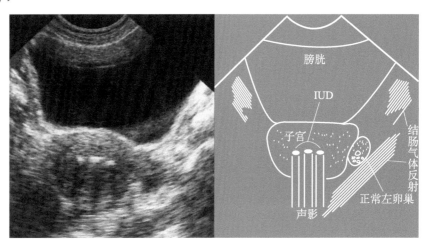

三、妊娠声像图

早期妊娠超声声像图与测量方法

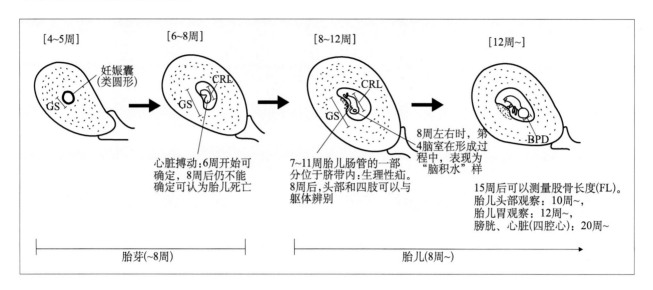

[4~5周] | [6~8周] | [8~12周] | [12周~]

妊娠囊（类圆形）

GS / CRL / GS / CRL / GS / BPD

心脏搏动：6周开始可确定，8周后仍不能确定可认为胎儿死亡

7~11周胎儿肠管的一部分位于脐带内：生理性疝。8周后，头部和四肢可以与躯体辨别

8周左右时，第4脑室在形成过程中，表现为"脑积水"样

15周后可以测量股骨长度(FL)。
胎儿头部观察：10周~，
胎儿胃观察：12周~，
膀胱、心脏(四腔心)：20周~

胎芽(~8周) ————→ 胎儿(8周~)

正常妊娠的妊娠囊，胎儿的测量值

妊娠周数	GS	BPD	CRL	FL
4	0.7			
5	1.5			
6	2.3		0.5	
7	3.0		0.8	
8	3.8		1.3	
9	4.6	1.54	2.0	
10	5.4	1.80	3.0	
11	6.1	2.07	4.1	
12	6.9	2.33	5.1	0.8
13	7.7	2.60	6.1	1.0
14	8.5	2.86	7.3	1.2
15		3.13	8.6	1.4
16		3.39	10	1.7
17		3.66		2.0
18		3.92		2.4
19		4.19		2.7
20		4.45	15	3.0
21		4.72		3.3
22		4.98		3.6

妊娠周数	BPD	CRL	FL
23	5.25		3.8
24	5.51	19	4.1
25	5.78		4.3
26	6.04		4.6
27	6.31		4.8
28	6.57	23	5.1
29	6.84		5.3
30	7.10		5.5
31	7.37		5.7
32	7.63	26	5.9
33	7.90		6.1
34	8.16		6.2
35	8.43		6.4
36	8.69	29	
37	8.96		
38	9.22		
39	9.49		
40	9.75	33	

GS：妊娠囊　BPD：双顶径　CRL：头臀长　FL：股骨长度（单位：cm）

早期妊娠周数与妊娠囊长径及头臀长

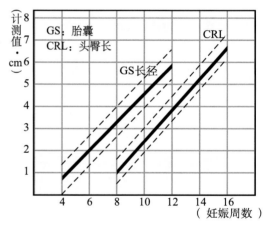

（计测值·cm）
GS：胎囊
CRL：头臀长
GS长径 / CRL
（妊娠周数）

测量有效的妊娠周数

妊娠囊（GS）长径	6 ~ 12 周
头臀长（CRL）	7 ~ 11 周
双顶径（BPD）	12 ~ 30 周
（随着胎儿增大，其误差越来越大）	
股骨长度（FL）	15 ~ 20 周

1. 正常妊娠
◉正常妊娠（normal pregnancy）—妊娠 10 周

胎儿头臀长（CRL）3.0cm，妊娠10周，发育正常。可见生理性脐疝，即妊娠7~11周，胎儿肠管的一部分位于脐带内，向腹部外突出。M型图像上可记录胎心搏动（△）。

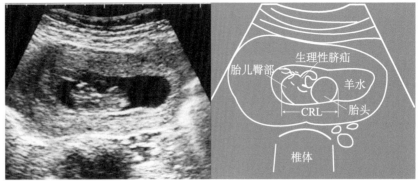

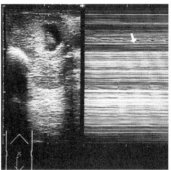

M型图像

◉妊娠合并黄体囊肿—妊娠 20 周

胎位是臀位，双顶径（BPD）4.1cm，略小于20周，并伴有黄体囊肿。

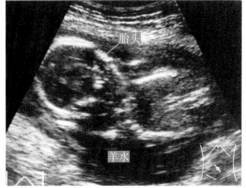

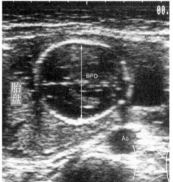

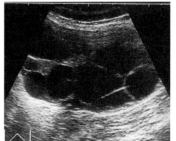

黄体囊肿

羊水量的评价（羊水池，AFI）

不管妊娠周数，羊水量超过800ml时称羊水过多，羊水量异常减少时称羊水过少。羊水量的测定法有羊水池深度和羊水指数AFI（amniotic fluid index）。羊水深度是指超声检查中最大羊水池的垂直深度，小于2cm表示羊水过少，大于8cm表示羊水过多。羊水指数（AFI）是将母体的腹壁以脐部为中心分成左上、右上、左下和右下四个象限，四个象限的最大羊水暗区垂直深度之和为AFI，若AFI大于25cm诊断为羊水过多，若AFI小于5cm诊断为羊水过少。正常妊娠至34周时AFI较稳定，为14 ~ 15cm，以后渐渐减少。40 ~ 41周时AFI为10cm±5cm。AFI 1cm相当于50ml羊水。

2. 异常妊娠

●子宫内发育迟缓（intrauterine growth retardation，IUGR）

（1）妊娠14周，因合并右侧卵巢囊肿而对胎儿发育施行超声检查。于子宫右侧见最大径线约9cm的单房性囊肿，内无隔膜，壁薄，考虑良性。胎儿头臀长（CRL）4.9cm，相当于11～12周，考虑发育迟缓。超声检查显示第4脑室也可提示发育迟缓。脐带动脉血流频谱提示舒张期未显示血流信号。妊娠早期开始表现发育迟缓提示先天性异常可能性大。但是，染色体异常时脐带动脉血流频谱大多数正常。

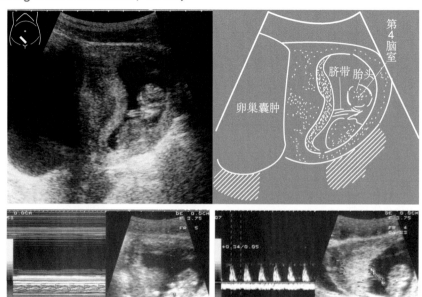

M型：胎心搏动　　脐带动、静脉多普勒频谱波形

脐带动脉的血流频谱波形与胎儿血流动力学评价

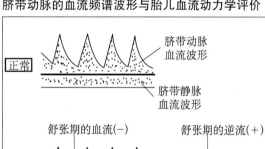

正常　　　脐带动脉血流波形
　　　　　脐带静脉血流波形

异常

舒张期的血流(－)　　　舒张期的逆流(＋)

[舒张期的血流减少]　　[舒张期的血流逆流，预后不良]

羊水过多或过少的原因

羊水过多	
①吸收障碍	·上消化道闭锁，压迫（横隔膜疝） ·吞咽障碍［无脑儿等中枢神经系统异常、13三体综合征、18三体综合征、21三体综合征（Down综合征）等染色体异常，神经肌肉骨骼系统异常］
②体液漏出	·脑脊液的漏出（无脑儿、脊柱裂等中枢神经系统异常） ·脐疝，腹壁裂，血管瘤，骶尾部畸胎瘤，胎儿水肿
③胎儿尿生成增多	·浸透压利尿（母体糖尿病） ·抗利尿激素分泌降低或缺如（尿崩症，无脑症） ·肾血流量的增加（双胎间输血综合征中受血儿）
④特发性	

羊水过少	
①胎儿尿生成减少	·肾血流量的减少（低氧血症/酸血症所致的血流再分配，循环血流量的减少） ·泌尿系统异常（肾缺如或发育不良，尿路闭锁）
②流出	破水

（2）妊娠28周4天。超声检查BPD=5.2cm，FL=3.4cm，相当于21～23周，考虑发育迟缓。脐带动脉血流波形提示舒张期血流逆流、羊水过少。

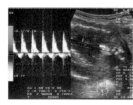

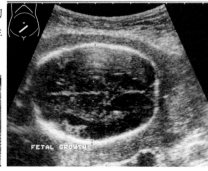

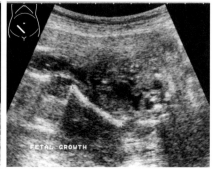

（3）妊娠 28 周，因羊水过少怀疑 IUGR、胎儿畸形而就诊。超声检查 BPD=5.38cm，FL=3.1cm，相当于妊娠 20～23 周，考虑发育迟缓，但是未见明显的胎儿畸形。羊水池深度小于 1cm，羊水过少。

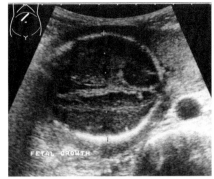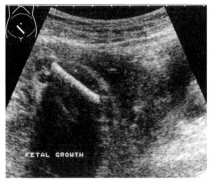

宫内胎儿发育迟缓的原因

胎儿发育不全型（fetal hypoplasia）：妊娠早期出现症状	胎儿营养不良（fetal malnutrition）：妊娠后期出现症状
①染色体异常 　Down 综合征，D-trisomy，E-trisomy，Turner 综合征，猫叫综合征 ②其他的先天异常 　成骨不全症，软骨发育不良等侏儒症，Potter 综合征，其他多发畸形综合征，先天代谢异常 ③妊娠初期宫内感染 　风疹，巨细胞病毒，单纯疱疹，弓形虫 ④摄入放射线，药物障碍	①母体合并症 　妊娠中毒症，糖尿病，心血管病，甲状腺功能亢进症，喘息，子宫畸形，消耗性疾病 ②胎盘异常 　前置胎盘，胎盘血肿，胎盘功能不全 ③脐带异常 　脐带帆状附着，边缘附着，脐带扭转，脐带真结 ④多胎妊娠 ⑤母体吸烟，服用药物（麻醉药，抗癌药物等）

●胚胎停育（blighted ovum）

妊娠 6 周。通常妊娠 4 周可见妊娠囊（gestational sac，GS），妊娠 6 周可见胎心搏动。此病例尽管妊娠囊长径 2cm，大小正常，但是囊内未见明显胎儿，仅见胎儿残存部分的点状回声。

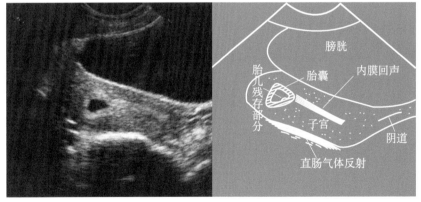

●宫内胎儿死亡（intrauterine fetal death，IUFD）

妊娠 16 周，羊水几乎显示不清，胎儿腹腔内探及巨大的液性暗区，考虑腹水。实时检查未见明显胎心搏动。

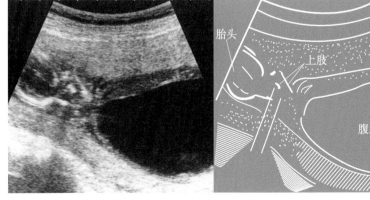

◉正常位置胎盘早期剥离（abruptio placenta，premature separation of normally implanted placenta）

妊娠21周，因阴道持续性流血、腹部膨满及腹痛而入院。胎盘内探及低回声区，考虑血肿。胎位、胎儿发育均正常，脐带动脉血流频谱也正常。

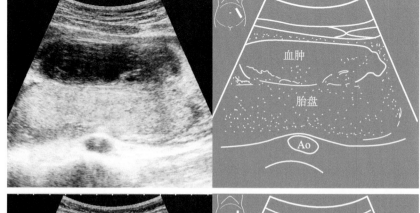

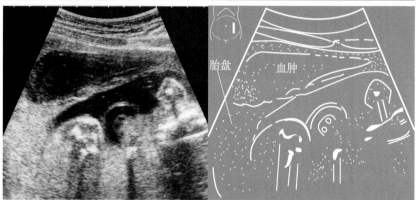

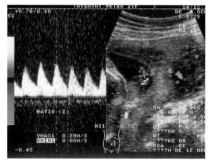
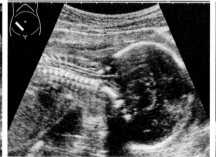
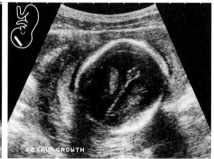

正常位置胎盘早期剥离

正常位置的胎盘在胎儿娩出前部分或全部从子宫壁剥离，称为胎盘早剥（placental abruption）。剥离处出血，超声检查时在胎盘后方与子宫壁之间探及扁平的低回声区。症状由轻度至重度各种各样，突然出现腹痛、阴道出血，然后腹部膨满。主要以内出血为多，外出血少。因为大出血，危及母儿生命。其原因是妊高征、腹部直接受到撞击、脐带过短所致胎盘牵引、胎盘形态异常等，特别是妊高征的发病率较高。其发病率是全分娩的1/200～1/100。根据胎盘剥离的程度分为部分胎盘剥离和完全胎盘剥离。妊娠末期至分娩期发病较多。若剥离的胎盘超过一半，胎心会减弱甚至消失，因此需要紧急处理（剖宫产）。

●葡萄胎（hydatidiform mole）

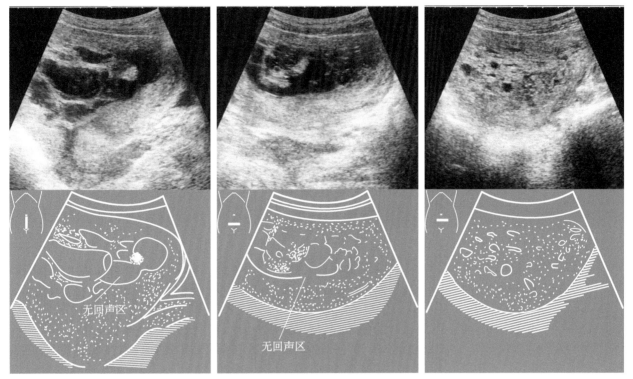

　　21 岁，女性，葡萄胎多见于生育期的初产妇，胎盘绒毛因水肿样变性引起囊肿样肿大，呈葡萄状。通常，约10% 为侵蚀性葡萄胎，发展为绒毛癌。近子宫底部探及簇状分布的小囊肿，近子宫颈部探及不规则的低回声区，提示存在出血。

●侵蚀性葡萄胎（destructive mole）

　　子宫体部至底部肌层内探及数十个小囊肿，提示葡萄胎的增殖性活跃，对子宫肌层有破坏性浸润。MRI T$_2$增强像上肌层信号被增强的小囊肿替代。

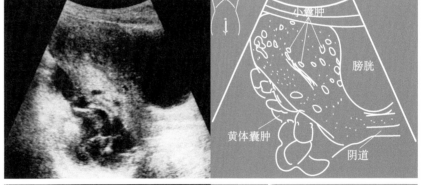

葡萄胎超声声像图

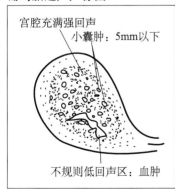

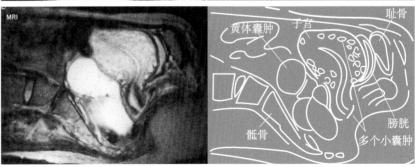

●异位妊娠（ectopic pregnancy）

（1）输卵管妊娠（tubal pregnancy）-①：右侧输卵管破裂，输卵管周围至Douglas窝处积血。异位妊娠的98%为输卵管妊娠，壶腹部至峡部均可发生，其变化和结局是输卵管妊娠流产或输卵管妊娠破裂。

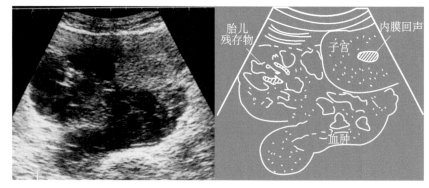

（2）输卵管妊娠（tubal pregnancy）-②：31岁，女性，因1周前开始腹痛，妊娠反应阳性而行超声检查。于Douglas窝处见不规则的低回声区，考虑血肿。术后证实右侧输卵管壶腹部破裂而出血。

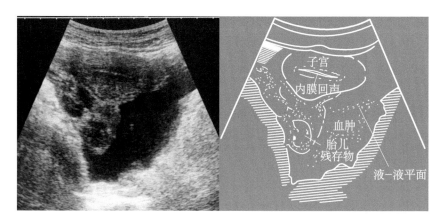

（3）输卵管妊娠（tubal pregnancy）-③：25岁，女性，因2周前开始腹痛、阴道出血。HCG 32 mU/ml，Hb 131 g/L，行非手术疗法但未改善症状，外院诊断为异位妊娠而介绍入院。超声检查发现Douglas窝至整个盆腔内充满低回声区，其内呈网络状，考虑异位妊娠流产所致的血肿。

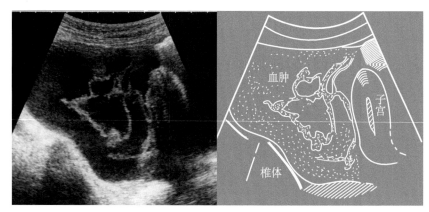

（4）腹膜妊娠/腹腔妊娠（abdominal pregnancy）：发病率约占异位妊娠的2%以下，罕见。本例是怀疑胎儿在腹腔内继续发育后死亡的声像图，内可见胎头，CT上显示少量骨骼样高密度区。

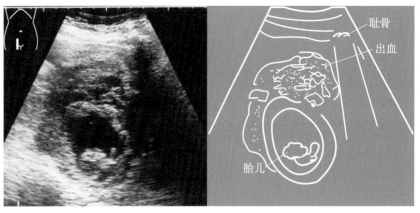

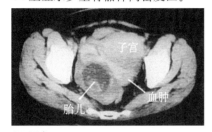

CT 平扫

异位妊娠的诊断流程

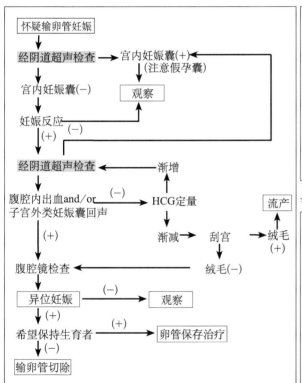

异位妊娠的超声声像图

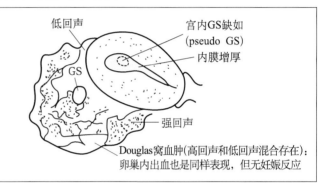

异位妊娠的部位

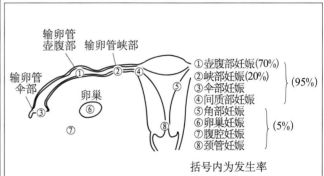

括号内为发生率

●无脑儿（ancephaly）

妊娠26周，未探及胎头（头颅和大脑）。本症占全分娩的0.06%，除了头部以外其他部位发育良好，符合其孕周，而且胎动活跃。

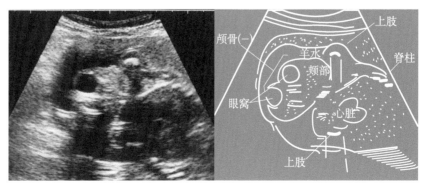

四、异常子宫的超声声像图

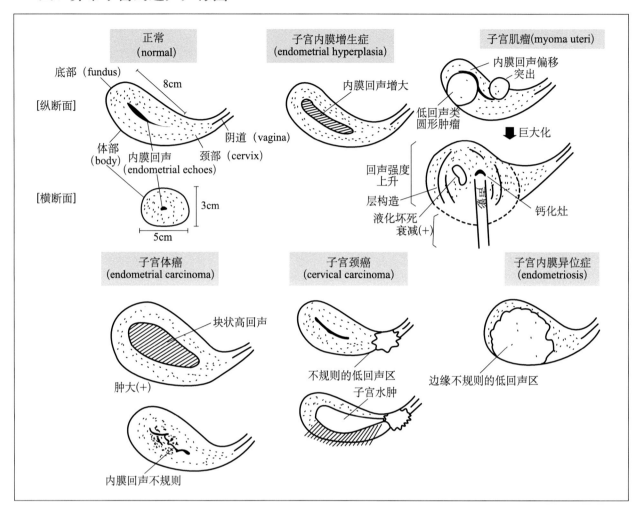

1. 子宫内膜增生症（endometrial hyperplasia）

子宫内膜回声增大，呈高回声。子宫体癌中也有同样的所见，需要进行鉴别。子宫内膜增生症多见于闭经前后，是卵巢雌激素分泌过剩而致的子宫内膜过度生长。

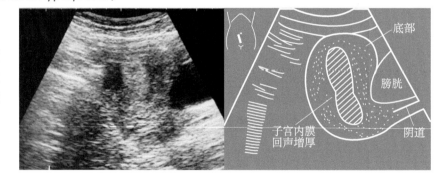

2. 子宫肌瘤

①子宫肌瘤中发病率最高

②35岁以上女性发病率20%～30%

③绝经后自然地缩小或退化

④因平滑肌增殖而引起，所以是良性平滑肌肌瘤。组织学上是由平滑肌细胞、纤维性结缔组织和较丰富的血管组成的

⑤发生于子宫肌层内，有时向浆膜下或内膜侧发育，所以可以分为肌间肌瘤（intramural myoma）、浆膜下肌瘤（subserosal myoma）、黏膜下肌瘤（submucosal myoma），其中大多数都是肌间肌瘤

⑥是边界清晰的呈球状的较硬肿瘤，其切面多数呈螺旋状线纹结构

⑦大多数发生变性，有透明变性（玻璃样变）、黏液样变性、囊性变、钙化、出血及坏死等

⑧大多数无明显症状，黏膜下肌瘤可出现不规则出血、月经多、下腹部痛等症状

⑨极其罕见地有转移或侵袭至静脉，分别称转移性平滑肌瘤（metastasizing leiomyoma）和静脉内平滑肌瘤症（intravenous leiomyomatosis）

◉黏膜下肌瘤（submucosal myoma）

42岁，女性，月经期腹部疼痛严重，出血量多，宫腔内见3cm的低回声肿瘤把子宫内膜回声分开。

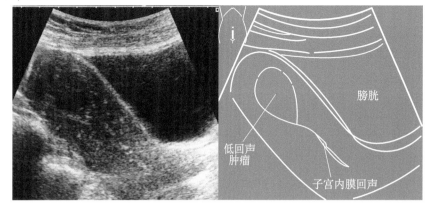

◉肌间肌瘤（intramural myoma）

（1）子宫体部探及约6cm高回声肿瘤，内见数个小囊肿。子宫肌瘤是30岁以上女性中发病率最高的肿瘤。随着肌瘤增大可引起水肿样变性、玻璃样变性、钙化。肌瘤可发生于肌间、浆膜下、黏膜下，本例是肌间肌瘤。

（2）32岁，女性，子宫体部探及最大径线超过8cm的巨大肌瘤，后场衰减，后伴声影，据此可知肿瘤内纤维成分较多、分布较均匀。纤维成分内含很多胶原，吸收超声波，所以即使无钙化成分也后伴声影。本例是不孕症，为了判定是否行子宫肌瘤挖除术而施行超声检查。

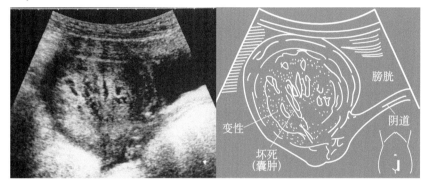

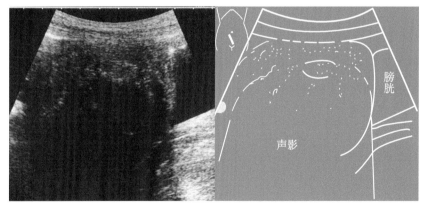

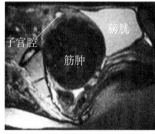

MRI T$_2$加权像

子宫肌瘤分类
***
发生部位：体部肌瘤（90%~95%），颈部肌瘤（5%~10%）

[黏膜下肌瘤]	[肌间肌瘤]	[浆膜下肌瘤]

[黏膜下肌瘤]
· 因肿瘤突入宫腔内，子宫内膜分离。
· 经腹部扫描难以发现小于1cm的肌瘤。小肌瘤也引起月经过多，所以也应行手术。若带蒂时肌瘤经子宫颈管脱出至阴道内，称肌瘤分娩。

颈部肌瘤

[肌间肌瘤]
· 子宫肌层内见1~2cm低回声肿瘤。
· 肌瘤核增大，内见涡状、洋葱状层状构造，还可见钙化、囊肿等。
· 子宫内膜受压偏移。

[浆膜下肌瘤]
· 肌瘤核向子宫外突出。
· 子宫的形状变化不大，内膜无偏移。
· 远离子宫的带蒂的肌瘤需要与卵巢肿瘤鉴别。

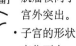
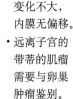

（3）48岁，女性，盆腔内探及几乎占满盆腔的子宫肌瘤，内呈层状构造、囊性成分、后伴声影，子宫内膜显示不清，难以判断偏移至哪里。但是，MRI T$_2$增强上能判定子宫内膜及囊性成分（⇧）。

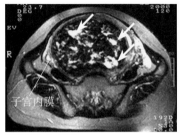

MRI T$_2$加权像

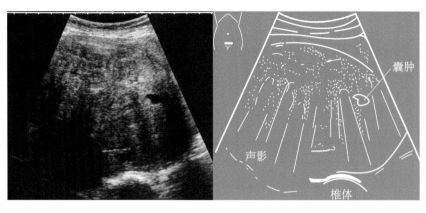

●**浆膜下肌瘤**（subserosal myoma）

32岁，女性，子宫本身没有变化，内膜也无偏移，子宫后方探及低回声肿瘤，其边界呈高回声，因部分强回声后伴声影，考虑是钙化。

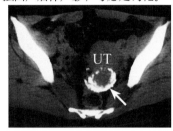

CT平扫（UT：子宫）

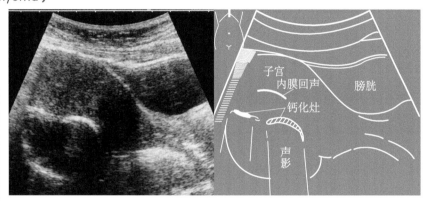

子宫肌瘤与子宫腺肌症的鉴别诊断

	子宫肌瘤	子宫腺肌症
超声	小肌瘤呈低回声，随着肌瘤增大可合并变性，呈低回声或各种各样的回声。纤维成分较多部分后方出现衰减。有同心圆状的层状结构（+）	边界欠清的低回声区，内膜回声显示欠清
MRI所见（T$_2$）	高信号的内膜和稍微高信号的肌层，以及存在于两者之间的称为子宫结合带（junctional zone）的带状低回声区显示清晰。肿瘤呈低信号，若伴有变性，其内部出现高信号区。可见与肌层内血管连续的出入肿瘤的血管	肌层内探及沿内膜扩大的边界欠清的低回声区，其回声类似于子宫结合带（junctional zone），在类似于子宫结合带（junctional zone）肥厚的低回声区内探及反映异位的内膜和（或）积血的高信号区
彩色多普勒信号	出入肿瘤的血流信号（+）	血流信号（−）～（±）

3. 子宫内膜异位症（endometriosis）

（1）52岁，女性，为鉴别子宫内膜异位症和子宫肌瘤施行超声检查。子宫增大，内膜无受压偏移。也未见明显的肌瘤。子宫内膜异位症的超声表现是子宫的增大，但是其病变部位无法确定。MRI检查有助诊断。

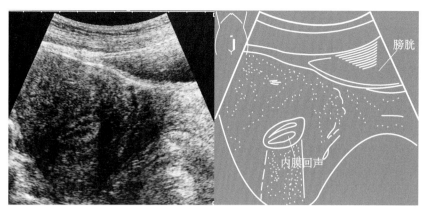

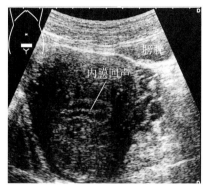

（2）46岁，女性，子宫颈部至体部呈弥漫性肿大，除体部前壁内探及不明确的低回声区以外，未见明显局限性病变。

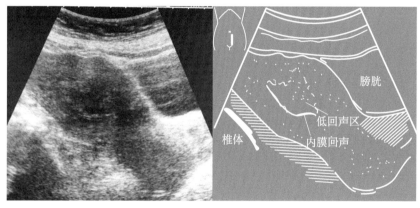

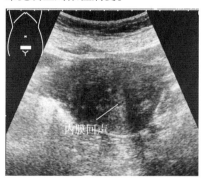

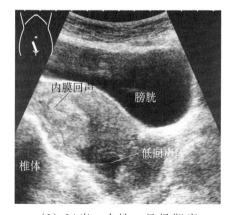

（3）34岁，女性，月经期痛经。子宫内膜未见明显异常，子宫颈部至子宫体部的后壁区探及边界不清的低回声区。

腺肌症的临床表现

①子宫内膜异位至子宫肌层上形成的一种病症，称为腺肌症

②子宫内膜异位至子宫外其他部位（卵巢，输卵管，腹膜，阴道，直肠，膀胱等）时，即称为子宫内膜异位症

③腺肌症又称内在性子宫内膜异位症，子宫内膜异位症又称外在性子宫内膜异位症。把腺肌症和外在性子宫内膜异位症总称为子宫内膜异位症

④多发于40岁以上的女性

⑤组织学上由相当于月经周期的腺上皮和周围间质组成

⑥大多数是弥漫性，保持正常的子宫形态而弥漫性增大

⑦切面上边界不清晰，呈海绵状，内见数个小孔或小出血灶。因子宫内膜异位症的中心部出血灶较多，超声表现为类似囊肿样

⑧随着月经周期出现疼痛、不规则出血等症状

4. 子宫颈癌（cervical carcinoma）

（1）病期Ⅱb：46岁，女性。肿瘤累及子宫颈部外，浸润至子宫旁组织，但没有浸润至盆壁。超声表现为子宫颈部肿大，可探及肿瘤，但判断是否浸润至盆壁，即鉴别Ⅱ期和Ⅲ期存在困难，MRI检查更适合病期分类。本例由于子宫颈部完全闭塞导致子宫腔积血（hematometra）。

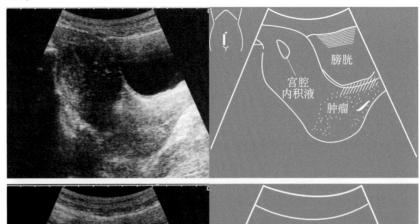

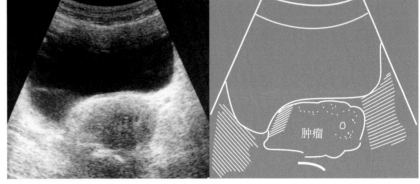

子宫颈癌

子宫颈癌的发病原因是人类乳头瘤病毒(human papilloma virus，HPV)的感染，导致子宫阴道部的扁平上皮发生化生，经过长时间，由轻度、中度进展至重度，即上皮内癌（carcinoma in situ）进展至扁平上皮癌。通常，重度化生发展至癌需要2～4年。子宫颈癌中5%～10%有子宫颈部腺癌，较少部分为扁平上皮癌与腺癌的混合型。发病年龄也趋于年轻化，化生多发生于25～35岁，上皮内癌多发生于35～45岁，最近发病于20多岁的年轻女性也不少。近年来，因细胞学、阴道镜等早期诊断技术的迅速发展和子宫癌筛查的普及，子宫颈癌的病死率趋于下降，上皮内癌（0期）和局限于子宫颈部的癌（Ⅰ期）的检诊率较高，其治愈率也明显升高。子宫颈癌的症状是不规则性阴道出血、白带增多、腰痛等，是Ⅰb期后出现的症状，0期和Ⅰa期的宫颈癌无明显症状。影像诊断（US，CT，MRI）和各种肿瘤标志物（IAP，铁蛋白，CEA，TPA，TA-4）只有子宫颈癌进展至癌浸润超出子宫颈阴道部的Ⅱ期以上时才能呈阳性。0期癌的治疗是单纯性子宫切除术，Ⅰa期癌的治疗是子宫次切除术，Ⅰb～Ⅱ期癌治疗是广泛性子宫全切除术，Ⅲ期后的浸润癌或难以手术的病例需要采取放射疗法。放射线照射可以腔内照射与体外照射并用。腔内照射是子宫颈管内和子宫颈阴道部的局部照射法，是远程操作高剂量放射线的疗法（RALS）；而体外照射是采用发生于医疗用直线加速器的超高压X线。5年生存率：0期为100%，Ⅰ期为87%，Ⅱ期为67%，Ⅲ期为39%，Ⅳ期为12%。

子宫颈癌的分期

0期　原位癌或上皮内癌

Ⅰ期　癌局限于宫颈

　　　Ⅰa：间质浸润深度≤3mm

　　　Ⅰb：Ⅰa以外

Ⅱ期　Ⅱa：癌局限于子宫颈部，但未达阴道下1/3

　　　Ⅱb：癌已超出宫颈，但未达盆壁

Ⅲ期　Ⅲa：癌累及阴道下1/3，但宫旁浸润未达盆壁

　　　Ⅲb：癌浸润达盆壁

Ⅳ期　Ⅳa：癌浸润至膀胱或直肠

　　　Ⅳb：癌扩散超出真骨盆

（2）病期Ⅲa：53岁，女性。子宫颈部的肿瘤约5cm×4cm，向左侧浸润，但是否累及盆腔壁仅靠超声检查难以确定。Ⅱ期以上的子宫颈癌采用经腹部超声检查也可以诊断，但超声检查不适合于进行病期分类。

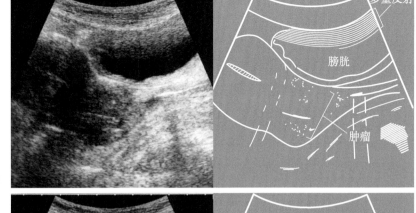

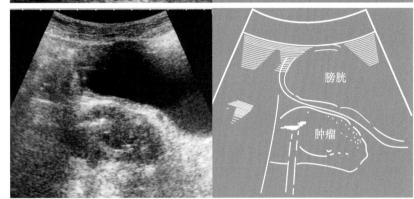

（3）病期Ⅳa：32岁，女性。子宫颈部见直径6cm的肿瘤，超声检查难以确定是否累及至左、右侧盆腔壁。然而肿瘤背侧方向的边缘形状凹凸不平，怀疑直肠被浸润。

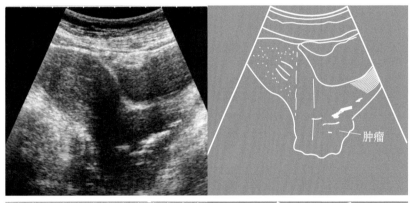

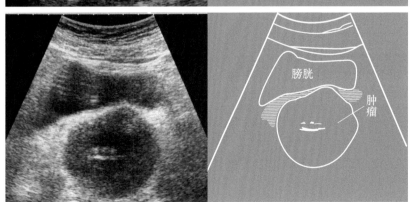

5. 子宫内膜癌（endometrial carcinoma）

（1）病期Ⅰa：72岁，女性。妇科体检时偶然发现子宫体癌。内诊未发现明显异常，而细胞学诊断是Ⅳ级,怀疑子宫体癌。超声检查探及子宫腔内存在低回声肿瘤将内膜分开，类似黏膜下肌瘤，但回声较肌瘤回声高，与肌层相同。

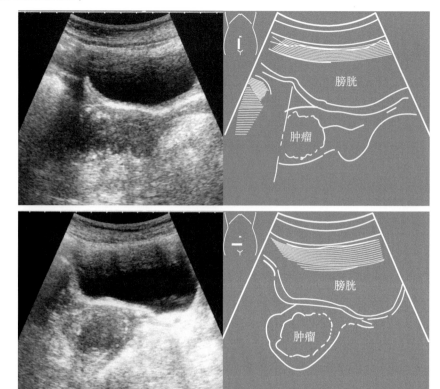

子宫体癌的分期

0期　子宫内膜增生症，上皮内癌 　　　组织学上怀疑恶性，但无法确定。	腺癌按组织类型可将Ⅰ期再分为4个亚期：
Ⅰ期　癌局限于子宫体部（包括子宫峡部） 　　　Ⅰa期：子宫腔长≤8cm 　　　Ⅰb期：子宫腔长＞8cm	G1 高度分化腺癌 　G2 中度分化腺癌，有部分实性区 　G3 低分化腺癌或完全未分化癌，实性无腺体 　Gx 未定级
Ⅱ期　癌浸润体部及颈部	
Ⅲ期　癌扩散到子宫外，但未超越真骨盆	注1：0期上不包括治疗统计的内容
Ⅳ期　癌扩散到真骨盆以外，或累及膀胱及直肠的黏膜 　　　Ⅳa期：累及膀胱、直肠、乙状结肠及小肠等邻近脏器 　　　Ⅳb期：远处转移	注2：虽然癌累及子宫外是Ⅲ期或Ⅳ期，但是转移至阴道、输卵管、卵巢应分类为Ⅲ期 注3：仅有囊状水肿就不能分类为Ⅳ期

（2）病期Ⅱb：子宫体部探及不规则的等回声肿瘤，底部酷似囊状，其原因是闭塞所致的子宫水肿（hydrometra）。子宫内膜癌多发于50岁以上妇女，其发病率近年有增长的趋势。

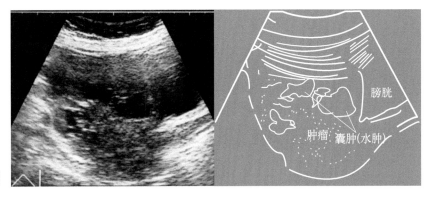

（3）病期Ⅳb：51岁，女性，癌已转移至双侧肾上腺和右肾，化疗后无明显的效果，子宫体部以及颈部的巨大肿瘤占据盆腔。

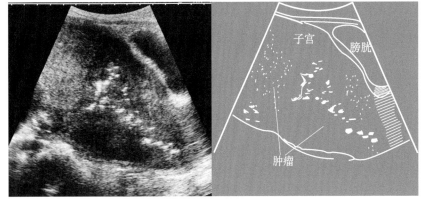

子宫体癌

发生在子宫体部内膜的上皮性肿瘤，一般发生在底部附近，向肌层或颈部方向进展。多发于白种人，但近年来日本人的发病率有增高趋势。一般发生在闭经后的50～60岁，40岁以下极少见。其发生与代谢和内分泌障碍，特别是雌性激素有关，肥胖、糖尿病、卵巢肿瘤、长期服用雌性激素及怀孕分娩数少的时候容易发生。闭经后阴道出血是最常见症状。体癌的90%是腺癌，其余的是腺癌和扁平上皮癌的混合型。根据发育形式分类为突出在子宫内腔的外向型和进展到肌层内的内向型。子宫外进展形式是经过子宫肌层直接向周围浸润，或经淋巴转移到卵巢、阴道、盆腔内及大动脉周围淋巴结等。

女性生殖器癌的发生部位及其发病率

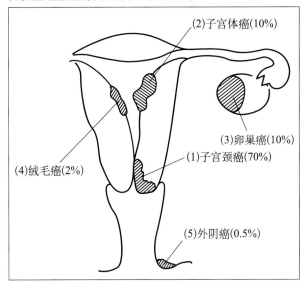

五、卵巢的超声声像图

卵巢的超声声像图

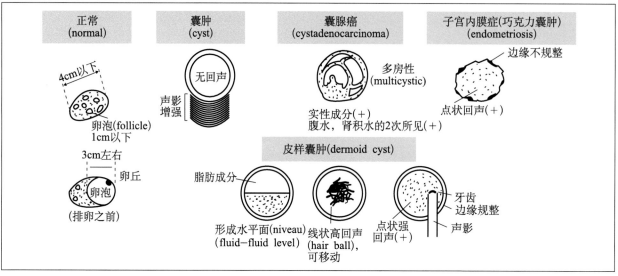

卵巢囊性病变

囊肿	①滤泡囊肿 follicular cyst ②子宫内膜症性囊肿（巧克力囊肿） 　endometrial cyst ③黄体囊肿 corpus luteum cyst ④多囊卵巢综合征 polycystic ovary	肿瘤	**良性** ①浆液性囊腺瘤 serous cystadenoma：单房性，20～40岁 ②黏液性囊腺瘤 mucinous cystadenoma：多房性，30～50岁 ③皮样囊肿 dermoid cyst **恶性** ①浆液性囊腺癌 serous cystadenocarcinoma：恶性肿瘤中发病率最 　高，多房性，40～50岁 ②黏液性囊腺癌 mucinous cystadenocarcinoma：实性成分较多，出 　血，坏死（+）

根据内部回声鉴别卵巢肿瘤

内部回声	所见	模式图	发病率较高疾病
无	囊肿		滤泡性囊肿 浆液性囊腺瘤 子宫内膜症
点状回声	囊肿内点状回声		子宫内膜症
隔膜	光滑、薄的隔膜		黏液性囊腺瘤
	不规则、厚的隔膜		恶性肿瘤
边缘隆起	囊肿边缘不规则隆起		恶性肿瘤
高回声	类圆形高回声		类皮样囊肿
	线状高回声		
实性成分	实性和囊性混合		恶性肿瘤

1. 滤泡囊肿（follicular cyst）

右侧卵巢内探及单房性囊肿，其内无实性成分。典型的良性声像图。左侧卵巢正常。

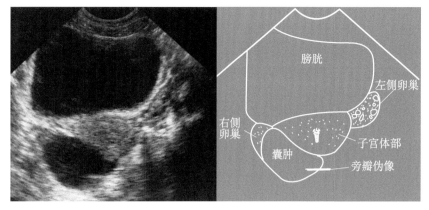

2. 黏液性囊腺瘤（mucinous cystadenoma）

14岁，女性。可见占满整个腹腔的巨大的多房性囊肿，隔膜均薄，无实性成分。囊肿内探及点状回声，反映黏液成分。

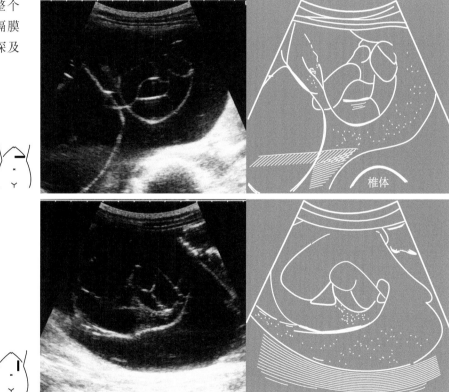

3. 假黏液瘤（pseudomyxoma）

66岁，女性，卵巢黏液性囊腺瘤播种于腹膜的病变。无回声和高回声混合性的肿瘤广泛播种于右侧横隔膜腔、肝表面及下面、Morison窝内。若病灶连续成一片就容易诊断为腹膜播种，但是单发于肝边缘的肿瘤〔肝右后下段（S₆）内单发的肿瘤等（⇧）〕很容易误诊为肝内肿瘤。消化管气体因为黏液广泛播散失去了可动性，几乎无位置变化。

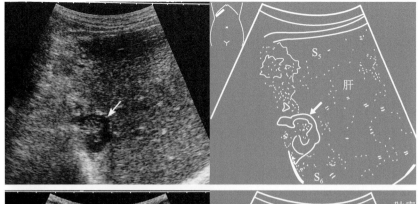

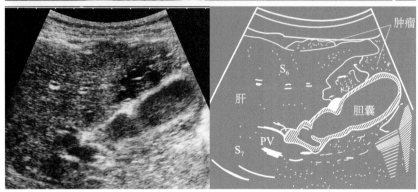

假黏液瘤（pseudomyxoma）、
腹膜假黏液瘤
（pseudomyxoma peritonei）

因黏液性肿瘤导致黏液潴留于腹腔内的肿瘤大多是卵巢（黏液性囊腺瘤及腺癌）或阑尾原发（阑尾黏液瘤）肿瘤。不管良性还是恶性（与其恶性程度无关），均引起黏液流出于肿瘤外。尽管组织学上是良性，但由于难以完全控制的黏液的播散而引起腹部膨满、肠管粘连、肠梗阻等，临床上其预后不良。

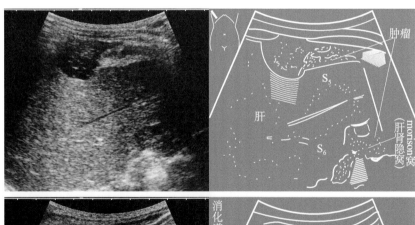

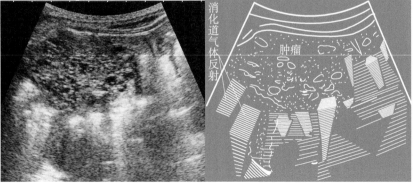

4. 子宫内膜症性囊肿（endometrial cyst）：卵巢子宫内膜症（endometriosis of the ovary）

（1）因子宫内膜异位及内膜功能性出血导致血液潴留而形成囊肿。超声表现类似于一般的血肿变化，早期血肿呈实性肿瘤，其内回声稍增高，而陈旧性血肿呈低回声而非完全无回声的囊肿，其内部可见点状回声及血细胞成分沉积。本例的CT上陈旧化的血液几乎呈水的密度，而超声图像上类似于实性肿瘤状部分为数日内的急性期血肿（⇧），表现为比较高的密度。

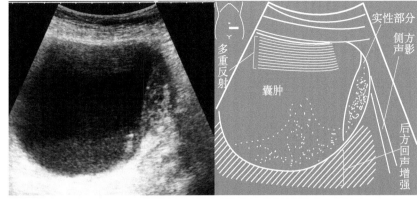

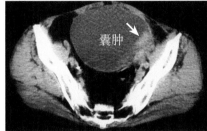

CT 平扫

MRI T₁加权像

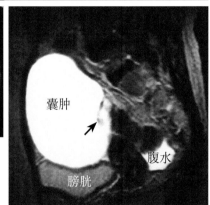

MRI T₂加权像

陈旧性血液在MRI T₁加权像上呈比水略高的信号（白），而在MRI T₂加权像上呈非常高信号（白），是亚急性到慢性期的血肿类型。超声检查和CT检查可发现的早期血肿部分，在MRI T₁加权像上呈低信号（黑，⇧），而在T₂增强像上呈低信号（黑）的是急性期的血肿像（♠）。

MRI的信号强度

黑色素			脂肪黄骨髓腮腺	血肿囊肿(高蛋白)
		脑白质		
肌肉		肝胰腺		
			脑灰质	脾肾
		红骨髓	肿瘤炎症淋巴结	血管瘤
纤维性结缔组织				
骨皮质钙化灶空气				囊肿(水)水肿

短 ← T₁ → 长（白/黑 纵轴）

短 ← T₂ → 长（黑/白 横轴）

MRI上血肿各期的变化

	信号强度	
	T₁	T₂
超急性期（24h内）	中等到高信号	中等到高信号
急性期早期（1~3d后）	低信号	低信号
急性期后期（4~7d后）	高信号（边缘部）	低信号
亚急性期（1~4周后）	高信号（由边缘部向中心扩大）	高信号
慢性期（1个月后）	低信号	高信号低信号

参照P290「血肿的各期变化」

（2）37岁，女性。左侧卵巢内探及大小5.0cm×2.3cm的囊肿，内部可见密集的点状回声。

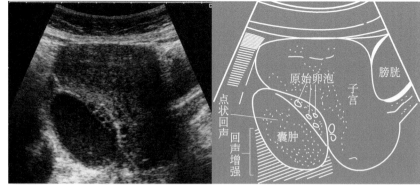

（3）22岁，女性。分叶状囊肿内存在肿瘤样弱回声及点状回声，考虑血清成分和血块成分分离所致。

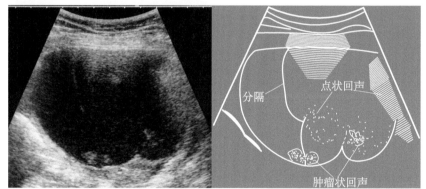

5. 皮样囊肿（dermoid cyst）：良性囊性畸胎瘤（benign cystic teratoma）

（1）子宫的右上方探及5.5cm×4cm囊肿，囊内见高回声的实性成分，其内数个聚集的短线状高回声随体位的改变而移动，这是毛发球（hair ball），是脂肪成分和毛发的混合物。

（2）子宫的右侧探及囊肿样回声，其内高回声肿瘤的后方明显衰减，而且部分伴有声影。短线状回声为毛发。

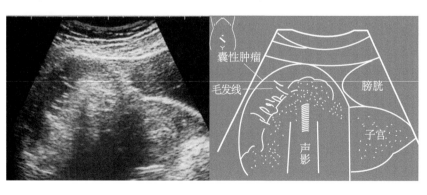

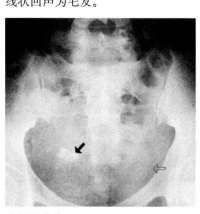

腹部X线片

在腹部X线片上，因为周围和内部的脂肪成分形成明显的对比，使囊肿壁显示清晰。据此所见也可确诊为类皮样囊肿。后伴声影的强回声（▲）是牙齿。

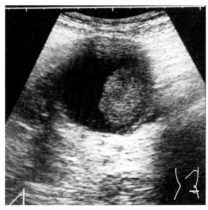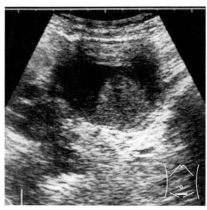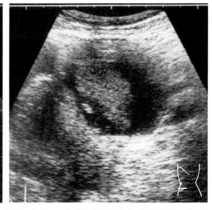

（3）在囊肿内毛发球（hair ball）随体位变换自由地移动，即可确诊为皮样囊肿。皮样囊肿是由成熟的3种胚叶组织而成的囊性肿物，小儿至成年人均可发生，老年人有很少部分发展为扁平上皮癌。

（4）子宫底部的腹侧探及囊肿，内部有液-液平面（FFL）。在增强CT上与超声检查不同的位置上发现FFL。CT值在子宫为83，在水为20，在脂肪为-135。

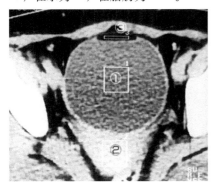

增强CT

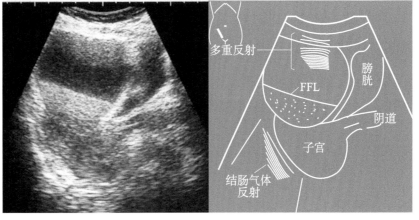

（5）33岁，女性，以前时而下腹部疼痛，这次因持续性强烈疼痛而就诊。超声检查于盆腔正中央探及9cm×8cm的囊肿，内有隔膜，隔膜右端探及伴有弱彗星尾征的高回声肿瘤，考虑是脂肪成分。在MRI T_1加权像上囊肿成分的腹侧探及高信号肿瘤。在脂肪抑制T_2加权像上同部位的高信号被抑制，从而可知内含脂肪成分。与超声检查中的位置不同是因为皮样囊肿扭转所致，↟表示隔膜，因较薄在T_1加权像上没有显示。

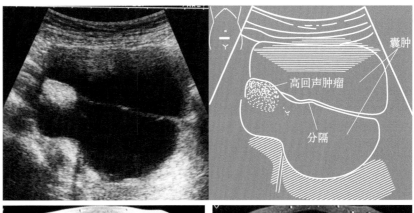

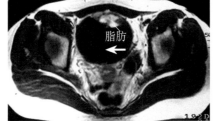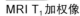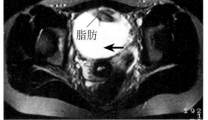

MRI T_1加权像　　　　　　　MRI 脂肪抑制T_2加权像

6. 囊腺癌（cystadenocarcinoma）

（1）46岁，女性。于Douglas窝探及以实性成分为主的囊实性肿物，与子宫分界不清。CDFI显示肿瘤内的血流信号较丰富，PSV = 1.22m/s，RI = 0.73。

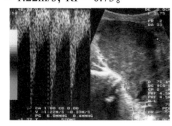

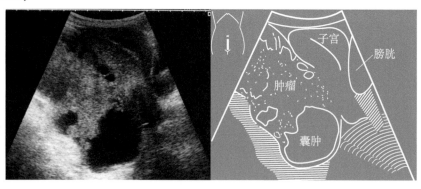

（2）于子宫头部探及多房性囊肿，其内见乳头状实质性部分，腹水（＋），据此可诊断为恶性肿瘤。CT检查发现囊肿内的成分显示各种各样的表现，其中高浓度区考虑出血可能性大。

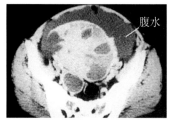

增强CT

（3）45岁，女性。发现几乎占满全部腹腔的多房性囊性肿物，隔膜厚，内见实性的部分。

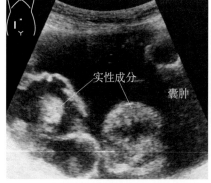

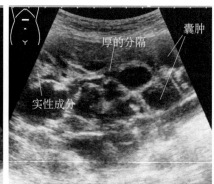

（4）44岁，女性。发现占据整个盆腔的多房性囊肿，其内也见实性部分，腹水（＋）。

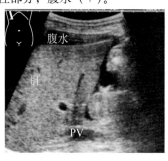

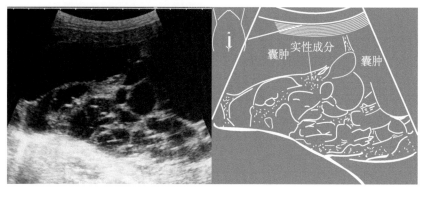

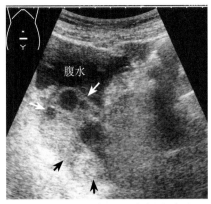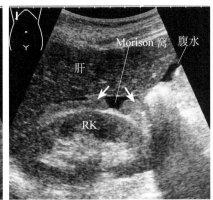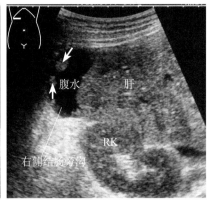

（5）55岁，女性。右侧盆腔内见含囊性成分的实性肿物（▲），腹水（＋），于Morison窝和右侧结肠旁沟可见转移瘤（⇧），提示并发癌性腹膜炎。

卵巢肿瘤的分类

Ⅰ. 上皮性肿瘤
　①浆液性肿瘤：良性60%，边界5%，恶性35%
　②黏液性肿瘤：良性65%，边界25%，恶性10%
　③类内膜肿瘤：大部分是恶性，类内膜腺癌呈实质性，占上皮性卵巢癌的17%
　④透明细胞肿瘤：大部分是恶性，透明细胞癌呈混合性，占上皮性卵巢癌的15%~20%
　⑤移行上皮细胞肿瘤：大部分属良性，叫Brenner肿瘤。罕见
　⑥其他：扁平上皮癌，混合性上皮癌，未分化癌

Ⅱ. 生殖细胞肿瘤
　①无性细胞瘤：占恶性生殖细胞性肿瘤的25%
　②卵黄囊肿瘤（内胚窦瘤）：恶性胚细胞性肿瘤占20%
　③胚胎癌：罕见
　④胎儿芽肿：罕见

　⑤绒毛癌：罕见
　畸胎瘤：a）未熟型：占恶性生殖细胞肿瘤的20%
　　　　　b）成熟型：占全卵巢肿瘤的35%，占全生殖细胞肿瘤的85%，几乎均为类皮样囊肿
　⑥其他

Ⅲ. 性索间质肿瘤：占全卵巢肿瘤的10%，其中20%为恶性，几乎是颗粒细胞肿瘤
下列①~③占90%，其中60%属于纤维瘤
　①颗粒细胞瘤：全卵巢恶性肿瘤的5%
　②卵泡膜细胞瘤：罕见，良性
　③纤维瘤：良性，呈实性肿瘤，可伴有胸腔积液或腹水（Meigs's syndrome，梅格斯综合征），分泌激素（－）
　④Sertoil-leidig细胞瘤：罕见，良性~恶性
　⑤其他

卵巢肿瘤的种类与有效的肿瘤标志物

上皮性卵巢癌：CA125，TPA，CEA，LDH，ALP，淀粉酶
生殖细胞肿瘤
・胚胎癌・未熟畸胎瘤：AFP，HCG，CA125，TPA，LDH，ALP
・绒毛膜癌・混合型瘤：HCG，SP1，TPA，CA125，LDH
・无性细胞瘤：LDH，ALP，HCG，CA125，TPA

分泌激素的肿瘤
・颗粒细胞瘤：雌激素，孕酮
・卵泡膜细胞瘤：雌激素，孕酮
・Sertoil-leidig 细胞瘤：雄性激素

注：ALP及LDH包含isoenzyme。

7. 克鲁肯伯瘤（Kruckenberg's tumor）

内含不规则囊性成分的偏高回声肿瘤，发生于双侧卵巢。图为扫查右侧卵巢区的声像图，一年前因乙状结肠癌施行了手术。Kruckenberg肿瘤是双侧卵巢因转移性肿瘤呈实性增大所致，以间质成分为主。大多数是胃癌中的印戒细胞癌（signet ring cell carcinoma）转移所致。

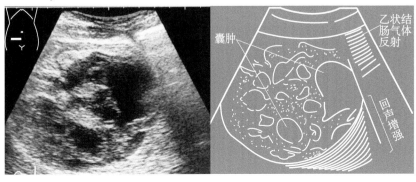

8. 卵巢过度刺激综合征（ovarian hyperstimulation syndrome）

（1）25岁，女性，为治疗不孕症服用促排卵药物3个月。最近感觉腹部饱满，腹痛。超声检查发现双侧卵巢明显增大，由数个增大的卵泡所占据，腹水（＋）。

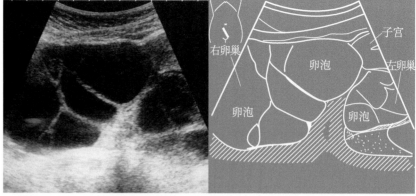

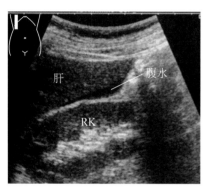

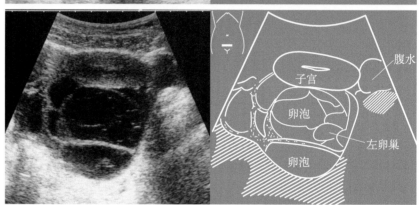

（2）27岁，女性，治疗不孕症近2年，一直服用促排卵药物。因下腹痛就诊。超声检查发现双侧卵巢明显增大，内见数个增大的卵泡，腹水（＋）。

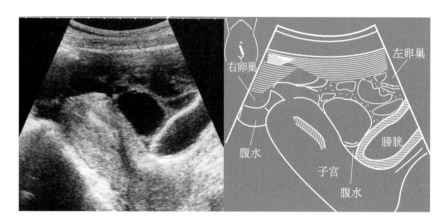

卵巢过度刺激综合征

①不孕症治疗中，为了促进排卵常用促性腺激素(HMG/HMG+HCG等)疗法
②人绝经期促性腺激素(human menopausal gonadotropin, HMG)是由绝经期妇女尿中提取的脑下垂体激素
③使用刺激卵巢作用较强的HMG制剂而致
④双侧卵巢增大、腹水导致腹部饱满、腹痛。当卵巢肿大严重时，还可以出现血性腹水、脱水症状等
⑤卵巢增大是其内多个卵泡增大所致
⑥初期虽然无明显症状，但是因尿和血中雌激素增加，所以定期测定雌激素、内诊及腹部超声检查等方法可以预防

9. 卵巢出血（ovarian hemorrhage）

31岁，女性，突然下腹痛，面色苍白，血压80/0mmHg，几乎处于休克状态而紧急入院。Hb 9.1g/L，于Douglas窝探及类似于子宫回声的低回声区，与子宫分界欠清，只见线状子宫后壁。因临床表现和子宫超声所见无明显异常，可以排除宫外孕，考虑卵巢出血可能性大。另外，Douglas窝低回声区内可见不均质实性成分，考虑为出血早期。仔细观察左卵巢内可见囊状部分，考虑出血源于此处。

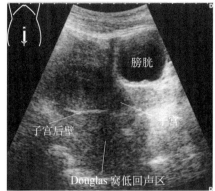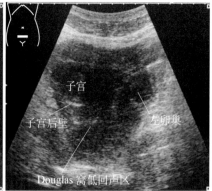

卵巢出血

①分为卵泡出血和黄体出血
②卵泡出血是卵泡外膜血管破裂所致
③黄体出血是排卵后黄体形成时血管破裂或排卵后裂孔闭合不良导致
④黄体出血更常见
⑤排卵时可伴少量出血，由于某些原因导致出血持续，但出血量一般不超过100ml，一般状态良好，多采取非手术治疗
⑥症状为突然下腹痛、贫血和腹膜刺激征
⑦与宫外孕破裂症状类似，但根据没有停经史，妊娠反应及子宫出血可以鉴别

六、输卵管炎（salpingitis）

23岁，女性，主诉左下腹痛，发热38℃。左附件区探及壁较厚的囊肿，其内探及不规则的肿块回声。仔细观察可知其为输卵管伞形态，其周围可见积液，积液周边为炎性增厚的组织。输卵管炎是盆腔脏器中最常见炎症，右输卵管炎需要和阑尾炎鉴别。一般而言，疼痛症状明显，感染多累及周围腹膜。病原体为一般细菌、淋病双球菌及结核菌等。感染多由子宫内逆行感染所致。

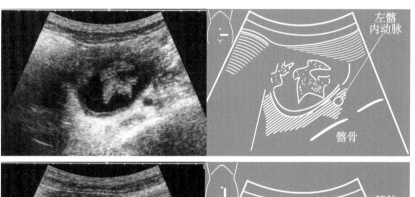

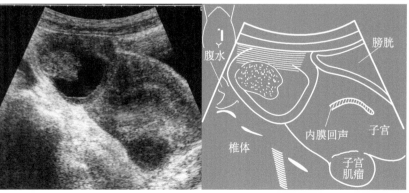

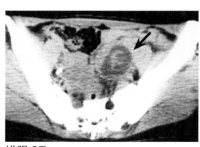

增强CT

第 13 章　男科超声

一、男性科超声解剖

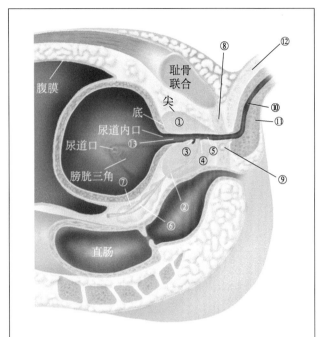

①前列腺峡部；②射精管；③前列腺小室；④精阜；⑤尿道；⑥精管膨大部；⑦精囊；⑧尿生殖膈膜；⑨Cowper腺（1对）；⑩尿道海绵体部；⑪尿道海绵体；⑫阴茎海绵体；⑬前列腺口

前列腺（prostates）

前列腺长（上下径）2.5cm、宽（左右径）4.0cm、厚（前后径）1.5cm，重量约15g，是呈栗子形的实性脏器，位于膀胱之下，前列腺的下方是尿生殖膈膜。前列腺分为前面、后面、下外侧面及上面，上面为前列腺底，前下端为前列腺尖。

左右两侧部向后上方突出，分为右叶和左叶，两叶的中心为位于尿道前方的无腺体组织的峡部。尿道沿头尾方向贯穿前列腺中心部偏前方。尿道始于膀胱壁内的壁内部，经前列腺内的前列腺部、尿生殖膈膜内的膈膜部、阴茎尿道海绵体内的海绵体部，终止于尿道外口先端龟头。尿道前列腺部后壁正中部有尿道棱，其中央还有纺锤状肥厚的精阜，其中央有前列腺小室。前列腺小室是胎儿期的Muller管的残留，亦称男性子宫或男性阴道。前列腺小室的两侧有射精管的开口。精阜的外侧各有数十个前列腺管的开口，此区称为前列腺洞。

前列腺由内侧向外侧有尿道黏膜内的腺体、黏膜下的腺体（内腺）、围绕外侧的固有的前列腺（外腺）。良性前列腺增生症（benign prostatic hypertrophy，BPH）发生于内腺，前列腺癌发生于外腺。

超声声像图显示前列腺为边界清晰的栗形实性脏器，若无钙化灶及其他病变，实质内回声均匀。内腺与外腺难以区别，很难识别前列腺小室和射精管，而较易识别尿道前列腺部，尿道内口呈V形凹陷较易识别。

前列腺的疾病有良性增生症、结石、腺癌、前列腺炎(急性、慢性)、发育不良等。

精囊（seminal vesicle）

一对输精管(seminal duct)的终末部呈膨隆状，内腔分成数个小室，外表面呈不规则的膨大管状。输精管的壶腹部与精囊排泄管汇合成射精管，射精管自前列腺后上方穿过腺组织（中央区），越往下渐渐变细，开口于位于尿道前列腺部后壁精阜正中部内的前列腺小室的两侧。精囊和输精管的肌层发育极好，壁坚实。由精囊分泌碱性黏液，能够从阴道内分泌物中保护好精子，能够促进精子的活动。

超声声像图上表现为位于前列腺头侧的精囊呈略不规则的细长的蝴蝶样低回声，其原因是精囊内腔被分成数个小室，外表面呈不规则大小的类球形膨隆。

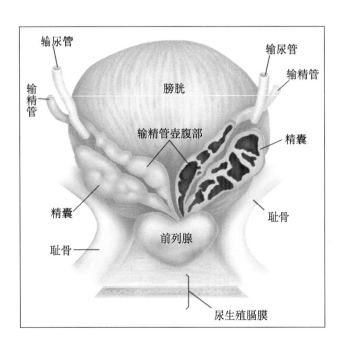

二、下腹部淋巴结解剖

下腹部淋巴结

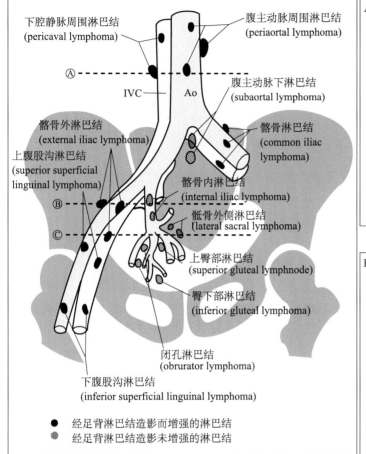

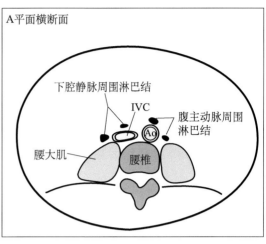

A平面横断面

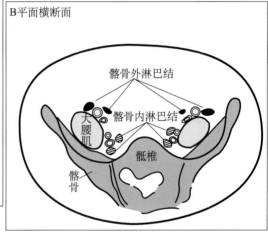

B平面横断面

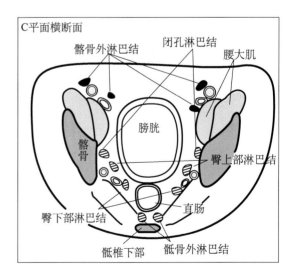

C平面横断面

三、正常前列腺声像图

◉正常前列腺断面

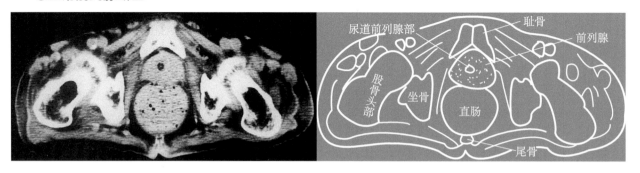

◉正常精囊腺断面（精囊造影后）

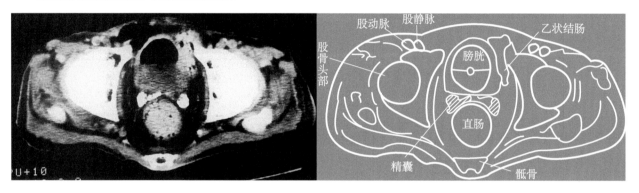

精囊造影

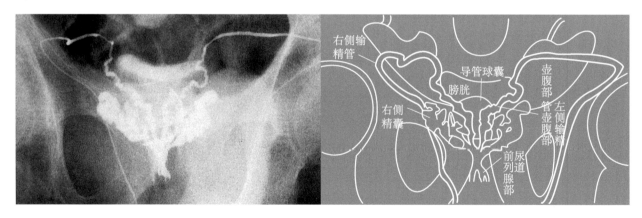

◎正常前列腺横断面（normal prostate）

正常前列腺左右径4.0cm，上下径2.5cm，前后径1.5cm，是较短的栗子形的实性脏器，若无钙化灶及其他病变，实质内回声均匀。

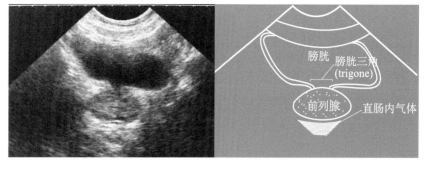

◎正常精囊腺横断面（normal seminal vesicle）

精囊腺位于前列腺头侧，呈略不规则的细长的蝴蝶样，其原因是精囊内腔被分成数个小室，外表面呈不规则大小的类球形膨隆。

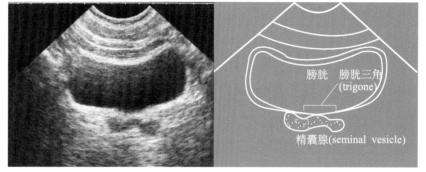

◎正常前列腺及精囊腺纵断面（normal prostate and seminal vesicle）

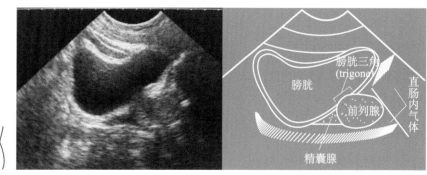

四、前列腺疾病的超声诊断

1. 前列腺增生症

◉良性前列腺增生症（benign prostatic hypertrophy，BPH）

（1）前列腺左右径5.0cm，前后径3.5cm，其前后径增大，左右尚对称，除了钙化灶后其余部分回声尚均匀。前列腺肿大主要是内腺增大，较严重肿大时其形态接近于球形。

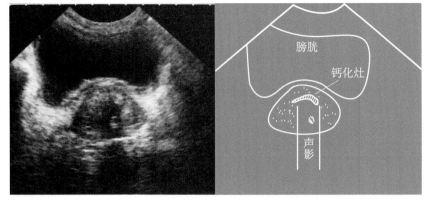

膀胱
钙化灶
声影

（2）前列腺径线约6cm，呈球状肿大，其内探及因经尿道肿瘤切除术(TUR)所致的缺损部，静脉肾盂造影(IVP)膀胱底部探及光滑的半球状的缺损部。尿道造影探及尿道前列腺部受压变形。

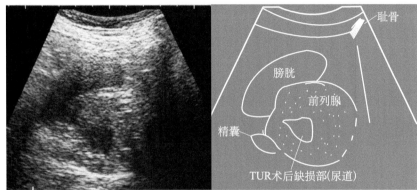

耻骨
膀胱
前列腺
精囊
TUR术后缺损部(尿道)

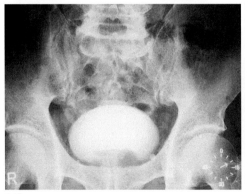

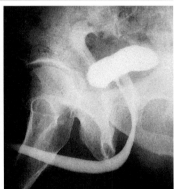

IVP　　　　　　　　　　尿道逆行造影

2. 前列腺癌（prostatic cancer）

（1）前列腺失去椭圆形的形状，尾侧见边缘不规则的低回声肿瘤突出。不经直肠扫查，充盈好膀胱后经腹部扫查也显示较清晰。

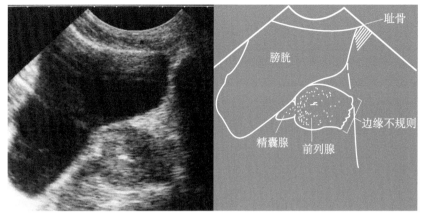

（2）前列腺形态极不规整，一眼就能判断为癌。

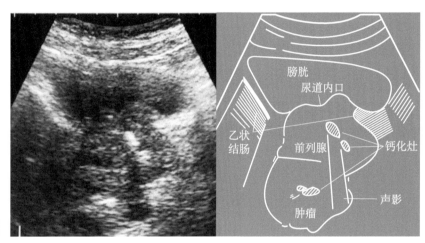

前列腺超声断层检查法的诊断标准

所见＼疾病	正常	前列腺增生症	前列腺癌	前列腺炎
断面形状	三角形或半月形	三角形或圆形	各种变形	急性扩大
	无扩大	扩大	大多数扩大	慢性变形
前后径	短	与左右径相应地增大	增长，但也有例外	急性增长
				慢性变短
上下径	短	与前后径相应地增大	无规律地增大	急性增长
				慢性变短
对称性	有	有	无	有时无
断面形状的相似性	有	有	无	有时无
被膜回声				
厚度	薄	厚	不规则	不规则
连续性	有	有	无	通常无
平滑性	有	有	无	无
内部回声				
密度	中等度	增加	有时部分消失	急性减弱
				慢性增强
性状	规则	规则	不规则	不规则

注意：1）本诊断标准是以经直肠扫描为基本。

　　　2）被膜回声因超声设备条件不同而具有差别。

　　　3）结石样回声在增生病例中被增生结节挤压，而癌病例中大多数呈不规则散在分布。

文献：日本超声学会规范

第14章 其他腹部超声

一、急性阑尾炎

急性阑尾炎(acute appendicitis)好发于10～30岁的年轻人，发热(37~38℃)，腹痛，白细胞增多 [(12~18)×10⁹/L]。腹痛是从心窝部开始，数小时后局限于右下腹部，这是急性阑尾炎特征性腹痛。阑尾炎症是阑尾管腔闭塞所致，其原因有阑尾结石(粪石)、种子、寄生虫及淋巴组织的肿胀等。儿童和高龄者的症状及临床表现比较轻，需要慎重。女性应该与妇科疾病鉴别。正常的阑尾难以显示，但大多数儿童的阑尾能够显示。肿大的阑尾无明显蠕动，如果有蠕动就是回肠末端。阑尾终端为盲端，而回肠不是，这也是鉴别点之一。阑尾结石多见于重症病例。阑尾周围脂肪组织的炎症表现为高回声。炎症累及升结肠及回肠末端部，相应部位的肠管壁肥厚呈低回声层。漏出液聚集及肿瘤等表现为阑尾周围的低回声区。肿大的阑尾管腔构造由内侧向外侧依次呈低回声、高回声及低回声三层结构。随着病程的严重，其层状构造变得越来越不鲜明，表现为肿块状。

(1) 卡他性 (Catarrhal) 急性阑尾炎：16岁，女性，右下腹痛，体温36.7℃，WBC8.5×10⁹/L，麦氏点(McBurney点) 压痛，无反跳痛及肌肉紧张等。超声检查能够探及升结肠至盲肠内气体回声，气体回声终止端为盲端。其次，能够显示向尾侧部延伸的盲端部管腔构造。此为扩张而肿大的阑尾，是轻度炎症表现而且是卡他性。本例仅抗生素治疗而治愈。

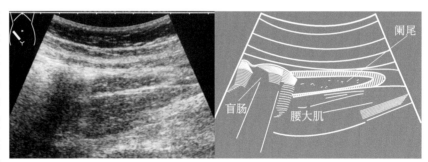

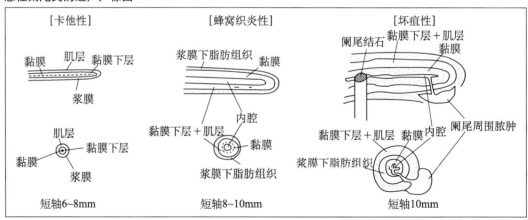

急性阑尾炎的超声声像图

[卡他性] 短轴6~8mm
[蜂窝织炎性] 短轴8~10mm
[坏疽性] 短轴10mm

急性阑尾炎的超声表现

①超声扫描向尾侧追踪升结肠内气体，气体回声终止的部位为回盲部，其附近就有阑尾
②超声检查正常的阑尾难以显示
③扩张、液体或脓液潴留的肥厚的细长管腔构造就是阑尾，是化脓性阑尾炎表现。卡他性急性阑尾炎的管壁呈低回声
④严重肥厚的阑尾壁大多数呈高回声
⑤大多数阑尾腔内发现强回声阑尾结石(粪石)，但不一定均伴有声影
⑥炎症累及升结肠时，肠壁增厚
⑦阑尾周围脓肿或Douglas窝脓肿呈低回声区
⑧卡他性急性阑尾炎超声表现不明显，超声检查较易显示的有蜂窝织炎性和坏疽性阑尾炎，是手术的适应证

急性阑尾炎的分类

①卡他性急性阑尾炎(catarrhal appendicitis)
　阑尾黏膜轻度水肿和充血
　内腔脓液 (-)
　超声表现少，很多病例阑尾不能显示
②蜂窝织炎性阑尾炎(phlegmonous appendicitis)
　阑尾黏膜水肿和充血比较显著
　内腔脓液 (+)
　超声检查容易检出
③坏疽性阑尾炎(gangrenous appendicitis)
　阑尾壁坏死(+)→容易穿孔
　大多数情况下为了防止穿孔大网膜与阑尾周围粘连
　阑尾穿孔后阑尾本身难以显示

(2) 蜂窝织炎性急性阑尾炎：25岁，男性，昨日起脐部痛，转移至右下腹痛，体温36.8℃，WBC 14.2×10⁹/L，McBurney点区压痛（+），反跳痛（+），腹肌紧张（-）。超声检查探及肿大的阑尾，管壁增厚呈高回声，脓液潴留管腔内见2个伴有声影的阑尾结石（粪石）。腹部X线片上发现低密度的阑尾结石。

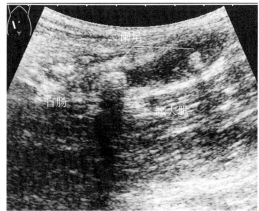
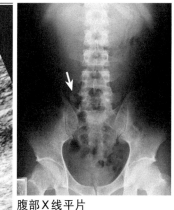

腹部X线平片

(3) 穿孔（perforation）：13岁，男孩，昨日起脐部痛，转移至右下腹痛，体温38℃，WBC 14.4×10⁹/L，全腹部痛，腹肌紧张（+）。超声检查阑尾样管状构造不明显，但回盲部见不规整的低回声包块，其内见阑尾结石（粪石）样强回声团，后伴声影。低回声包块是阑尾穿孔后形成的脓肿腔，其周围的脂肪组织因炎症回声增强增厚。小肠壁也受累及，肠壁呈低回声。最后诊断为阑尾穿孔性腹膜炎，施行开腹手术。病理结果是伴有出血坏死的坏疽性阑尾炎。因此，阑尾破裂后超声声像图上难以显示阑尾自体。

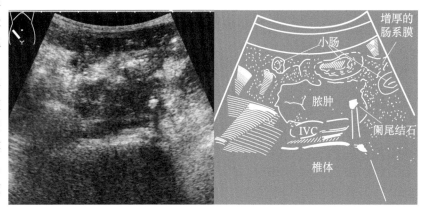

(4) 穿孔（perforation）

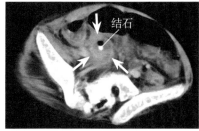

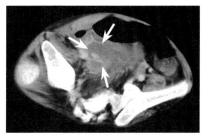

增强CT

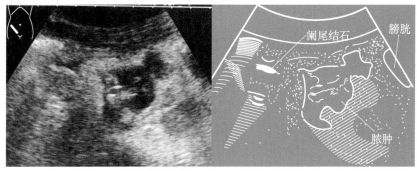

12岁，女孩，3天前开始发热，昨日开始出现腹满感，转至全腹部痛，反跳痛（+），腹肌紧张（+）。超声检查探及阑尾壁明显增厚，呈高回声，其内见阑尾结石（粪石），其尾侧区探及不规整的低回声区，考虑是阑尾穿孔所形成的脓肿腔。增强CT上也发现显著增厚的阑尾壁、阑尾结石（粪石）及其尾侧区的脓肿腔。

阑尾炎的特征

①压痛点（McBurney，Lanz点）

②壁紧张（muscle spasm/肌性防御，defense musclaire）：腹膜炎所致

③反跳痛（rebound tenderness/Blumberg征）：压迫后，迅速放手的瞬间疼痛加重，因腹膜炎所致

④罗氏征（Rovsing征）：把降结肠从肛门向口侧压迫突然放手就引起回盲部疼痛，是结肠内气体的移动导致盲肠内压

⑤Rosenstein征：麦氏点压痛在左侧卧位时较仰卧位更显著

阑尾炎的压痛点

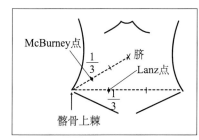

二、淋巴囊肿（lymphocele）

（1）膀胱右侧，即右侧闭孔淋巴结和右侧髂外淋巴结区探及囊肿。本例是子宫颈癌施行子宫全切术后。参照P333。

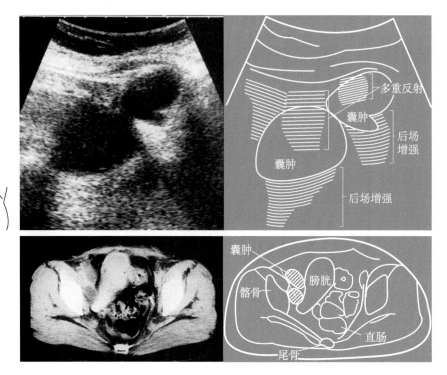

（2）左侧髂骨窝下端附近探及囊肿。本例是子宫颈癌术后髂外淋巴结区淋巴回流淤滞所致。

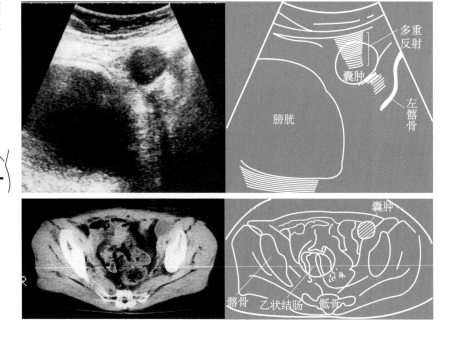

三、纤维腺瘤（fibromatosis）

41岁，男性，5年前因右侧肾尾侧后腹膜纤维瘤施行摘除术。这次又因右侧腹部触及肿瘤受诊，超声检查于腰大肌前方探及呈分叶状、边界清晰的肿瘤，右肾受压偏位。静脉肾盂造影(IVP)也显示右肾位置偏移。肿瘤内部的回声强弱不均，部分后场回声衰减。纤维腺瘤是指多发纤维瘤或易发育成纤维瘤的状态，一般复发率高，但预后良好。肿瘤内胶原纤维增生，吸收很多超声波，肿瘤的后场回声衰减。

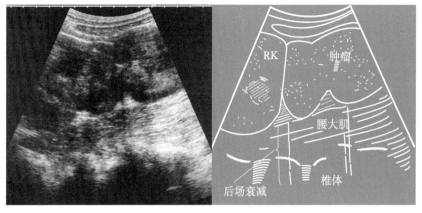

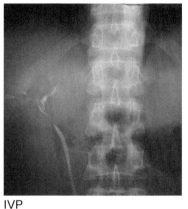

IVP

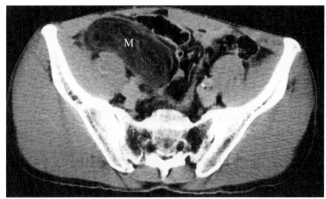

增强CT （M：肿瘤）

四、腹膜后纤维化（retroperitoneal fibrosis）

52岁，女性，腹主动脉从肠系膜上动脉(SMA)分叉部向尾侧突然变得明显狭窄，狭窄部腹侧见低回声的肿瘤。CDFI显示腹主动脉狭窄部其内血流呈五彩缤纷的湍流(⇧)。

腹膜后纤维化是后腹膜腔内进行性纤维增生的疾病，纤维化严重到一定程度，就导致肾积水、动静脉狭窄等。原因有炎症、恶性肿瘤、药物、胶原病等，但原因不明的特发性所致的发生率也比较高。

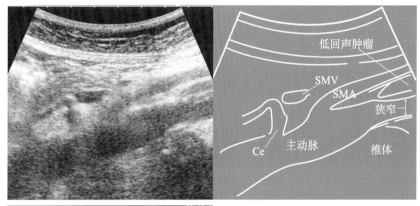

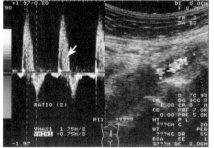

五、膀胱憩室（vesical diverticulum）

25岁，女性，无症状，超声检查偶然发现膀胱左侧有憩室。膀胱黏膜未见明显异常。

膀胱憩室是囊状物向膀胱外突出，与膀胱交通，其内面衬以与膀胱黏膜相连续的黏膜。膀胱憩室分先天性与后天性，本例考虑为先天性。大多数为后天性，其原因是前列腺增生症、尿道狭窄等尿路通畅障碍引起膀胱内压持续性增大。合并症有憩室结石、憩室炎、憩室肿瘤等。

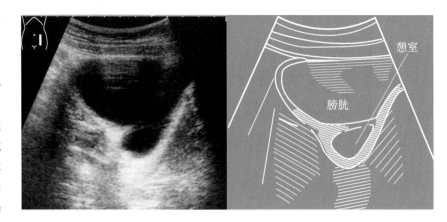

六、隐睾

●右侧隐睾（right undescended testis）

75岁，男性，出生以来一直未发现右侧睾丸，考虑隐睾。体表未能触及肿瘤，考虑位于腹腔内，施行超声检查，于右侧髂总动静脉的右旁见约2.1cm×1.5cm的低回声肿块。

隐睾是正常的睾丸在下降径路的某个部分被停止，根据部位分为腹部、腹股沟部、耻骨前部。单侧性的耻骨前睾丸比较多。发生率：早产儿约30%，新生儿约3%，成年人约0.5%。腹腔内睾丸或睾丸发育不全在体表难以触诊。如果隐睾不治疗，易发生睾丸上皮瘤或扭转等。

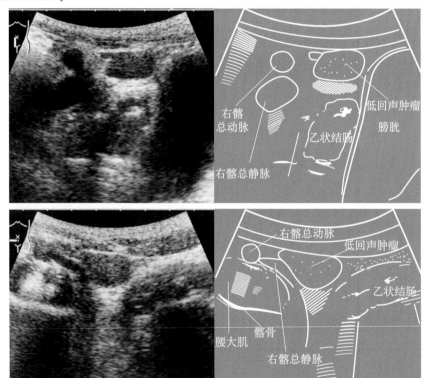